Frye/Williams

Reptilien und Amphibien

Taschenatlas für Diagnose und Therapie

Fredric L. Frye / David L. Williams

Reptilien und Amphibien

Taschenatlas für Diagnose und Therapie

Ins Deutsche übertragen von
Dr. med. vet. Clemens Schickling, Gießen

Fachliche Redaktion
Prof. Dr. Peernel Zwart, Utrecht

schlütersche

Die Deutsche Bibliothek – CIP-Einheitsaufnahme
Frye, Fredric L.:
Reptilien und Amphibien: Taschenatlas für Diagnose und Therapie/Fredric L. Frye/
David L. Williams. Ins Dt. übertr. von Clemens Schickling. – Hannover: Schlütersche,
1997
Einheitssacht.: Self-assessment colour review of reptiles and amphibians ‹dt.›
ISBN 3-87706-497-3
NE: Williams, David L.:

Fredric L. Frye
BSc, DVM, MSc, CBiol, FIBiol, FRSM
Davis, USA

David L. Williams
MA, VetMB, PhD, CertVOphthal, MRCVS
Animal Health Trust, Newmarket, Großbritannien

*Für Brucye und Jennie,
Lorraine, Erik, Bice, Noah
und Ian.*

Titel der Originalausgabe: Self-Assessment Colour Review of Reptiles and Amphibians.

Gesamtherstellung: Schlütersche GmbH & Co. KG, Verlag und Druckerei

Vorwort zur deutschen Ausgabe

Die Kenntnisse über Krankheiten der Reptilien und Amphibien haben sich in den letzten zwei Jahrzehnten stark erweitert. Tierhalter wenden sich zunehmend an die Tierärzte, und die Erweiterung des Interessengebietes fordert gute und zuverlässige Informationen. Die Universitäten folgen diesen Entwicklungen und erweitern die Palette der Tierarten in der Lehre. Um dieser steigenden Nachfrage gerecht zu werden, sind gute, kurzgefaßte, praxisnahe Bücher notwendig.
Das vorliegende Buch von Dr. Fredric L. Frye und Dr. David L. Williams bietet dem praktischen Tierarzt eine Präsentation von vielen klinischen Bildern. In der gewählten Darstellungsweise werden die Anamnese und spezifischen Fragestellungen zur Diskussion gestellt und durch Lösungsvorschläge und ergänzende Kommentare zum Krankheitsbild eingehend beantwortet. Auf diese Weise wird eine der Sprechstunde ähnliche Situation nachempfunden, die dazu veranlaßt, aktiv über einen Fall nachzudenken, sich Kenntnisse zu erwerben bzw. bestehende Kenntnisse zu prüfen.
Die Informationen sind aktuell und inspirieren zu neuen Wegen bei der Behandlung von Patienten. Die deutsche Ausgabe wurde in Absprache mit den Autoren um einige hilfreiche Zusatzinformationen aus Wissenschaft und Praxis durch Fußnoten ergänzt.

Utrecht/Gießen, Januar 1997

Prof. Dr. Peernel Zwart
Dr. Clemens Schickling

Danksagung

Die Autoren möchten ihre tiefe Wertschätzung für Brucye Frye zum Ausdruck bringen, die bei der Auswahl der Fälle und der Entstehung des Textes zahlreiche konstruktive Beiträge geleistet und das Originalmanuskript redigiert hat.
Von Anfang an bereitete uns dieses Projekt große Freude. Wir hoffen, daß die Leser dieser Seiten aus den Fällen lernen und die für den diagnostischen und therapeutischen Umgang mit den verschiedenen Reptilien und Amphibien, die sich häufig deutlich von den üblichen Patienten unterscheiden, notwendigen Informationen erhalten. Es dauerte 30 Jahre, diese Fallbeispiele zu sammeln. Wir möchten unsere Leser bitten, ihre eigenen Fälle anderen Kollegen zugänglich zu machen, damit wir alle unser Wissen erweitern können.
Michael Manson, Leiter von Manson Publishing Limited, zeigte stets großes, enthusiastisches Interesse an diesem Projekt, und es war uns eine wahre Freude, mit ihm und seinen Mitarbeitern aus Redaktion und Produktion im Vorfeld der Veröffentlichung dieses Buches zusammenzuarbeiten.
Zahlreiche Kollegen steuerten großzügigerweise Abbildungen zur Illustration dieses Buches bei. Die im folgenden alphabetisch aufgeführten Autoren genehmigten die Veröffentlichung ihrer Fotos und Röntgenaufnahmen (die Ziffern verweisen auf die Fragen):

Dr. Alonso Aguirre: **191**.
Dr. Stephen L. Barten: **47** (Seite 36); **225** (Seiten 163 und 164); **258**.
Dr. Ralph F. Claxton: **130** (Seite 93).
Dr. Nathan W. Cohen: **76**.
Dr. James H. Corcoran: **48** (Seite 35, unten links).
Dr. James Detterline: **46; 194**.
Mr. Robin Houston: **2**.
Dr. Douglas R. Mader: **36; 218**.
Dr. Scott McDonald: **83; 123; 131**.
Mr. und Mrs. J. E. Merrill: **166**.
Ms. Wendy Townsend: **116**.

Die übrigen Abbildungen stammen von den Autoren.

Vorwort

Dieser Text wurde als Retrospektive mit tiefer Wertschätzung der Geschichte der vergleichenden Medizin und der vergleichenden Pathologie verfaßt. Pioniere, wie der im 18. Jahrhundert lebende John Hunter und Rudolph Virchow, der zu Beginn unseres Jahrhunderts verstarb, trugen wesentlich zu unserem Wissen bei. Sie gehörten zu den ersten Medizinern und Pathologen, die auf der Grundlage ihres gesunden Menschenverstandes erkannten, daß nicht die isolierte Betrachtung einer einzelnen Veränderung entscheidend ist, sondern das Verständnis des innigen Zusammenhangs der einzelnen Veränderungen, Organe und Organsysteme mit dem Wohlbefinden oder der Krankheit des Gesamtorganismus. Von ebenso großer Bedeutung ist die Tatsache, daß diese beiden Giganten der vergleichenden Medizin auch die Wichtigkeit der Lehre erkannten und ihren im Heilwesen tätigen Zeitgenossen diese physiologischen Zusammenhänge und wechelseitigen Abhängigkeiten verständlich machten. Für viele Ohren klangen diese Theorien revolutionär und sogar ketzerisch, da sie den Dogmen dieser Epoche diametral entgegenstanden. Hunters und Virchows Philosophie ist besonders anerkennenswert, wenn man berücksichtigt, daß pathogene Bakterien, Pilze, Aktinomyzeten und Viren erst relativ kurze Zeit vorher als Verursacher infektiöser Erkrankungen entdeckt worden waren.
Der Patient muß als Ganzes betrachtet werden und nicht nur als die Summe der verschiedenen Teile seines Körpers. Balzac*) hatte beobachtet, daß »es Kämpfe zwischen den Krankheiten und den Ärzten gibt... von denen nur die Ärzte Kenntnis haben und deren Lohn im Falle des Erfolges weder in der erbärmlichen Vergütung ihrer Arbeit, noch im Dank der Patienten liegt, sondern im süßen Entgelt, ...welches wahren Künstlern durch die Befriedigung zuteil wird, die sie fühlen, ... wenn sie würdige Arbeit geleistet haben«. Diese Gefühle waren Tierärzten ebenso vertraut wie Humanmedizinern und Quacksalbern. Auch heute sind diese Empfindungen noch genauso verbreitet wie vor anderthalb Jahrhunderten, vielleicht sogar noch intensiver, da die Heilkünste heute so viel mehr Möglichkeiten haben, um zu exakten Diagnosen zu gelangen und Krankheiten mit zahlreichen neuen Methoden zu behandeln. Eine Liste von Differentialdiagnosen kann nur nach sorgfältiger Erhebung eines Vorberichts, scharfer Beobachtung der Krankheitsanzeichen des Patienten und der Durchführung weiterführender Untersuchungen aufgestellt werden. Dann muß diese Liste schrittweise gesichtet werden, bis am Schluß nur noch eine einzige oder höchstens einige wenige Möglichkeiten übrigbleiben. Schließlich wird aufgrund dieser Erkenntnisse eine Prognose gestellt. Nur auf diese Weise kann ein vernünftiger Behandlungs- oder Operationsplan erstellt und verwirklicht werden. Aufgrund ökonomischer Überlegungen können wertvolle Laboruntersuchungen nicht immer durchgeführt werden. Die meisten dieser Fälle können jedoch gelöst werden, wenn die notwendigen Informationen aus dem Vorbericht gesammelt werden und der Patient äußerst gewissenhaft untersucht wird. Wird jeder einzelne Schritt gewissenhaft und konsequent ausgeführt, erhöht sich die Wahrscheinlichkeit eines Erfolges. In diesem Taschenatlas haben wir ausreichend ausführliche Informationen zusammengestellt, um Differentialdiagnosen, Behandlungspläne und Prognosen aufzustellen. Die entscheidenden Hinweise zur Lösung dieser klinischen Puzzles sind oftmals sehr subtil. In Röntgenbildern und EKGs können Überraschungen lauern, die den Unaufmerksamen in die Irre führen. In einigen Fallbeispielen ist die Diagnose offensichtlich, die Prognose und die Behandlung erscheinen jedoch nicht ganz so klar. Dieser Weg wurde gewählt, da in der Praxissituation die Diagnosestellung und die Behandlung der Patienten nicht immer problemlos verlaufen. Wir haben die Anzahl vorläufiger Differentialdiagnosen systematisch reduziert und versucht, dies, falls erforderlich, mit Hilfe vernünftiger Erklärungsmodelle zu begründen.

*) Balzac, Honoré de (1840). Pierette, Ives, GB transl. (1897), Geo Barrie & Sons, Philadelphia, 215–216.

Einige Dinge müssen jedoch beachtet werden: Nicht alle Patientenbesitzer erzählen die volle Wahrheit; einige mögen vielleicht nicht explizit lügen, aber sie führen nicht immer von sich aus alle Details auf, die von wesentlicher Bedeutung für die Diagnose und die Lösung ihres speziellen Falles notwendig sein könnten. Andere verschweigen absichtlich, aus welchen Gründen auch immer, Fakten, die zum Vorbericht gehören. Wie bereits erwähnt, spielen ökonomische Überlegungen oft eine bedeutende Rolle bei der Untersuchung des Patienten und für den Erfolg der Behandlung. Dies gilt insbesondere, wenn die Enddiagnose von teuren, weiterführenden Untersuchungen abhängt. Wir haben Fälle gesammelt, die lehrreich sind und wahrscheinlich auch in der Praxis gesehen werden. Die meisten sind tägliche Routinefälle, einige sind exotischer und werden vielleicht nur einmal beobachtet. Die Anschaffung dieses Buches lohnt sich sowohl für die Leser, die noch keinen einzigen dieser Routinefälle zu Gesicht bekamen, als auch für die schon erfahreneren Leser, deren intellektuelle Neugierde durch die selteneren Fälle geweckt werden soll. Vielleicht wird eines Tages ein ähnlich verzwickter Fall auch vor Ihrer Tür stehen. Die Erfahrung, die Sie dann bereits stellvertretend durch die Bearbeitung der entsprechenden Fragen und Antworten in diesem Atlas gewonnen haben, wird Ihren Fall um so lehrreicher gestalten! Die Auswahl der Fälle in diesem Buch spiegelt die Popularität bestimmter Reptilien als Haus- oder Versuchstiere wider. Deshalb werden so viele Leguane als Verteter von Reptilienkrankheiten aufgeführt. Einige Besitzer von großen, prächtigen und ausdrucksvollen Echsen sind oft bereit und in der Lage, erhebliche Mittel für eine ausführliche Diagnostik und Behandlung ihrer Lieblinge aufzuwenden. Andere Menschen, die vermeintlich weniger wertvolle Echsen besitzen, mögen dagegen weniger intensive Untersuchungs- und Behandlungsmethoden wählen. Wir sind jedoch zuversichtlich, daß die Erkenntnisse aus den Krankheitsgeschehen bei Leguanen auch bei der Beurteilung ähnlicher Probleme anderer herbivorer Echsen hilfreich sind. Bakterielle Infektionen, Parasitosen und Stoffwechselstörungen der nordamerikanischen Schildkröten gleichen denen der Vertreter aus Europa, Afrika oder Asien in hohem Maße. Von einigen Krankheitsbildern haben wir mehrere Fallbeispiele angeführt (die sich jedoch im Detail unterscheiden), da wir glauben, daß eine Wiederholung der Diskussion dieser häufigen, aber signifikanten Fälle ihrer Vielfältigkeit gerecht wird. Wir haben uns bemüht, in diesen Fällen auch besondere Aspekte anzuführen, um Ihr Interesse aufrechtzuerhalten. Bitte beachten Sie: »Normalwerte« sind in diesem Atlas nur in geringem Maße aufgeführt. Von Menschen und anderen Haustieren hat man Tausende von Daten gesammelt und verglichen. Bei Reptilien, und vor allem bei in Gefangenschaft gehaltenen Exemplaren, ist dies ungleich schwieriger, da zum einen bei der Blutabnahme nicht immer erkennbar ist, ob die Tiere »normal« sind oder nicht, und zum anderen die Gefangenschaft an sich und der Streß bei der Blutentnahme zu Abweichungen führen, die sich in den Laborergebnissen widerspiegeln. Wir sind uns dieser Unzulänglichkeiten bewußt und bitten die Leser dringend, diese unbestreitbaren Fakten bei der Beurteilung von Laborergebnissen zu berücksichtigen. Wir verwenden nur wissenschaftlich anerkannte »Normalwerte«, empfehlen Ihnen aber, stets ein gesundes Maß an Skepsis zu bewahren.

Januar 1995

Fredric L. Frye
David L. Williams

Artenbezeichnungen deutsch / lateinisch

Abgottschlange — *Boa constrictor constrictor*
Afrikanischer Ochsenfrosch — *Pyxicephalus adspersus*
Agame — *Agama* spp.
Amboina-Scharnierschildkröte — *Cuora amboinensis*
Amerikanische Sumpfschildkröte — *Clemmys blandingi*
Anakonda — *Eunectes marinus*
Argentinische Landschildkröte — *Geochelone chilensis*
Asiatische Rattenschlange — *Elaphe* spp.
Australische Bartagame — *Pogona vitticeps*
Axolotl — *Ambystoma* spp.
Bindenwaran — *Varanus salvator*
Blauzungenskink — *Tiligua gigas*
Brillenkaiman — *Caiman sclerops*
Buntpython — *Python curtus*
Burmesische Tigerpython — *Python molurus bivittatus*
Chinesische Dreikielschildkröte — *Chinemys reevesi*
Chuckwalla — *Sauromalus obesus*
Cochinchina Wasseragame — *Physignathus concincinus*
Diamantschildkröte — *Malaclemys terrapin*
Erzspitznatter — *Oxybelis aeneus*
Fischer's Chamäleon — *Chamaeleo fischeri*
Fransenschildkröte — *Chelys fimbriatus*
Gabunviper — *Bitis gabonica*
Galapagos Riesenschildkröte — *Geochelone elephantopus*
Gefleckter Python — *Liasis childreni*
Gila-Tier — *Heloderma suspectum*
Glatter Krallenfrosch — *Xenopus laevis*
Gopher-Schildkröte — *Gopherus polyphemus*
Graugebänderte Königsnatter — *Lampropeltis alterna*
Griechische Landschildkröte — *Testudo hermanni*
Grüner Hundskopfschlinger — *Corallus caninus*
Grüner Leguan — *Iguana iguana*
Hakennasenschlange — *Heterodon platyrhinos*
Halsbandleguan — *Crotaphytus collaris*
Hundskopfboa — *Corallus* spp.
Indigoschlange — *Drymarchon corais*
Jackson's Dreihornchamäleon — *Chamaeleo jacksoni*
Kalifornische Königsnatter — *Lampropeltis getulus californiae*
Karolina-Dosenschildkröte — *Terrapene carolina*
Kartenschildkröte — *Graptemys* spp.
Ketten-Bullennatter — *Pituophis melanoleucus catenifer*
Kettenviper — *Vipera russelli*
Köhlerschildkröte — *Goechelone carbonaria*
Königsnatter — *Lampropeltis getulus*
Königspython — *Python regius*
Kornnatter — *Elaphe guttata*
Kubaleguan — *Cyclura nubila*
Kupferkopfschlange — *Agkistriodon contortrix*
Lappenchamäleon — *Chamaeleo dilepsis*
Laubfrosch — *Pseudachris (hyla) regilla*
Leopard-Gecko — *Eublepharis macularius*
Lewis' Kubaleguan — *Cyclura nubila lewisii*
Madagaskar-Hundskopfboa
— *Sanzinia madagascariensis*
— *Boa mandrita*
Mississippi-Alligator — *Alligator mississippiensis*
Nashornleguan — *Cyclura cornuta*
Nashornviper — *Bitis nasicornis*
Netzpython — *Python reticulatus*
Nilwaran — *Varanus niloticus*
Ochsenfrosch — *Rana catesbeiana*
Pantherschildkröte — *Geochelone pardalis*
Pazifik-Waran — *Varanus indicus*
Pazifik-Wasserschildkröte — *Clemmys marmorata*
Rosenboa — *Lichanura trivirgata*
Rotaugenlaubfrosch — *Agalychnis callidryas*
Roter Teju — *Tupinambis rufescens*
Rotkehl-Anolis — *Anolis carolinensis*
Rotwangen-Schmuckschildkröte — *Trachemys scripta elegans*
Salomonen-Riesenskink — *Corucia zebrata*
Salzkröte — *Bufo boreas halophilus*
Schmuckhornfrosch — *Ceratophrys oranata*
Schnappschildkröte — *Chelydra serpentina*
Schwarzweißer Teju — *Tupinambis teguixin*
Schwertleguan — *Ctenosaurus* spp.
Smaragdeidechse — *Lacerta viridis*
Spaltenschildkröte — *Malacochersus tornieri*
Spitzkopfnatter — *Gonysoma oxycephala*
Spitzkopfpython — *Loxocemus bicolor*
Steppenwaran — *Varanus exanthematicus*
Strumpfbandnatter — *Thamnophis sirtalis (terrestris)*
Suppenschildkröte — *Chelonia mydas*
Taipan — *Oxyuranus scutellatus*
Texas-Gopherschildkröte — *Xerobates berlandieri*
Texas-Klapperschlange — *Crotalus atrox*
Timor-Waran — *Varanus timorensis*
Tokeh — *Gecko gecko*
Warzenschlange — *Acrochordus javanicus*
Wasserkobra — *Nerodia (natrix) cyclopion*
Weichschildkröte — *Apalone* spp.
Wüsten-Gopherschildkröte — *Xerobates agassizzi*
Zaunleguan — *Sceloporus occidentalis*
Zierschildkröte — *Chrysemys picta belli*

1 a) Welche beiden ophthalmologischen Erkrankungen erkennen Sie am Auge dieser älteren Schildkröte?

b) Wie würden Sie in diesem Fall vorgehen?

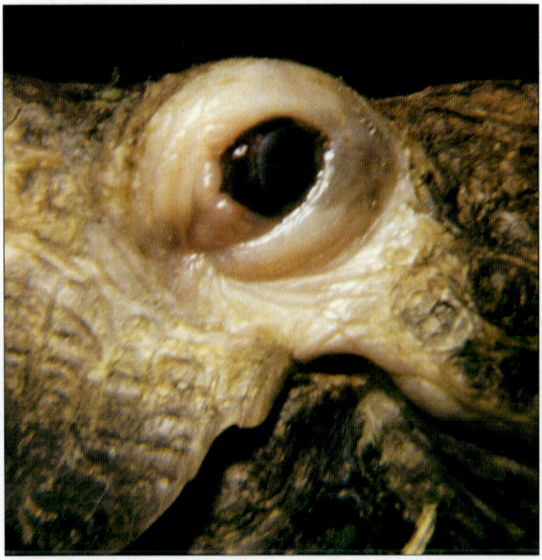

2 Alle Schlangen eines großen Bestandes sind von diesem kleinen, dunklen, braunschwarzen wirbellosen Tier befallen, das auf der Oberfläche der Schlangenhaut umherkriecht.

a) Worum handelt es sich?

b) Welche Bedeutung hat dieser Befall?

c) Wie würden Sie diesen Befall bekämpfen?

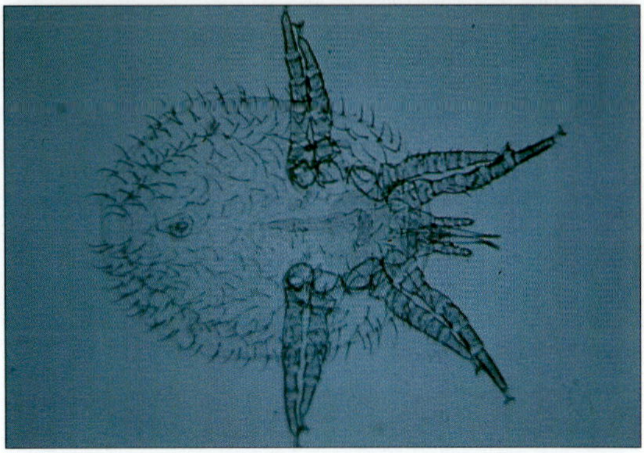

3 Während der Einleitung einer Inhalationsnarkose mit Maske halten viele Reptilien lange Zeit den Atem an und können unter sich verändernden Umweltbedingungen selbst eine sehr niedrige Sauerstoffsättigung der eingeatmeten Luft überleben.

a) Beschreiben Sie die Stoffwechselprozesse, die es Reptilien ermöglichen, diese »Sauerstoffschuld« einzugehen.

b) Welche Bedeutung haben diese Prozesse?

1 – 3: Antworten

1 a) Arcus senilis und chronische Hypertrophie der Membrana nictitans.
b) Arcus senilis wird durch Ablagerung von Cholesterin und anderen Lipiden oder Lipoiden im Interstitium des Korneastromas verursacht und ist vermutlich altersabhängig. Diese Läsion erfordert also keine sofortige, intensive Behandlung. Die chronische Hypertrophie der Nickhaut wird durch gründliche Spülung der Lidspalte und anschließende Instillation (2–3 × täglich) einer kortikosteroidhaltigen antibiotischen Augensalbe behandelt.

2 a) Eine Schlangenmilbe.
b) Diese parasitischen Arthropoden müssen Blut aufnehmen, um sich zu vermehren. Bei ausreichender Befallsdichte können sie Anämie und hochgradige Störungen sowie Läsionen rings um die Brille verursachen.
c) Tägliches dreißigminütiges Baden der befallenen Schlangen in lauwarmem Wasser entfernt die Mehrzahl dieser Milben. Eine geringe Menge eines Floh- und Zeckensprays für Katzen- und Hundewelpen wird auf ein sauberes Tuch gesprüht. Anschließend läßt man die Schlangen über die so befeuchteten Stellen kriechen und erreicht damit die Verteilung einer geringen Wirkstoffmenge auf ihrer Haut. Die Terrarien und sämtliche Terrarieneinrichtungen müssen ebenfalls gründlich gereinigt und mit einem geeigneten Akarizid behandelt werden, um eine unmittelbare Reinfektion zu verhindern.

3 a) Einige Reptilien haben die Fähigkeit, einen sehr geringen Sauerstoffgehalt der Luft auszuhalten, indem sie sich, durch die Ausnutzung von Milchsäure als Energiequelle innerhalb ihrer physiologischen Gewebsatmung, anaeroben Stoffwechsels bedienen. Andere können ihre Atemgase über nichtpulmonale Mechanismen, wie zum Beispiel die Kloakenatmung in aquatischer Umgebung, austauschen.
b) Viele Reptilien halten den Atem an, wenn die Anästhesie über Maske eingeleitet wird. Eine Methode, dieses Verhalten zu umgehen, besteht darin, die Einleitung zunächst für einige Minuten mit einem Sauerstoff-Lachgas-Gemisch im Verhältnis 1:1 durchzuführen und anschließend ein flüchtiges Gas, wie zum Beispiel Isofluran, hinzuzufügen.

4 Diese laterale Röntgenaufnahme stammt von einem wildgefangenen Nashornleguan.
a) Wie lautet Ihre Diagnose?
b) Wie würden Sie diesen Zustand behandeln?

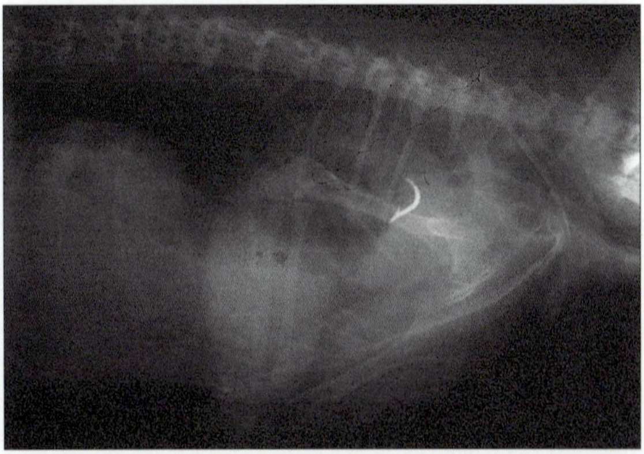

5 Welche ophthalmologische Erkrankung erkennen Sie am Auge dieser Boa?

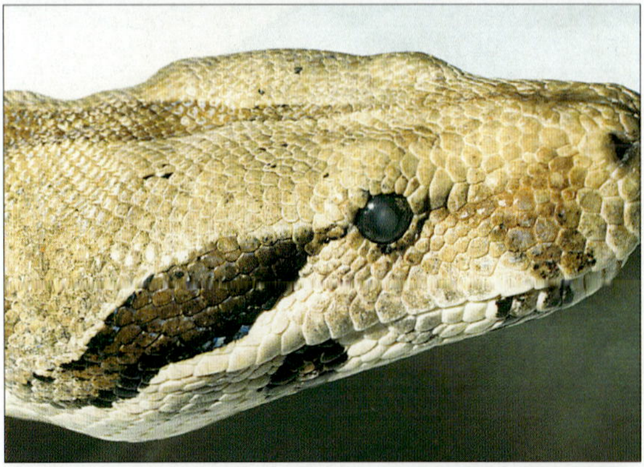

6 Diese Karolina-Dosenschildkröte weigert sich zu laufen. Weder Vorgeschichte noch Befunde weisen auf ein Trauma hin.
a) Wie lautet Ihre Verdachtsdiagnose?
b) Welche Tests würden Sie durchführen, um Ihre Diagnose abzusichern?
c) Wie würden Sie diese Schildkröte behandeln?

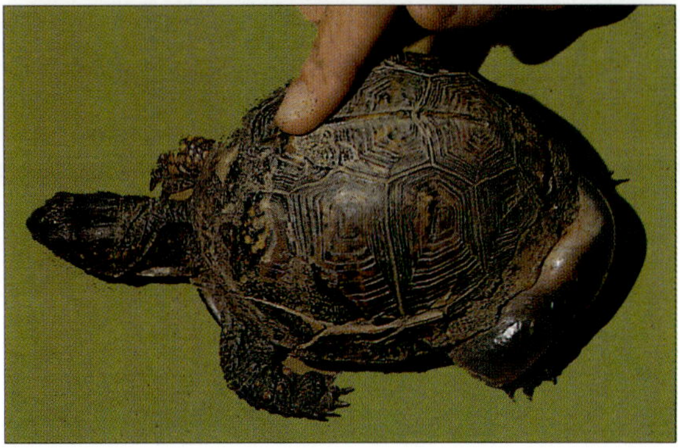

4–6 : Antworten

4 a) Ein Fremdkörper (Angelhaken) befindet sich im thorakalen Teil der Zölomhöhle.
b) Durch endoskopische Ösophagoskopie konnte dieses Objekt nicht identifiziert werden. Während einer Thorakotomie wurden ein großer Abszeß und der Angelhaken in der subvertebralen Muskulatur gefunden. Der abgebrochene Angelhaken hatte die dorsale Magenwand durchdrungen und sich in der Muskulatur eingebettet. Ein Muskelstück wurde zusammen mit dem Abszeß exzidiert; die Brusthöhle wurde gründlich gespült; eine Drainage wurde eingelegt; die Brustwand wurde geschlossen und die Lunge durch positive Druckbeatmung wieder entfaltet. Der thorakale Drainageschlauch wurde sechs Tage nach der Operation entfernt. Bakterizide Breitspektrumantibiotika wurden über zwei Wochen verabreicht. Der Leguan erholte sich ohne Komplikationen und lebte nach der Thorakotomie noch einige Jahre. Die Krankengeschichte läßt stark vermuten, daß es sich bei dem Leguan um einen Wildfang handelte, der den Angelhaken mit Fischaas aufgenommen hat.

5 Frühstadium einer Linsentrübung.

6 a) Hochgradige Abszedierung des Weichteilgewebes der linken Hintergliedmaße.
b) Zytologische Untersuchung, Gram-Färbung und mikrobiologische Kultur mit Resistenztest von aus der Zubildung aspiriertem Exsudat.
c) Inzision, Drainierung und gründliche Spülung des Abszesses; parenterale, bakterizide Antibiotikatherapie und Schutz des Patienten vor Fliegen, solange die offene Inzision heilt.

7 Dieses große Parasitenei wurde im Kot einer Anakonda gefunden.
a) Wie lautet Ihre Diagnose?
b) Wie würden Sie die Schlange gegen diesen Parasiten behandeln?

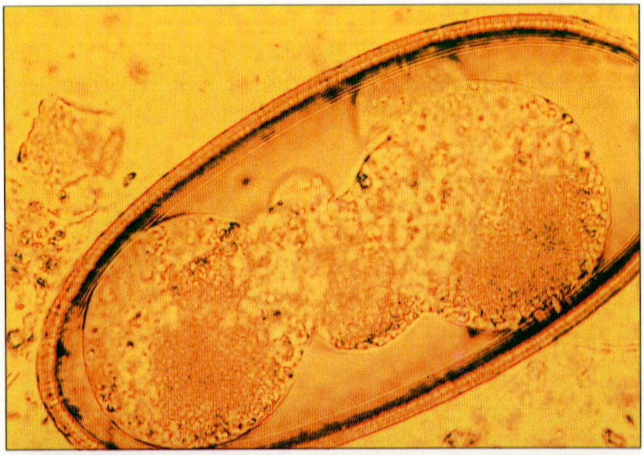

8 Zölomhöhle eines adulten männlichen Leguans.
a) Wie lautet Ihre Diagnose?
b) Was kann diesen Zustand verursachen?

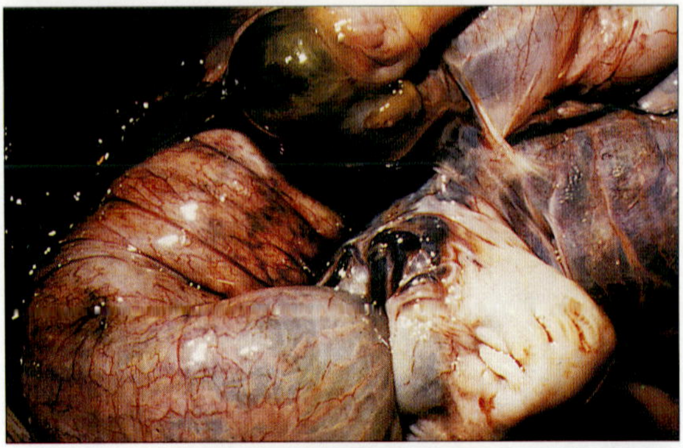

9 a) Identifizieren Sie die weiße Struktur auf dem Rostrum dieser frisch geschlüpften Schildkröte.
b) Welche Funktion hat diese Struktur?

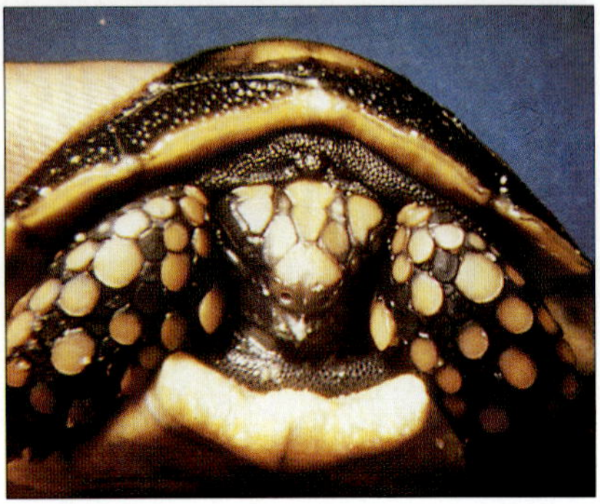

10 Einige Reptilienarten, wie zum Beispiel Strumpfbandnattern, ernähren sich ausschließlich oder vorwiegend von Fisch. Unter natürlichen Bedingungen bereitet dies keine Probleme, da die Fische in der Regel lebend gefressen werden. Welche ernährungsbedingten Mangelzustände sind mögliche Folgen eines Verfütterns falsch gelagerter, tiefgefrorener und aufgetauter, fettreicher Fische an in Gefangenschaft gehaltene Tiere?

7 – 10: Antworten

7 a) Hakenwurmei.

b) Wirksame Behandlung: Ivermectin (0,2 mg/kg, i. m. oder peroral, 2 × im Abstand von zwei Wochen); oder Pyrantelpamoat (5 mg/kg, 2 × im Abstand von zwei Wochen); oder Levamisol HCl (5 mg/kg, 2 × im Abstand von zwei Wochen); oder Fenbendazol (50–100 mg/kg, 2 × im Abstand von zwei Wochen).

8 a) Darminvagination.

b) Invaginationen werden durch Reizung und Entzündung von Darmsegmenten, gastrointestinale Parasiten und Fremdkörper hervorgerufen.

9 a) Karunkel oder »Eizahn«.

b) Diese scharfe Struktur wird benutzt, um die Eischale einzuschneiden oder aufzuschlagen und befähigt die schlüpfende Schildkröte, sich aus der Eischale zu befreien. Die Karunkel fällt ein oder zwei Tage nach dem Schlüpfen ab.

10 Vitamin-B_1-Hypovitaminose (Thiamin) und Vitamin-E-Hypovitaminose. Thiaminmangel wird durch die Aktivität des lytischen Enzyms Thiaminase, das in manchen Fischarten, z. B. Schellfisch, und in einigen Pflanzen vorkommt, verursacht. Die histologische Aufnahme (**unten**) stammt vom Gehirn eines Patienten mit sekundärem Vitamin-B_1-Mangel, verursacht durch Verfüttern unsachgemäß gelagerter Fische (Thiaminasen!). Beachten Sie die ausgedehnte Demyelinisierung, erkennbar an den zahlreichen Vakuolen und dem Intensitätsverlust der blauen Färbung (Luxol-fast-blue-Färbung, 67fache Originalvergrößerung).

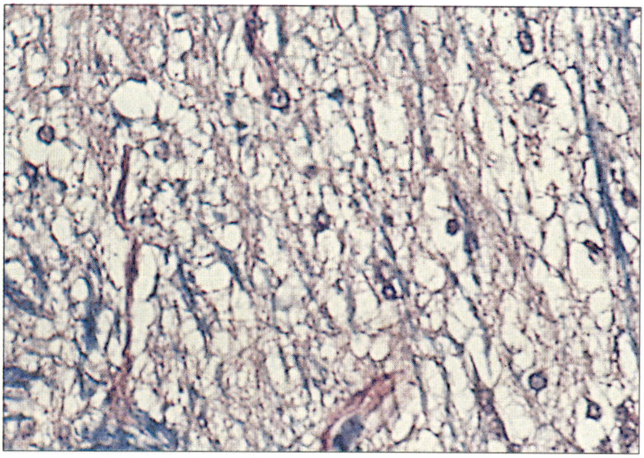

11 Ein 1,4 kg schwerer, adulter männlicher, bis dahin unauffälliger Leguan wurde nach einer etwa zwei Wochen andauernden Anorexie von seinen Besitzern in Rückenlage aufgefunden und für tot gehalten. Der Leguan reagierte jedoch auf leichtes Anstoßen mit schwachen Bewegungen der Gliedmaßen. Die klinische Untersuchung zeigte einen hochgradig geschwächten Leguan mit ikterischer Haut und Maulschleimhaut; seine Augen waren tief eingesunken. Grob sichtbare Läsionen oder palpierbare Schwellungen wurden nicht festgestellt. Eine Untersuchung des Blutflusses mittels Doppler-Sonographie ergab beidseitig lautes Rauschen im Bereich der Atrioventrikular- und Aortenklappen. Die Nahrung bestand hauptsächlich aus Kohl-, Senf-, Rüben- und Löwenzahnblättern, ab und zu ergänzt durch weiches Frischobst. Die vor Behandlungsbeginn entnommene Blutprobe war sehr dunkelrot und floß deutlich langsamer in die Spritze als gewöhnlich; sie gerann fast augenblicklich. Die Ergebnisse der hämatologischen und klinisch-biochemischen Untersuchung:

Hämatokrit (%)	62
Leukozyten (/mm^3)	13000
Heterophile (%)	83
Lymphozyten (%)	13
Monozyten (%)	2
Basophile (%)	2
Thrombozyten	ausreichend
Glukose (mg/dl)	591
SGPT (ALT) (IE/l)	30
SGOT (AST) (IE/l)	114
Kreatinphosphokinase (CPK) (IE/l)	1731
LDH (IE/l)	1110
Alkalische Phosphatase (IE/l)	0
Cholesterin (mg/dl)	357
Kalzium (mg/dl)	14,7
Phosphor (mg/dl)	18,9
Gesamtprotein (mg/dl)	9,3
Albumin (mg/dl)	2,4
Globulin (mg/dl)	6,9
Albumin/Globulin-Verhältnis	0,4
Natrium (mEq/l)	123
Kalium (mEq/l)	15,3
Harnsäure (mg/dl)	69,6
BUN (mg/dl)	6,0
Kreatinin (mg/dl)	0,6

a) Wie würde Ihre Initialbehandlung aufgrund des klinischen Vorberichts und der Laborergebnisse aussehen?

b) Wie interpretieren Sie die Pathogenese des erhöhten CPK-Wertes, und welche speziellen Maßnahmen würden Sie bei diesem Patienten in Anbetracht der Kalium- und Natriumwerte einleiten?

c) Wie interpretieren Sie die Werte von BUN, Kreatinin, Harnsäure, Kalzium und Phosphor bei diesem Leguan? Wie könnten sich diese Überlegungen auf Ihre Behandlung auswirken?

d) Würden Sie erwarten, daß dieser Leguan eine ausreichende Immunantwort auf die vorliegende Störung entwickeln kann? Wenn ja, warum? Wenn nein, warum?

11 a) Die tief eingesunkenen Augen und die Ergebnisse der hämatologischen und klinisch-biochemischen Untersuchung, die eine deutliche Erhöhung des Hämatokrit und des Gehalts an Gesamtprotein, Kalium, Phosphor und Harnsäure ergaben, erfordern ein sofortiges Auffüllen des Plasmavolumens, um die renale Perfusion wiederherzustellen und die Belastung des kardiovaskulären und pulmonalen Systems zu verringern. Eine hochgradige Hyperkaliämie ist normalerweise tödlich; in der Tat war der Leguan bei der Vorstellung zur Untersuchung dem Tode nahe.

b) Der erhöhte CPK-Wert stand möglicherweise in direktem Zusammenhang mit der stark vermehrten Belastung des Herzmuskels aufgrund der erhöhten Viskosität des Blutes. Der Hämatokrit war um etwa 50 Prozent erhöht, so daß das Herz eine erheblich größere Arbeit verrichten mußte, um diese visköse Flüssigkeit zu transportieren. Es ist wahrscheinlich, daß die Lungenfunktion beeinträchtigt war und deshalb bei der Blutentnahme eine gewisse Hypoxie vorlag. Auch dies könnte zu dem erhöhten CPK-Gehalt beigetragen haben. Aufgrund des deutlich erhöhten Plasmakaliumwertes und des niedrigen Plasmanatriumwertes wurde anstelle von Ringerlösung (enthält Kalium!) physiologische Kochsalzlösung infundiert (35 ml i. v. und 65 ml in die Zölomhöhle). In weniger als fünf Minuten nach der Infusion wurde der Leguan lebhafter. Eine Stunde nach Verabreichung der Flüssigkeit war der Hämatokrit auf 42 Prozent gesunken. Am folgenden Morgen war er auf 34 Prozent gesunken, verändertes Herz- und Blutströmungsrauschen waren mittels Doppler-Sonographie nicht mehr feststellbar, und der Leguan schlug lebhaft mit dem Schwanz nach dem Personal, das ihn zu behandeln versuchte.

c) Der normale Gehalt an BUN und Kreatinin bei gleichzeitig extrem erhöhtem Harnsäuregehalt zeigt deutlich, daß bei terrestrischen Reptilien nur Harnsäure ein bedeutender Parameter für die Nierenfunktion ist. Obwohl der Plasmakalziumspiegel normal war, war der Plasmaphosphorspiegel dreifach erhöht. Diese Hyperphosphatämie ist bedingt durch die renale Phosphorretention. Wäre die Nierenfunktionsstörung hochgradiger oder eher chronisch gewesen, hätte man wahrscheinlich einen deutlich niedrigeren Plasmakalziumspiegel gemessen, da Hyperphosphatämie über die Stimulierung der Sekretion von Parathormon (PTH) aus der Nebenschilddrüse zur Mobilisierung des Knochenkalziumspeichers und damit möglicherweise zu renaler Osteodystrophie (Osteodystrophia fibrosa, »rubber jaw« etc.) führt. Aufgrund der Hyperphosphatämie wurde eine Diurese mit physiologischer Kochsalzlösung eingeleitet (45 ml/kg, verteilt auf zwei tägliche Dosen). Zusätzlich wurde Flüssigkeit peroral zugeführt, begrenzt auf Mengen, die nicht zu Ödemen und/oder Aszites führten. Eine enzymatische Diurese wurde nicht eingeleitet, da der Leguan die Diurese mit Kochsalzlösung gut tolerierte und reichlich Urate und flüssigen Urin ausschied.

d) Ja. Auf eine ausreichende zelluläre und humorale antikörpervermittelte Immunantwort weisen die deutliche Heterophilie und die Globulinwerte hin. Eine parenterale Behandlung mit Enrofloxacin wurde am ersten Tag der stationären Aufnahme eingeleitet und nach der Entlassung des Leguans zu Hause mit peroralen Dosen von Enrofloxacin fortgesetzt. Der Leguan erholte sich komplikationslos. Die Diagnose lautete: subakute bakterielle Nephritis. Die Ursachen der Hyperglykämie und Hypercholesterinämie wurden nicht endgültig geklärt.

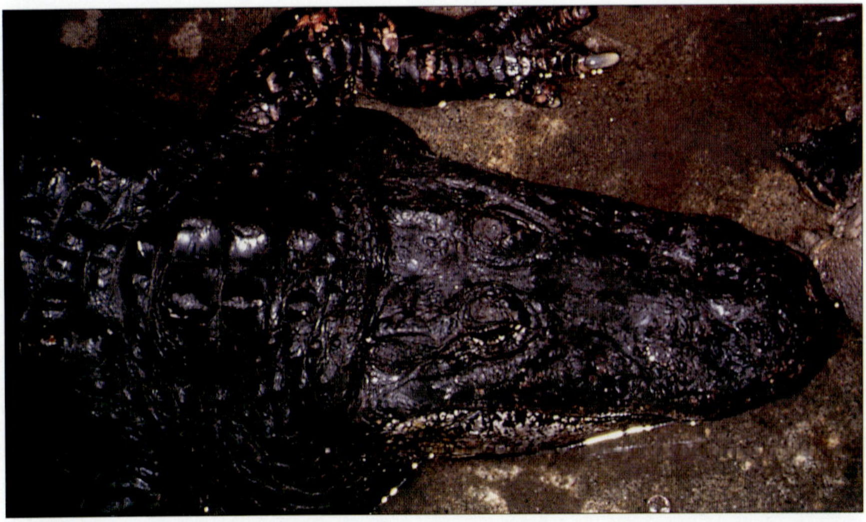

12 Dieser adulte weibliche Mississippi-Alligator weist multiple, rosa bis graue, feuchte Läsionen auf der Haut von Kopf, Hals und Gliedmaßen auf.

a) Wie lauten Ihre Differentialdiagnosen?

b) Welche Tests würden Sie durchführen, um Ihre Diagnose abzusichern?

c) Wie würden Sie diesen Zustand behandeln?

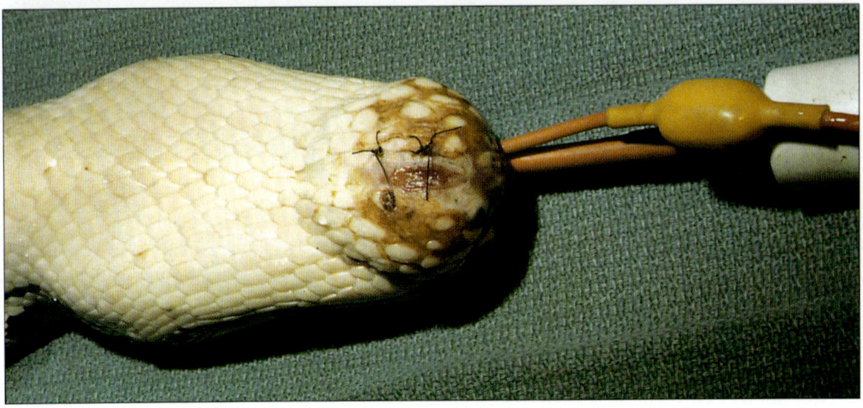

13 Bei einem ausgewachsenen weiblichen Burmesischen Tigerpython entwickelte sich eine vom Unterkiefer ausgehende, sich allmählich vergrößernde Zubildung. Da sich der Unterkiefer dadurch verlagerte, stülpte sich die darüberliegende Gingiva innerhalb weniger Wochen nach außen.

a) Wie lautet Ihre Diagnose?

b) Wie würden Sie diese Schlange behandeln?

c) Wie sieht die Prognose aus?

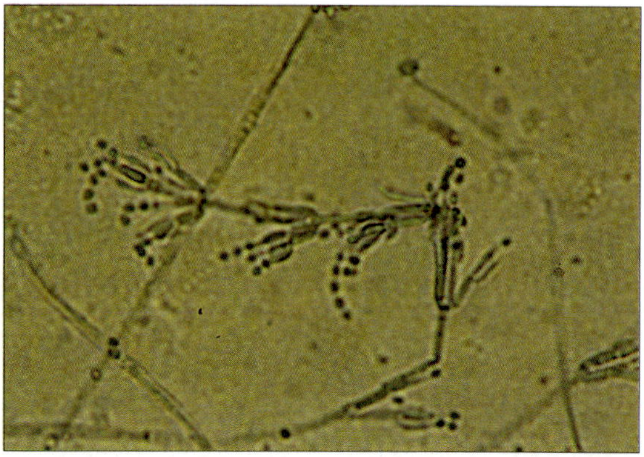

12 a) (1) Bakterielle Dermatitis, (2) mykotische Dermatitis, (3) akute Traumatisierung.
b) Sie sollten Proben für eine mikrobiologische Kultur mit Resistenztest und eine Biopsie aus dem Bereich einer typischen Läsion für eine histopathologische Untersuchung entnehmen. In diesem Fall ergab die mykologische Untersuchung *Penicillium* spp. in Reinkultur (**rechts**).
c) Behandlung: Initiale Reinigung der Haut mit verdünnter Polyvidon-Jod-Lösung, dann topische Applikation von Ketokonazolsalbe (2 × täglich) und tägliche perorale Applikation von Ketokonazol (Tabletten, in kleinen Futterportionen versteckt) in einer Dosierung von 10–30 mg/kg über mindestens zwei Wochen. Der Alligator sollte während dieser Behandlung trocken gehalten werden, ausgenommen in den kurzen Perioden der Futter- und Wasseraufnahme.

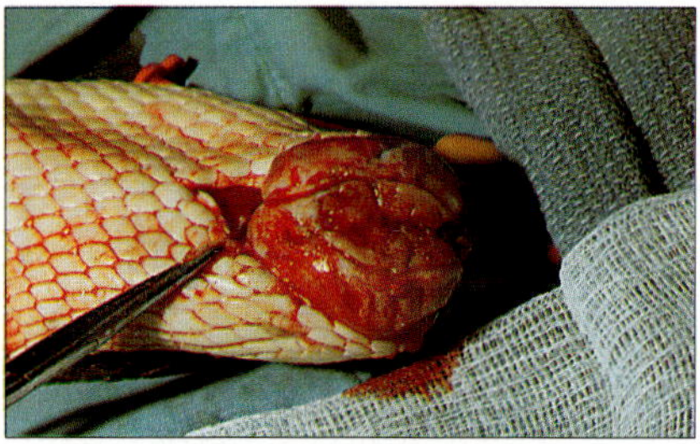

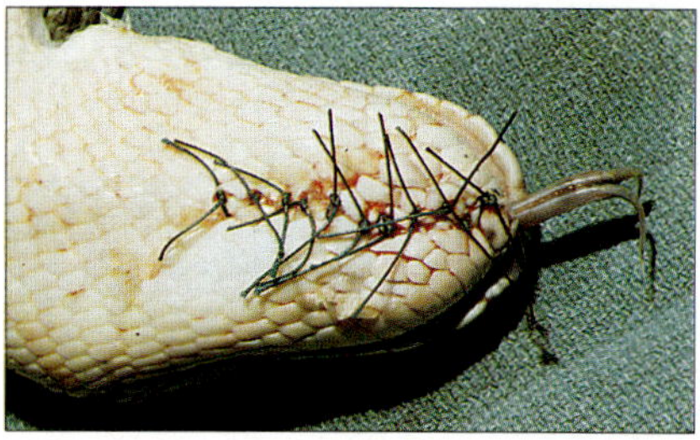

13 a) Neoplasie. Die histopathologische Diagnose lautete in diesem Fall Fibrosarkom.
b) Die Zubildung sollte, wenn möglich, in toto entfernt werden. Gelingt dies nicht, sollte soviel wie möglich davon entfernt werden (**oben**) und die verbliebenen Reste sowie das Ursprungsgebiet des Tumors mindestens drei kryochirurgischen Behandlungszyklen, bestehend aus Tiefgefrieren und Auftauen, unterzogen werden.
c) Die Prognose ist vorsichtig zu stellen. Die Zubildung wurde entfernt und das darunterliegende Gewebe in der oben beschriebenen Weise kryochirurgisch behandelt. Der Python lebte noch 23 Monate, bevor er mit disseminierten metastatischen Tumoren starb. Die lange Überlebensdauer war unerwartet und charakterisiert das oftmals ungewöhnliche Verhalten einiger Neoplasien bei Reptilien, die bei Säugetieren schnell zum Tode führen würden.

14 a) Beschreiben Sie die ophthalmologische Erkrankung am linken Auge dieser Asiatischen Rattenschlange.
b) Was hat diesen Zustand verursacht?
c) Wie würden Sie diese Schlange behandeln?

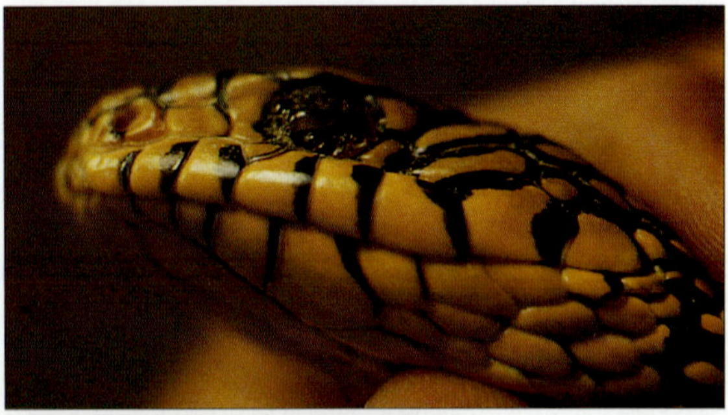

15 Diese Amerikanische Sumpfschildkröte hält den Kopf geneigt und dreht sich links im Kreis herum.
a) Wie interpretieren Sie die klinischen Anzeichen bei dieser Schildkröte?
b) Was ist die wahrscheinliche Ursache?
c) Wie würden Sie diese Schildkröte behandeln?

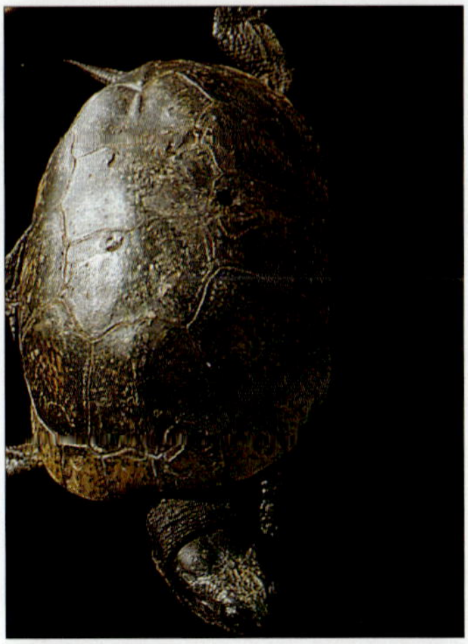

16 Die Zölomhöhle dieses adulten Wassermolches (**links oben**) war akut aufgebläht. Setzte man ihn in einige Zentimeter tiefes Wasser, trieb er sofort zur Oberfläche und konnte nicht tauchen. Weder Vorbericht noch Befunde wiesen auf ein Trauma hin. Die vom Tierarzt eingeleitete Behandlung führte zu sofortiger Erleichterung und wurde vom Besitzer zu Hause fortgeführt. Innerhalb von zwei Wochen erholte sich der Wassermolch vollständig.
a) Wie lautet Ihre Diagnose?
b) Welche Behandlung wurde durchgeführt?

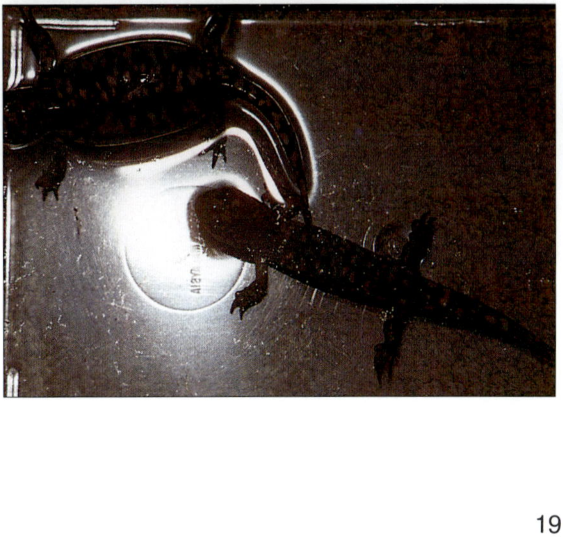

14 a) Abriß der Brille und der darunterliegenden Kornea mit Freilegung des Bulbusinhaltes.
b) Ein unüberlegter Versuch, eine persistierende (nicht mitgehäutete) Brille zu entfernen, ohne sie vorher einzuweichen.
c) Das Auge ist irreversibel geschädigt und sollte enukleiert werden.

15 a) Vestibularsyndrom.
b) Abszeßinduzierter extrakranialer Druck auf die kaudolaterale Region des Schädels und das kraniale zervikale Weichteilgewebe.
c) Entleeren und drainieren Sie die entzündliche Veränderung unter Allgemeinanästhesie; gewinnen Sie eine Probe des Exsudats für eine mikrobiologische Kultur mit Resistenztest; spülen Sie die Abszeßhöhle mit 0,75prozentiger Chlorhexidinlösung und leiten Sie eine parenterale, bakterizide Antibiotikabehandlung ein.

16 a) Akutes pulmonales Emphysem (Pneumozölom) aufgrund einer spontanen Lungensackruptur.
b) Die ausgetretene Luft wurde mit einer Einwegspritze mit sehr feiner Injektionskanüle ein- bis zweimal täglich aus der Zölomhöhle aspiriert. Innerhalb weniger Tage trat immer weniger Luft aus, und innerhalb von zwei Wochen war der Wassermolch wieder gesund. Die Ätiologie des Emphysems ist unklar. Nach Entfernung der extrapulmonalen Luft schlossen sich die Löcher im Lungengewebe und heilten ab.

17 a) Welche ophthalmologische Erkrankung erkennen Sie am Auge dieser Schildkröte?
b) Wie sieht die Behandlung aus?

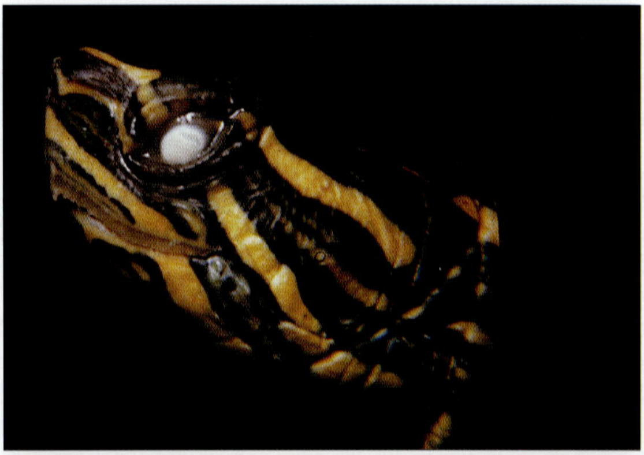

18 Diese männliche Schlange kann einen ihrer Hemipenes nicht in die postkloakale Scheide auf einer Seite des Schwanzes zurückziehen.
a) Wie lautet Ihre Diagnose?
b) Nennen Sie einige mögliche Ursachen dieser Störung.
c) Wie sollte dieser Zustand behandelt werden?

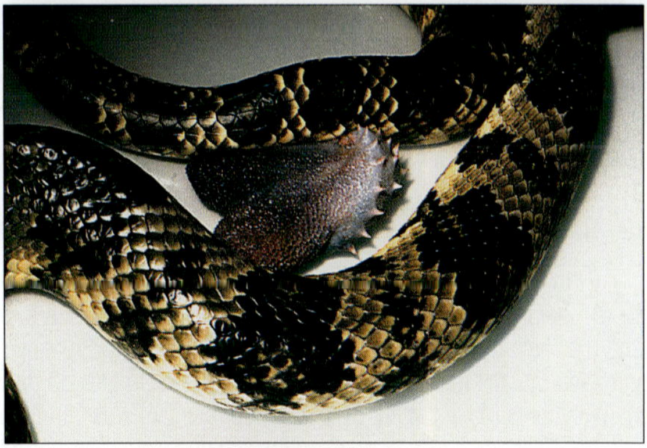

19 Diese mikroskopische Aufnahme zeigt Organismen in einem Abklatschpräparat von trüber Zölomflüssigkeit einer hochgradig geschwächten Pazifik-Wasserschildkröte. Wie lautet Ihre Diagnose?

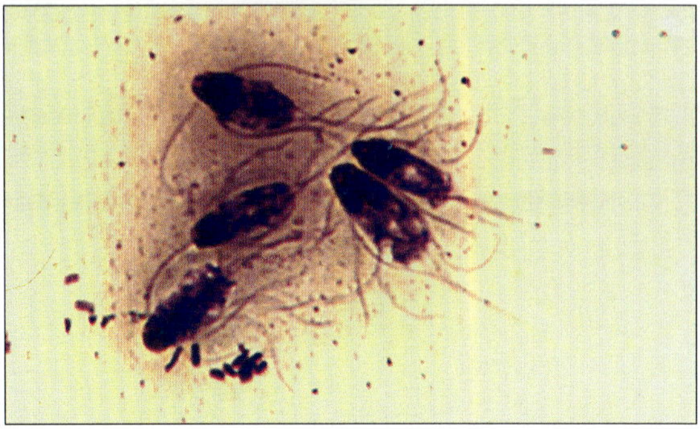

20 Ein adulter weiblicher Königspython verweigerte etwa ab Anfang September über einige Monate die freiwillige Nahrungsaufnahme.
a) Wie interpretieren Sie dieses Verhalten?
b) Welche Maßnahmen würden Sie ergreifen, um der Schlange über diese Anorexieperiode hinwegzuhelfen?

17 – 20: Antworten

17 a) Koagulative Keratopathie.
b) Topische Instillation einer Augensalbe mit proteolytischen Enzymen. Diese Läsionen werden normalerweise unter konservativer topischer Therapie innerhalb einer Woche wieder klar.

18 a) Prolaps eines Hemipenis.
b) Einer oder beide Hemipenes können infolge von Reizungen oder Entzündungen dieser Organe oder ihres Scheidengewebes, durch Inkarzeration des Phallus durch Fremdkörper (z. B. Haare), durch den Verlust der neuronalen Kontrolle der Mm. retractores penes oder durch Traumatisierung eines oder beider Mm. retractores penes vorfallen.
c) Wenn möglich, sollten die vorgefallenen Organe gereinigt und in ihre Scheiden reponiert werden. Allerdings ist das prolabierte Organ oftmals hochgradig gestaut und induriert. Eine topische Applikation von Glyzerin oder konzentrierter Zuckerlösung (keine trockenen Kristalle) kann die Schwellung so weit reduzieren, daß ein Reponieren des Hemipenis unter Verwendung von Gleitmittel möglich ist. Eine Tabaksbeutelnaht wird um den perikloakalen Rand der Scheide gelegt. Diese sollte eng genug sein, um einen erneuten Vorfall zu verhindern, aber die Passage von Urin und kleinen Kotportionen zulassen. Die Fäden werden normalerweise nach einer Woche gezogen. Wenn das prolabierte Organ Anzeichen von Paralyse, Infektion, Nekrose oder hochgradiger Traumatisierung zeigt oder nicht reponierbar ist, sollte eine Amputation vorgenommen werden. Bei Verlust nur eines Hemipenis kann das Tier immer noch zur Zucht verwendet werden.

19 Hexamitose. Bei den Flagellaten handelt es sich um *Hexamita* spp.

20 a) Einige Königspythons verweigern insbesondere im Herbst in nördlichen Breiten einige Monate lang die Nahrungsaufnahme. Diese Zeit entspricht dem Frühling südlich des Äquators und somit der normalen Brutzeit in der natürlichen afrikanischen Umgebung des Königspythons.
b) Wichtigste Maßnahmen: Sorgen Sie für ein sauberes Terrarium; stellen Sie ein Frischwassergefäß und eine Kiste, in der der Python Zuflucht suchen kann, zur Verfügung; halten Sie die Umgebung ausreichend warm und mäßig feucht; bieten Sie geeignete Nagetiere als Beute an. In ihrer natürlichen Umgebung jagen Pythons Beutetiere grauer Färbung; deshalb weigern sie sich möglicherweise, weiße Mäuse und Ratten zu fressen. Um den reduzierten Appetit anzuregen, kann Metronidazol in nichttherapeutischen peroralen Dosen (12,5 mg/kg) verabreicht werden.

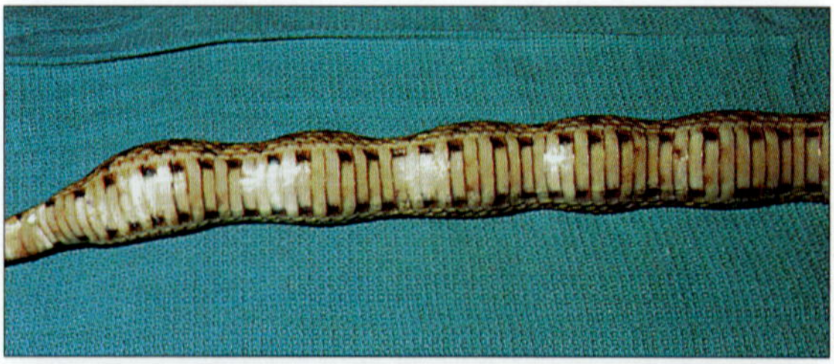

21 Diese weibliche Ketten-Bullennatter ist seit etwa vier Wochen anorektisch und zeigt deutliche Schwellungen in der kaudalen Zölomhöhle.

a) Wie lautet Ihre Diagnose?

b) Wie sieht die Behandlung aus?

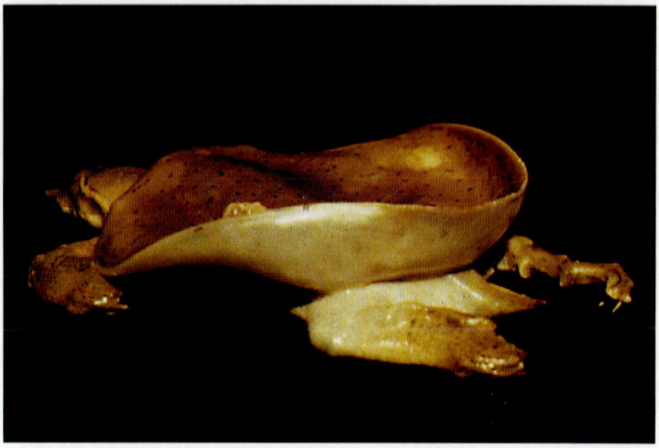

22 Diese Weichschildkröte wurde über sechs Monate ausschließlich mit gehacktem Rinderherz und Lammniere gefüttert. Jetzt ist sie schwach und apathisch.

a) Wie lautet Ihre Diagnose?

b) Wie würden Sie diesen Zustand behandeln?

c) Welchen Rat würden Sie dem Besitzer geben, um ein erneutes Auftreten dieser Störung zu verhindern?

23 Die Kenntnis der topographischen Anatomie von Reptilien ist sehr wichtig, da der Erfolg anästhetischer, chirurgischer und klinisch-medikamenteller Maßnahmen von der Kenntnis der Lokalisation bestimmter Organe abhängt. Reptilien haben im allgemeinen paarige Lungen. Welche Reptilien (mit wenigen Ausnahmen) besitzen nur eine einzelne Lunge?

24 Warum ist es wichtig, beim Umgang mit Amphibien stets feuchte Latexhandschuhe zu tragen?

25 Warum ist die Inkubationstemperatur der Eier aller Panzerechsen (Crocodylia), vieler Schildkröten und einiger Echsen hinsichtlich der Geschlechtsdetermination wichtig?

26 Warum ist das Antiparasitikum Ivermectin nicht zur Behandlung von Land- und Wasserschildkröten geeignet?

21 a) Gravidität. Die Schlange trägt reifende Eier mit Schale.
b) Oftmals bedarf es lediglich eines geeigneten Nistplatzes, wo die Schlange ihre Eier ablegen kann. Sollte die Schlange ihre Eier nach einer entsprechenden Zeit nicht legen können, kann es notwendig werden, entweder Oxitozin (2 IE/kg i. m.) oder Arginin-, Aminosuberoylarginin- oder Lysin-Vasotozin (0,01 – 0,1 mg/kg i. m.) zu verabreichen. Eine geringe parenterale Dosis von Kalziumglukonat oder -boroglukonat (1,0 – 2,5 mg/kg) kann eine oder zwei Stunden vor den Hormonen verabreicht werden, um deren Wirkung zu verstärken. Falls die Schlange auf die konservative Therapie nicht anspricht, müssen die Eier auf chirurgischem Wege mittels Salpingotomie entfernt werden.

22 a) Metabolische Knochenerkrankung (Osteodystrophia fibrosa) aufgrund eines sekundären, ernährungsbedingten Hyperparathyreoidismus, ausgelöst durch das Verfüttern äußerst phosphorreicher und an verfügbarem Kalzium armer Nahrung.
b) Parenterale Gabe von Kalziumglukonat oder -laktat (1,0–2,5 mg/kg täglich) und *perorale* Verabreichung von Vitamin D_3 (1 – 4 IE/kg täglich).
c) Umstellung auf eine natürlicher zusammengesetzte Nahrung mit etwa einprozentigem Kalziumgehalt, bestehend aus kleinen, lebenden Fischen, frischen Erdwürmern und/oder einem handelsüblichen ausgewogenen Schildkröten- oder Forellenfutter.

23 Die meisten Schlangen besitzen nur einen funktionellen Lungenflügel. Oft fehlt die andere Lungenhälfte vollständig oder besteht nur aus einem nicht ventilierten Rudiment. Schildkröten, Echsen, Panzerechsen (Crocodylia) und Tuatara (Brückenechsen) besitzen paarige Lungen.

24 Um eine Traumatisierung der empfindlichen, feuchten Amphibienhaut zu vermeiden. Selbst die kleinen Rillen, die den menschlichen Fingerabdruck bilden, können die empfindliche Haut vieler aquatischer und semiaquatischer Amphibien beschädigen. Wenn diese natürliche Barriere durchbrochen ist, besteht ein erhöhtes Infektionsrisiko durch pathogene Keime.

25 Das Geschlecht aller Panzerechsen (Crocodylia), vieler Schildkröten und einiger Echsen wird eher epigenetisch als genetisch determiniert: Die Inkubationstemperatur, bei der sich die Embryos in den befruchteten Eiern entwickeln, bestimmt das Geschlecht der Neonaten. Deshalb gibt es keine heterogametische Geschlechtsdetermination bei diesen Reptilien.

26 Obwohl Ivermectin von den meisten Reptilien gut vertragen wird, konnte bei Schildkröten oft eine letale Toxizität beobachtet werden.

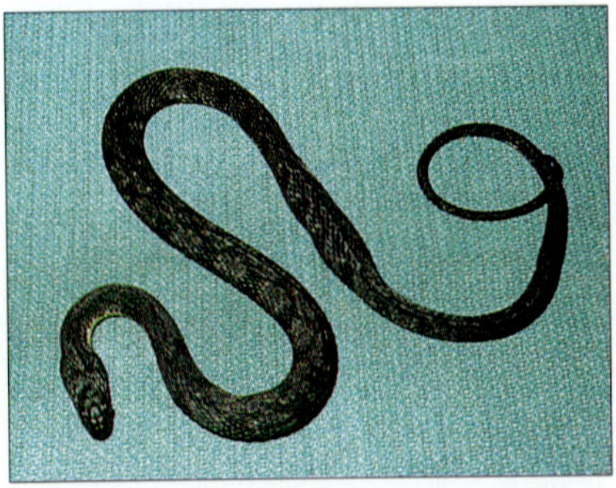

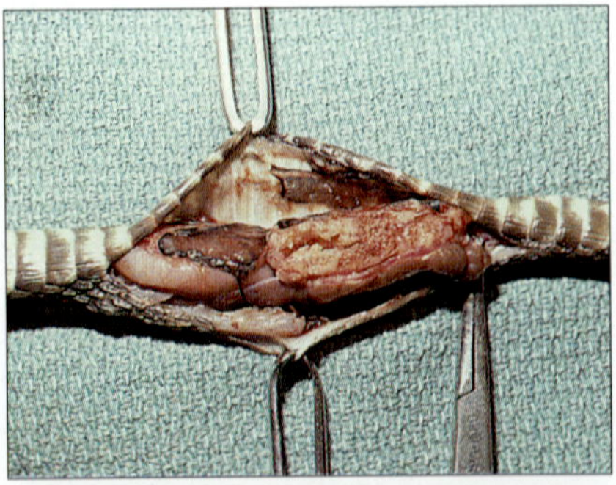

27 Bei einer adulten weiblichen Wasserkobra entwickelt sich eine derbe Schwellung im kaudalen Abschnitt der Zölomhöhle im Bereich der Nieren (**oben links**). Bei einer diagnostischen Zöliotomie erscheinen beide Nieren blaßrosa und hochgradig geschwollen mit granulierter Oberfläche (**oben rechts**). Ein angefärbtes Abklatschpräparat des Nierengewebes zeigt filamentöse Strukturen mit durch transversale Septen abgetrennten internen Kompartimenten (**rechts**). Wie lautet Ihre Diagnose?

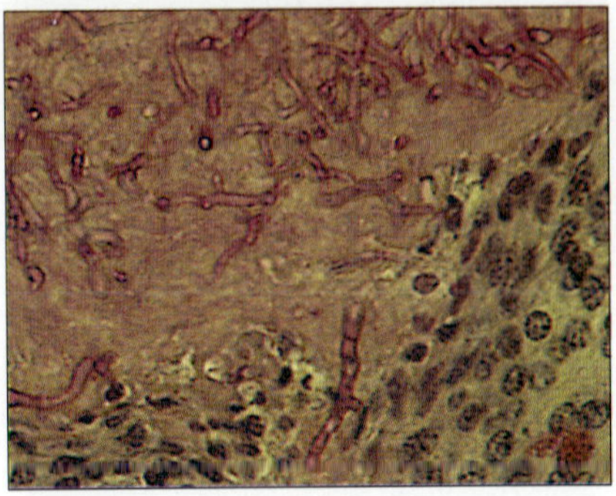

28 Ein hochgradig anämischer Leguan wird Ihnen zur Untersuchung vorgestellt; ein anderer Leguan steht Ihnen als potentieller Blutspender nicht zur Verfügung.

a) Wäre das Blut eines großen Frosches oder einer Taube ein geeigneter Ersatz?

b) Wenn ja, wie lange könnten, Ihrer Meinung nach, die heterologen Erythrozyten in diesem Leguan überleben?

c) Begründen Sie Ihre Ansicht, wenn Sie eine heterologe Transfusion für ungeeignet halten.

d) Welche alternative Therapie schlagen Sie vor?

29 Amphibien und Reptilien haben ein Kreislaufsystem, das sich erheblich von dem der Säugetiere unterscheidet.

a) Welche ist die bedeutendste Abweichung im Blutgefäßsystem dieser sogenannten »niederen« Vertebraten?

b) Warum ist dieser Unterschied zu Säugetieren bei der Behandlung von Reptilien und Amphibien von klinischer Bedeutung?

30 Viele tagaktive Reptilien wärmen sich im Sonnenlicht, um ihre Körperkerntemperatur zu erhöhen. Dabei wird Vitamin D_3 über endogene Mechanismen synthetisiert. Welche Organe/Gewebe sind dabei von wesentlicher Bedeutung?

27 Bilaterales renales Myzetom, verursacht durch *Aspergillus* spp.

28 a) Nein.
b) Untersuchungen mit durch radioaktives Cr^{51} markierten Vogelerythrozyten haben gezeigt, daß bei einer heterologen Übertragung von Blut einer Vogelart auf eine andere Erythrozyten nur wenige Stunden überleben. Man erwartet deshalb, daß aviäre Erythrozyten in einem Leguan eine ähnlich kurze Überlebensdauer haben.
c) Heterologe Erythrozyten würden sehr schnell vom retikuloendothelialen System aus dem Blut entfernt und den bereits geschwächten Patienten somit einem zusätzlichen Streß aussetzen.
d) Zufuhr von Sauerstoff.

29 a) Amphibien und Reptilien besitzen renale Portalvenen, die einen Teil des venösen Blutes aus den kaudalen Körperregionen durch den renalen Kreislauf leiten, bevor es in den Leberkreislauf gelangt.
b) Aufgrund des venösen Abflusses über das renale Portalvenensystem ist es (theoretisch) möglich, daß hohe Konzentrationen eines in kaudale Körperregionen von Amphibien oder Reptilien injizierten nephrotoxischen Pharmakons in die Nieren gelangen. Obwohl dies in der Praxis nur sehr selten vorkommt, ist es ratsam, potentiell nephrotoxische Pharmaka stets in die kraniale Körperhälfte zu injizieren.

30 Bei Reptilien sind folgende Organe und Gewebe, zum Teil direkt, zum Teil über Feedbackmechanismen, an der Synthese von Vitamin D_3 beteiligt: Haut, Leber, Nieren, Nebenschilddrüse, interfollikuläre C-Zellen der Schilddrüse und Knochen. Diese endogene Vitamin-D_3-Synthese ist besonders wichtig bei tagaktiven Reptilien, zu deren Verhaltensweisen das Aufwärmen in der Sonne gehört. Nachtaktive, unter Tage lebende und dämmerungsaktive Arten sind eher von Vitamin-D_3-Vorstufen in der Nahrung als von endogener Vitamin-D_3-Synthese abhängig. Aufgrund dieser Unterschiede kann es notwendig sein, die Nahrung einiger Reptilien mit Vitamin D_3 anzureichern, wenn diesen nicht regelmäßig eine geeignete UV-Lichtquelle zur Verfügung steht.

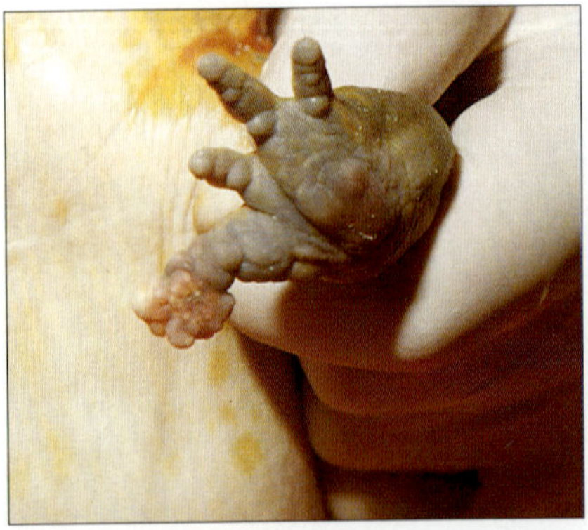

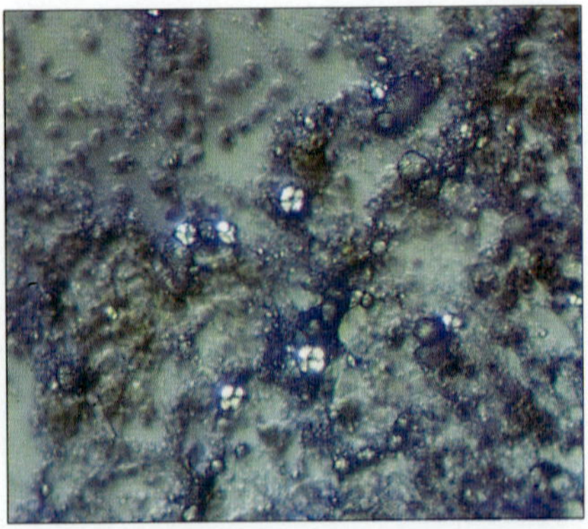

31 Geschwollene Zehe eines Afrikanischen Ochsenfrosches (**oben links**). Die mikroskopische Aufnahme stammt von einem Abstrich des Inhaltes dieser Schwellung.

a) Wie lautet Ihre Diagnose?
b) Wie würden Sie diese Veränderung behandeln?

32 Sie führen eine Venenpunktion an der Schwanzbasis eines Chamäleons durch und gewinnen eine klare, strohfarbene Flüssigkeit. Was ist passiert?

33 Schnell wachsende, juvenile Echsen entwickeln oft eine metabolische Knochenerkrankung (Rachitis). Welche der folgenden Imbalancen oder Mangelzustände sind die Ursache dafür?

a) Vitamin-A-Mangel und Vitamin-D-Überschuß.
b) Vitamin-C-Überschuß und Vitamin-E-Mangel.
c) Vitamin-B_1-Mangel und Vitamin-D-Überschuß.
d) Vitamin-D-Mangel in Verbindung mit Phosphormangel.
e) Vitamin-D-Mangel in Verbindung mit Kalziummangel.

34 a) Welche ophthalmologische Erkrankung erkennen Sie bei dieser juvenilen Hundskopfboa?
b) Wie würden Sie diesen Zustand behandeln?

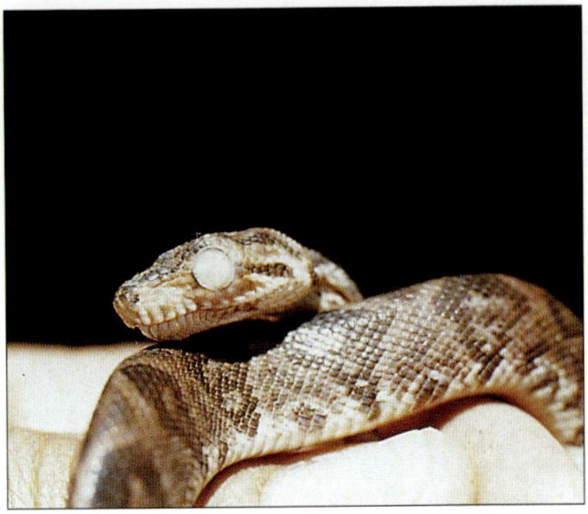

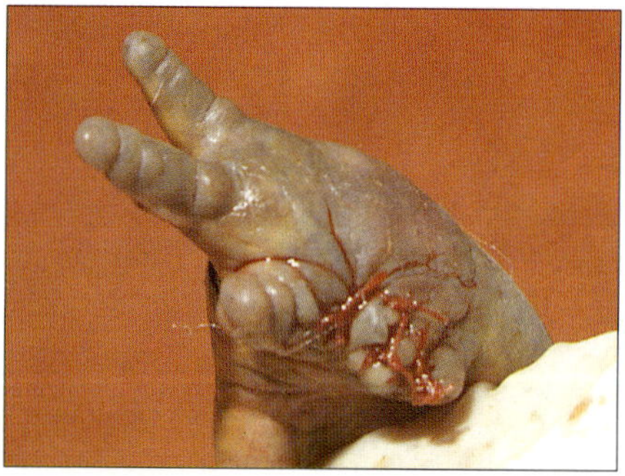

31 a) Artikuläre und periartikuläre Gicht.
b) Da es sich um eine einzelne, auf eine Zehe beschränkte Läsion handelte, wurde diese Zehe in toto an ihrem palmaren Ursprung amputiert. Die Abbildung (**oben**) zeigt die Situation nach der Operation. Die gesamte Zehe wurde exzidiert; zwei bogenförmig überstehende Hautstücke wurden stehengelassen, adaptiert und über der Wunde vernäht.

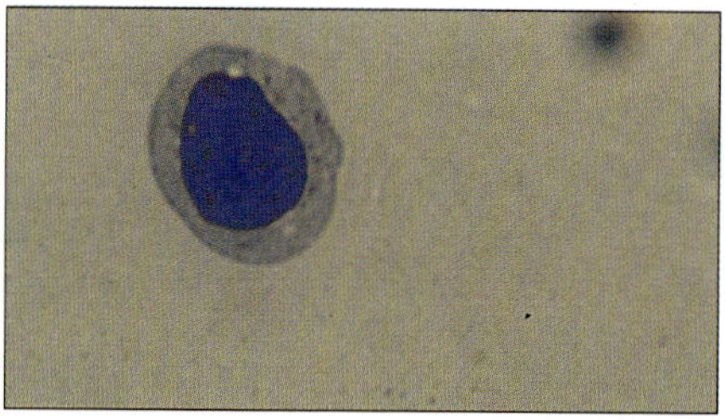

32 Das lymphatische »Herz« oder ein größeres Lymphgefäß wurden getroffen. Diese gefäßartigen Strukturen sind charakteristische anatomische Merkmale der kaudalen Körperregion vieler Reptilien. In einem solchen Fall ziehen Sie die Nadel zurück, verwerfen die klare Lymphe und versuchen, an einer anderen Stelle Blut zu gewinnen. Die mikroskopische Aufnahme (**oben**) zeigt einen Lymphozyten aus einer Lymphprobe. Beachten Sie das blasse, graublaue Zytoplasma und den großen, zentralen Nukleus.

33 e) Vitamin-D-Mangel in Verbindung mit Kalziummangel.

34 a) Empyem unter der Brille.
b) Narkotisieren Sie die Boa; säubern Sie die Brille und die umgebende Haut; setzen Sie vorsichtig eine kleine Inzision in die gespannte Brille*); führen Sie eine sterile Nadel in den Raum zwischen Brille und Kornea; spülen Sie diese Höhle mit 0,75prozentiger Chlorhexidinlösung, bis das gesamte trübe Exsudat entfernt ist; dann instillieren Sie täglich eine bakterizide Antibiotikalösung oder -salbe bis zur Abheilung oder bis zum Verlust der veränderten Brille bei der nächsten Häutung. Wenn diese Maßnahmen den Zustand nicht zufriedenstellend verbessern, exzidieren Sie ein keilförmiges Stück (30°-Winkel) im ventralen Bereich der Brille, um einen besseren Eiterabfluß zu ermöglichen.

*) Zur Vermeidung einer Narbenbildung empfiehlt sich eine Inzision lateral durch die Haut.

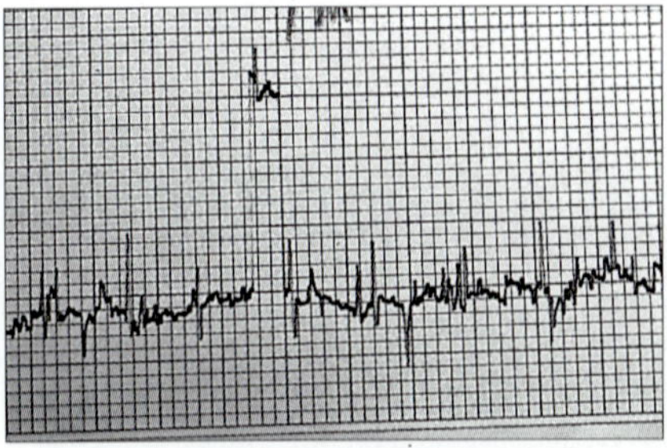

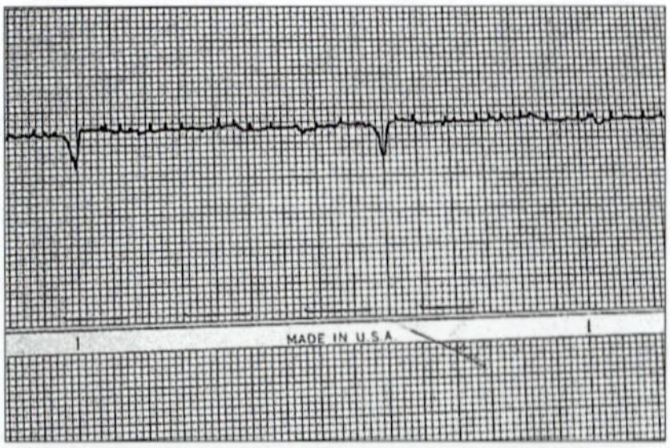

35 Eine adulte Wüsten-Gopherschildkröte hat Teile dieser Zierpflanze (**rechts**) gefressen. Ein EKG (**oben links**) wurde etwa 45 Minuten nach der Aufnahme einiger Blätter dieser Pflanze, ein weiteres (**oben rechts**) 30 Minuten nach Behandlung der Schildkröte aufgezeichnet.

a) Um welche Pflanze handelt es sich?

b) Welche größeren Abweichungen zeigt das EKG?

c) Wie sieht eine wirksame Behandlung dieser Schildkröte aus?

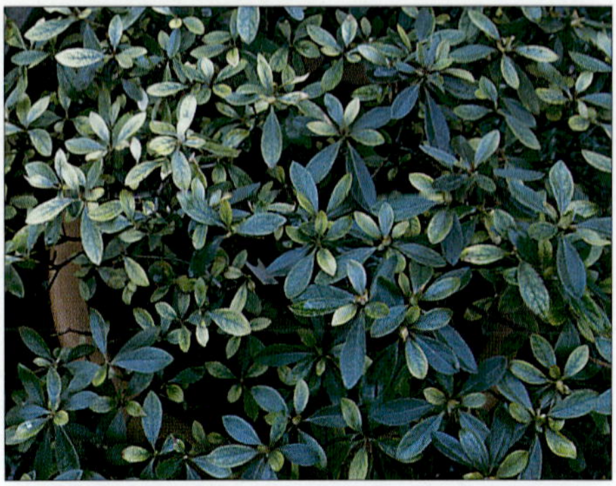

36 Diese Smaragdeidechse hat multiple, proliferative, schwarze Hautveränderungen.

a) Wie lautet Ihre Diagnose?

b) Sind diese Veränderungen infektiös?

c) Wie sieht die Behandlung aus?

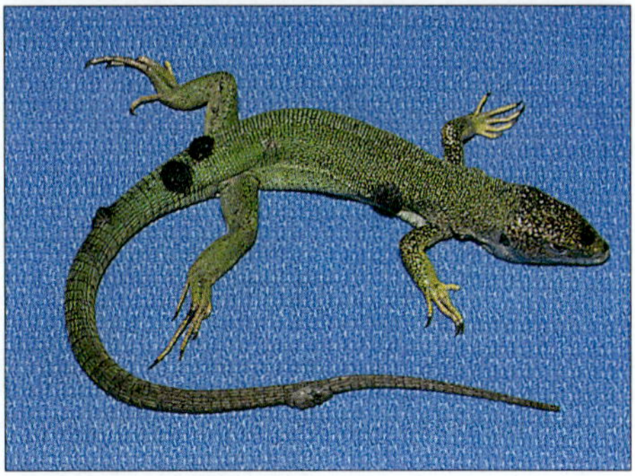

37 Welches der folgenden Blutgefäßsysteme von Reptilien weist Besonderheiten auf, die es erfordern, Aminoglykosidantibiotika oder andere nephrotoxische Pharmaka bei Reptilien möglichst in die kraniale Körperhälfte zu injizieren?

a) Das Venensystem des Splanchnikusgebietes.

b) Das renale Portalvenensystem.

c) Das hepatische Portalvenensystem.

d) Das Koronararteriensystem.

35 a) Eine Azalee. Wie andere Vertreter aus der Familie der Ericaceae enthalten Azaleen neben einigen weiteren toxischen Substanzen das Herzglykosid Andromedotoxin.

b) Paroxysmale Tachykardie, Vorhofflimmern, Extrasystolen, vorzeitige ventrikuläre Erregungen und ektope ventrikuläre Kontraktionen.

c) Intravenöse Injektion von Atropinsulfat (0,04 mg/kg), zwei Minuten später Kalziumglukonat (2 mg/kg, langsam i. v. über fünf Minuten). Nach zehn Minuten war das EKG nahezu, nach 30 Minuten wieder vollständig normal. Anschließend wurde eine Sonde über den Ösophagus in den Magen eingeführt und eine manuelle Magenspülung durchgeführt. Die Schildkröte erholte sich ohne Komplikationen.

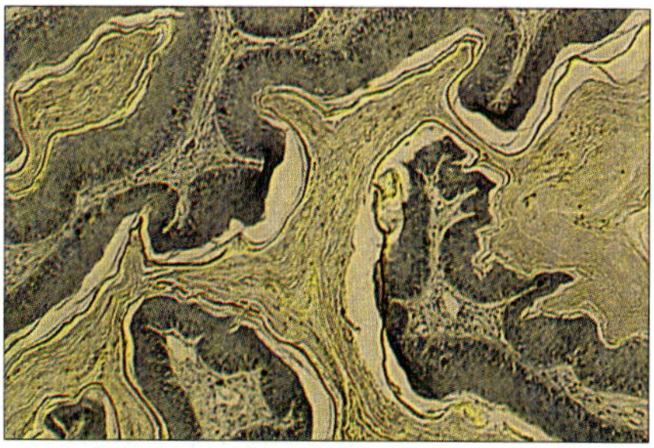

36 a) Epidermale Papillome. Typisch sind die intensive, schwarze Färbung und der proliferative Charakter.

b) Ja, sie sind infektiös für andere Eidechsen dieser Art.

c) Wenn diese Veränderungen sehr zahlreich auftreten und/oder die Nahrungsaufnahme oder andere Aktivitäten der Eidechse beeinträchtigen, sollten sie exzidiert werden. Die meisten befallenen Eidechsen entwickeln jedoch eine Immunantwort, durch die die Tumoren spontan zurückgehen. Die mikroskopische Aufnahme (**oben**) zeigt einen histologischen Schnitt. Beachten Sie die Ausdehnung der hyperpigmentierten Dermisanteile (HE-Färbung, 67fache Originalvergrößerung).

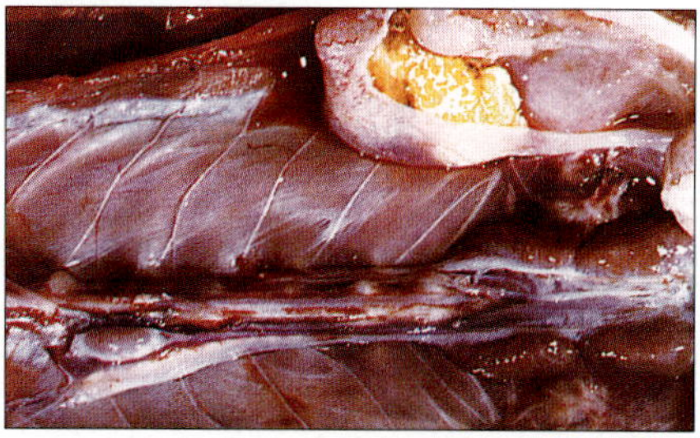

37 b) Das renale Portalvenensystem. Dieser Venenkomplex entsorgt das Blut der Hintergliedmaßen und führt es zum Teil den Nieren zu, bevor es in die Leber gelangt. Jüngste Untersuchungen haben gezeigt, daß ein Kollateralvenensystem, das diesen Portalkreislauf zum Teil umgeht, einen Teil dieses Blutes aus den Hintergliedmaßen direkt in das Lebervenensystem leitet. Trotzdem sollten potentiell toxische Pharmaka möglichst nicht in die kaudale Körperhälfte injiziert werden. Der Sektionssitus (**oben**) zeigt die renalen Portalvenen bei einem Grünen Leguan.

38 Eine ausgewachsene Spaltenschildkröte wird wegen plötzlich einsetzender Apathie und Tenesmus vorgestellt. Eine dorso-ventrale Röntgenaufnahme wird angefertigt (**rechts**).
a) Wie lautet Ihre Diagnose?
b) Welche Sofortmaßnahmen würden Sie einleiten?
c) Was ist die wahrscheinlichste Ursache für diesen Zustand?

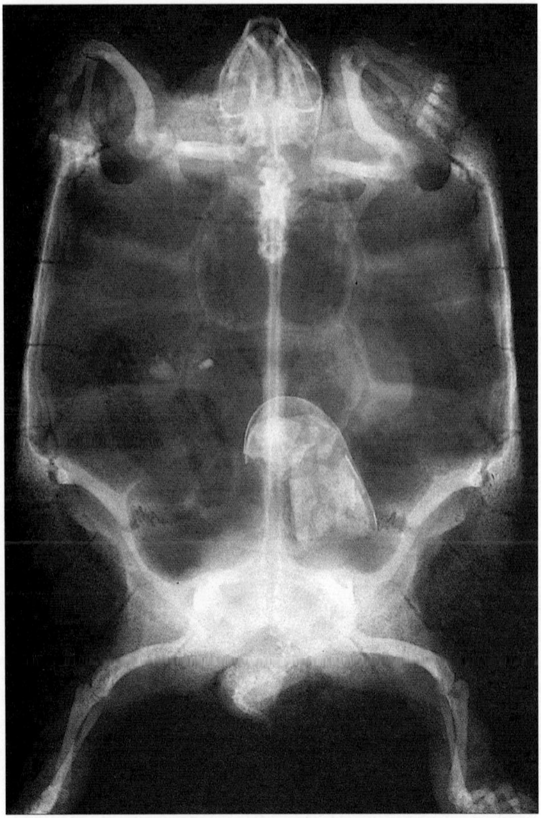

39 Gelegentlich zerbrechen ein oder mehrere Eier im Eileiter und perforieren dabei die dünne Eileiterwand. Dabei gelangt ihr eidotterreicher Inhalt in die Zölomhöhle des graviden Reptils. Dieser Zustand kann durch eine Reihe von Untersuchungsmethoden diagnostiziert werden: Röntgendiagnostik, endoskopische Laparoskopie, Parazentese der Zölomhöhle, exfoliative Zytologie und diagnostische Zöliotomie.
a) Welche klinische Bedeutung hat dieser Zustand?
b) Wie würden Sie diesen Zustand behandeln?

40 Ein Klistier bei Reptilien ist risikoreich, da es eine aufsteigende Infektion verursachen kann, die möglicherweise ein oder mehrere lebenswichtige Organe schädigt. Warum kann diese Komplikation bei dieser Tierklasse auftreten?

41 Warum ist es nicht ratsam, Hypothermie zur Anästhesierung beim Umgang mit widersetzlichen Reptilien einzusetzen?

38 – 41: Antworten

38 a) Zerbrochenes Ei in der kaudalen Zölomhöhle.
b) Da die scharfen Ränder der Eischale in kaudale Richtung deuten, ist es sehr unwahrscheinlich, daß dieses Ei durch den letzten Abschnitt des Ovidukts in das Proktodeum und schließlich durch die Kloake nach außen wandern kann. Das zerbrochene Ei sollte deshalb durch eine Zöliotomie und Salpingotomie entfernt werden, der gegebenenfalls traumatisierte Eileiter ist zu nähen.
c) Dieses Krankheitsbild (zerbrochenes Ei im kaudalen Eileiterabschnitt) ist eine charakteristische Folge eines Koitus einer sexuell aggressiven männlichen Schildkröte mit einer graviden weiblichen Schildkröte. Bei der Intromission berührt und zerstört der große, erigierte Phallus das Ei.

39 a) Eidotter wirkt äußerst reizend auf mesotheliales Gewebe. Bei Kontakt mit Gewebe in der Zölomhöhle entsteht oftmals eine hochgradige, zellvermittelte Entzündung (Serozölomitis).
b) Eine eidotterinduzierte Serozölomitis muß durch sofortige chirurgische Intervention behandelt werden: Entfernen aller Eianteile aus der Zölomhöhle; Nähen des perforierten Eileiters; gründliche Spülung und Drainierung der Zölomhöhle.

40 Reptilien leiten die Ausscheidungen des Verdauungs- und Urogenitaltraktes nicht über getrennte Körperöffnungen nach außen, sondern über eine gemeinsame gewölbeartige Kloake. Deshalb besteht die Gefahr, daß beim Einbringen von Flüssigkeit in die Kloake dort normalerweise angesiedelte pathogene Mikroorganismen in die harnableitenden Wege und/oder in den Genitaltrakt transportiert werden und somit eine iatrogene, aufsteigende Infektion entsteht.

41 Es gibt keine eindeutigen Hinweise dafür, daß das Absenken der Körpertemperatur die Sensibilität von Reptilien gegenüber schmerzhaften Reizen herabsetzt. Sie sind dadurch lediglich nicht mehr in der Lage, auf diese Reize zu reagieren. Selbst eine relativ kurze Hypothermiephase kann die bei Reptilien stark temperaturabhängige humorale und zellvermittelte Immunantwort wesentlich vermindern.

42 Diese fünfzehnjährige Rotwangen-Schmuckschildkröte wurde seit dem Schlüpfen mit geschälten Shrimps und Eisbergsalat gefüttert. Bei der Untersuchung belastete sie ihre Hintergliedmaßen nicht; sie pendelten locker, wenn die Schildkröte in vertikaler Position hochgehoben wurde. Der Panzer war flach, deformiert und bei der Palpation auffallend weich.

a) Wie lautet Ihre Verdachtsdiagnose?

b) Wie würden Sie Ihre Diagnose absichern?

c) Wie würden Sie die Schildkröte behandeln?

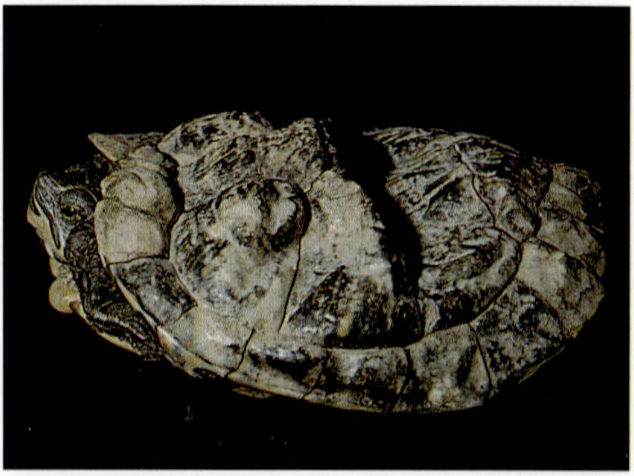

43 Dieser juvenile Python zeigt drei klinische Veränderungen. Wie lauten Ihre Diagnosen dieser drei zusammenhängenden, aber unterschiedlichen Veränderungen?

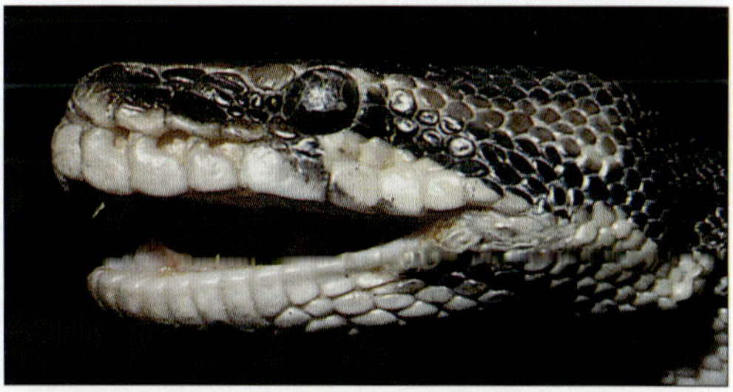

44 Diese mikroskopische Aufnahme zeigt einen angefärbten Blutausstrich eines Leguans mit multiplen Abszessen.

a) Worum handelt es sich bei den intrazytoplasmatischen Einschlußkörperchen in der großen, blassen Zelle in der Bildmitte?

b) Welche Hinweise gibt Ihnen diese Zelle für die Therapie und die Prognosestellung?

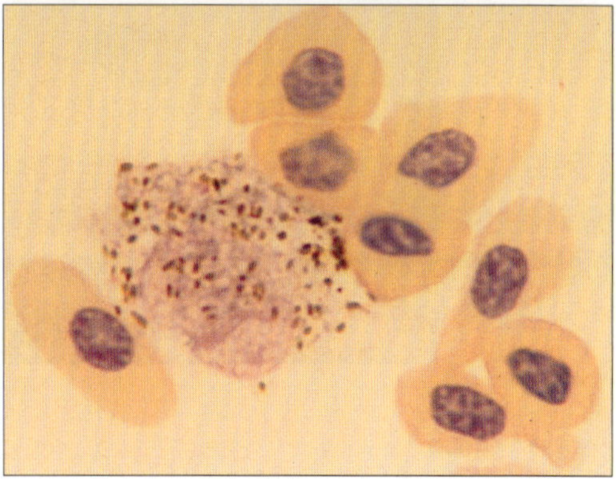

45 Bei vielen Reptilien ist es zur Beurteilung einiger Verhaltensweisen (Trinkverhalten!) und für die Auswahl einer geeigneten Anästhesiemethode wichtig zu wissen, ob ein vollständiger, schildartiger harter Gaumen die Nasenhöhle von der Maulhöhle trennt. Bei welchen Reptilien sind Nasenhöhle und Maulhöhle durch einen harten Gaumen getrennt?

42 a) Chronische metabolische Knochenerkrankung und sekundärer alimentärer Hyperparathyreoidismus aufgrund einer kalziumarmen und phosphorreichen Ernährung.
b) Röntgenbilder zeigten ein deformiertes und geringgradig mineralisiertes Skelett. Der Blutkalziumspiegel lag am Tag der Untersuchung bei 4,6 mg/dl.
c) Kalziumglukonat (2,5 mg/kg) in die Zölomhöhle, alle 48 Stunden über eine Woche. Die Nahrung sollte sofort auf ganze Fische, frische Erdwürmer, kalziumreichen Grünkohl und Algen umgestellt werden, so daß sie 1 Prozent Kalzium enthält. Außerdem sollte neben peroralen Vitamin-D_3-Gaben (1–4 IE/kg, zweimal pro Woche) natürliches, ungefiltertes Sonnenlicht oder künstliches UV-Licht angeboten werden.

43 (1) Persistierende (nicht mitgehäutete) Brille und Dysecdysis – eine oder mehrere alte Brillen bedecken das linke Auge. Einige Fetzen alter, nicht mitgehäuteter Epidermis haften an der oralen Kommissur und bedecken das linke Nasenloch.
(2) Dyspnoe – die Schlange zeigt offene Maulatmung.
(3) Dehydratation – die Haut weist Falten auf, die Maulschleimhaut ist trocken.

44 a) Phagozytierte Bakterien.
b) Die von im Blutkreislauf zirkulierenden Leukozyten phagozytierten Bakterien deuten auf eine intakte zellvermittelte Immunantwort auf die Infektion hin. Allerdings weist dieser Befund auch darauf hin, daß die für die multiplen Abszesse verantwortlichen Mikroorganismen in den Blutkreislauf eingedrungen sind und disseminiert werden. Neben einer symptomatischen Behandlung muß in jedem Fall eine Therapie mit Breitspektrumantibiotika durchgeführt werden. Die Prognose wäre günstiger, wenn keine Hinweise auf eine hämatogene Ausbreitung der Infektion vorlägen.

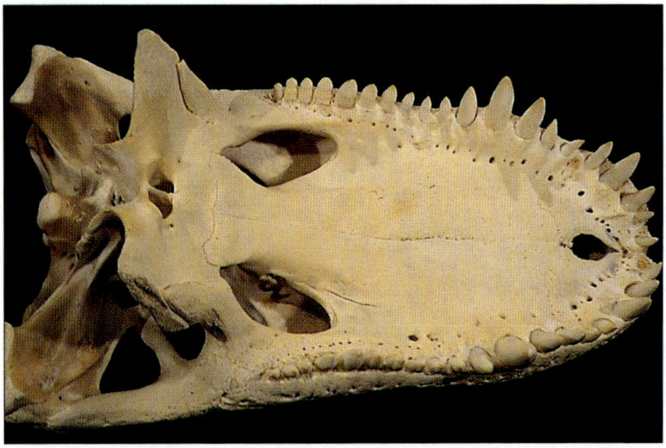

45 Nur bei Panzerechsen (Krokodile, Alligatoren, Kaimane und Gaviale). Diese semiaquatischen Tiere können auch bei unter der Wasseroberfläche geöffneter Maulhöhle atmen. Die Abbildung (**oben**) zeigt den präparierten Schädel eines Alligators. Sie erkennen den vollständigen harten Gaumen, der Maul- und Nasenhöhle trennt.

46 Bei der Untersuchung einer Indigoschlange, einer Spezies, die sich von Fischen, Fröschen, kleinen Nagern, Vögeln und sogar anderen Reptilien ernährt, werden auf der Maul- und Pharynxschleimhaut zahlreiche kleine, schwarze Objekte festgestellt (**rechts**).

a) Wie lautet Ihre Diagnose?

b) Welche Bedeutung haben diese Objekte?

c) Wie wird dieser Zustand behandelt?

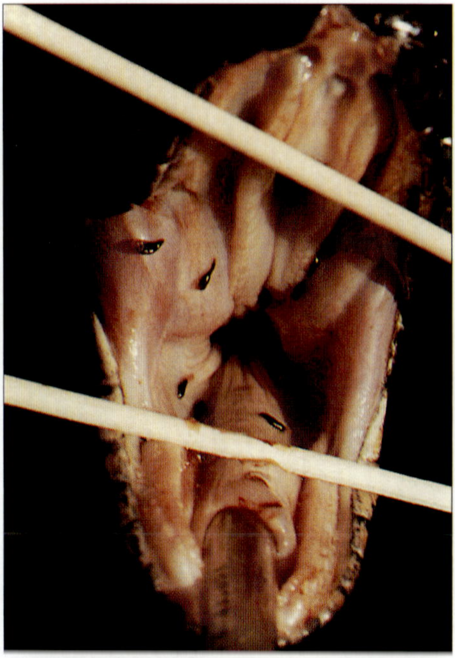

47 Reptilien werden wie Fische und Amphibien als »kaltblütig« bezeichnet. Einige erzeugen jedoch endogene Körperwärme, ohne sich in der Sonne aufwärmen zu müssen. Welche Reptilien erzeugen, zumindest während eines Teils ihres Lebens, endogene Körperwärme?

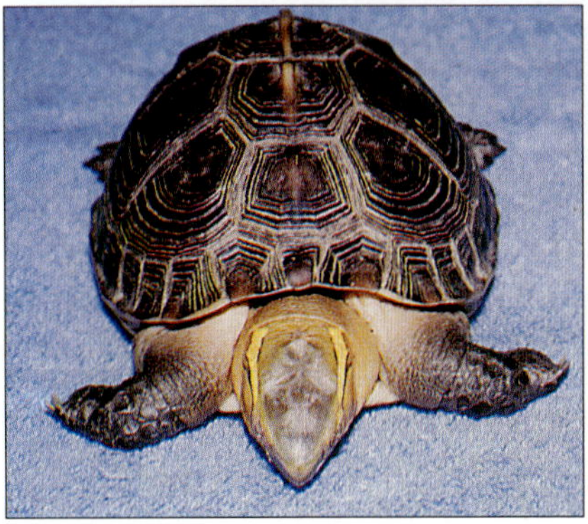

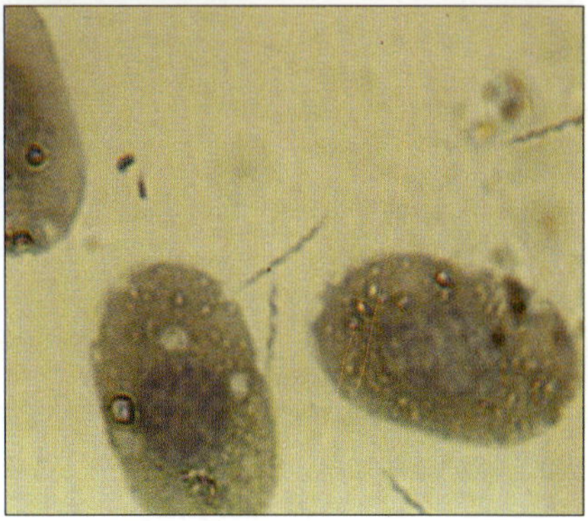

48 Hier sehen Sie eine Amboina-Scharnierschildkröte aus einer Schiffsladung für einen Zoohändler (**oben links**). Einige dieser Schildkröten waren hochgradig geschwächt und starben ein bis zwei Tage nach Ankunft. Nach der Diagnosestellung wurde der Rest der Tiere behandelt und erholte sich. Von einer dieser Schildkröten wurde ein angefärbter Blutausstrich angefertigt (**oben rechts**).

a) Wie lautet Ihre Diagnose?

b) Wie würden Sie die restlichen Schildkröten behandeln?

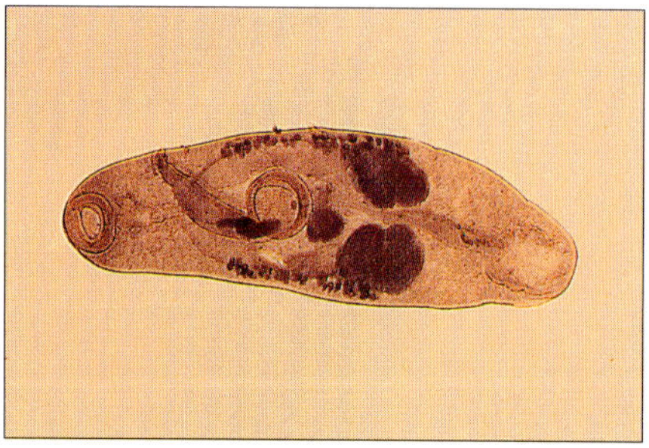

46 a) Die schwarzen »Objekte« sind Trematoden aus der Familie der Ochetosomatidae (mikroskopisches Präparat, **oben**).
b) Obwohl sie nicht sehr pathogen sind, können diese Trematoden ihren Wirt bei großer Befallsdichte schädigen.
c) Die Therapie umfaßt das manuelle Entfernen der Trematoden vom Oropharynx und dem kranialen Ösophagusabschnitt sowie die Behandlung der Schlange mit Praziquantel (8 mg/kg, 2 × im Abstand von zwei Wochen).

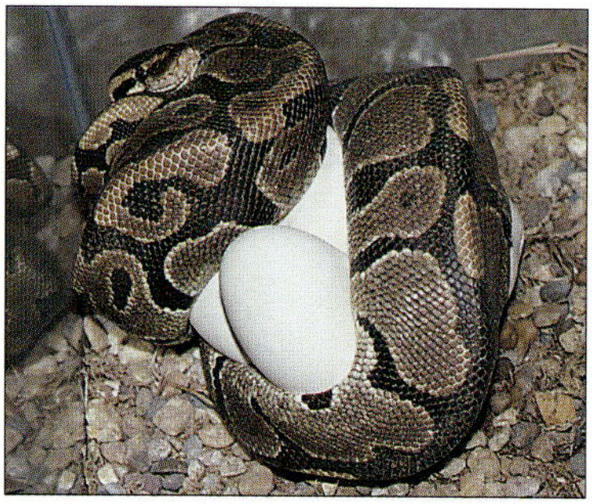

47 Einige brütende weibliche Pythons, die sich um ihre auszubrütenden Eier wickeln, und einige große Wasserschildkröten, insbesondere die Lederschildkröten, sind zwei Beispiele für Reptilien, die in bedeutendem Maße endogene Wärme mit metabolischen Mitteln erzeugen können. Brütende Pythons erzeugen Wärme durch rhythmische, periodische Muskelzuckungen. Bei Lederschildkröten tragen ein effizientes Gegenstromsystem zu den Extremitäten und möglicherweise ein hoher Fettgehalt des Weichteilgewebes zur Fähigkeit bei, eine gegenüber dem kalten Wasser wärmere Körperkerntemperatur aufrechtzuerhalten. Bei sehr großen Reptilien, wie zum Beispiel Komodo- und anderen Waranen, Panzerechsen und möglicherweise einigen Riesenschildkröten, kann es durch die Verdauung besonders großer Futtermengen zu einer vorübergehenden Erhöhung der Körperkerntemperatur kommen. **Oben** sehen Sie einen brütenden Königspython mit seinem Gelege.

48 a) Spirochätose.
b) Tägliche intramuskuläre Injektionen von Enrofloxacin (10 mg/kg über 10 Tage) und tägliche Injektionen von Ringerlaktat-Lösung (20 ml/kg über 10 Tage) in die Zölomhöhle.

49 Diese dorso-ventrale Röntgenaufnahme (**rechts**) stammt von einem adulten Ochsenfrosch. Wie lautet Ihre Diagnose?

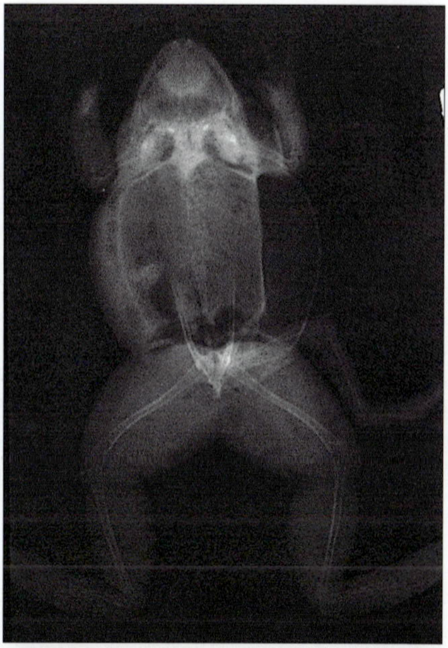

50 Reptilien besitzen eine Kloake, durch die Fäzes, Urin und Produkte des Reproduktionstraktes ausgeschieden werden. Durch welche der folgenden tubulären Strukturen werden Eier oder lebende Neonaten aus dem Körper des graviden Weibchens ausgeschieden?
a) Urodeum.
b) Urethra.
c) Koprodeum.
d) Vestibulum.
e) Proktodeum.

51 Eine ernährungsbedingte Steatitis kommt gelegentlich bei in Gefangenschaft gehaltenen Reptilien vor. Bei wilden Reptilien, die sich natürlich ernähren, tritt sie wahrscheinlich nicht auf. Es handelt sich um eine Erkrankung, bei der das Körperfett chronisch entzündet ist und sowohl grobsinnliche, als auch mikroskopische Veränderungen aufweist. Das Körperfett dieser Abgottschlange ist aufgrund einer Fehlernährung hart und gelborange.
a) Welche Fütterungsmethoden können Steatitis verursachen?
b) Kann Steatitis geheilt werden?
c) Wenn ja, wie?
d) Wie sieht die Prognose aus?

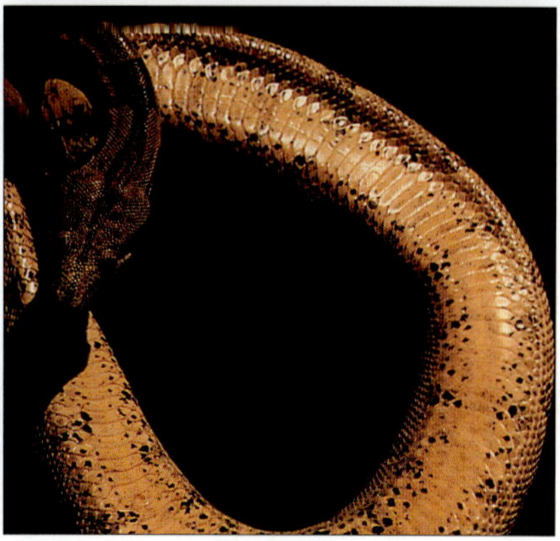

52 Wassermolche und Salamander werden als Terrarientiere immer populärer. Viele Wassermolch- und Salamanderarten erreichen ihre sexuelle Reife, während sie noch ihre larvale externe Morphologie besitzen. Sie erreichen also ihre Geschlechtsreife und können sich fortpflanzen, obwohl ihre körperliche Reife verzögert erscheint und sie äußerlich noch den kiementragenden Larven ähneln. Wie lautet der Begriff, der diese Art von Entwicklung beschreibt?

49 Überzählige linke Hintergliedmaße.

50 e) Proktodeum.

51 a) Grundsätzlich kann jede Situation, die zur Verdauung großer Mengen gesättigter Fette oder Fettsäuren führt, Steatitis verursachen. In diesem Fall wurde die Boa ausschließlich mit fetten Laborratten gefüttert, die experimentell nur mit Sonnenblumenkernen und Wasser ernährt worden waren. Die Schlange wurde also extrem fettreich ernährt.
b) Ja.
c) Durch die Verabreichung von Vitamin E (peroral oder durch Injektion, 50 mg/kg täglich) und die Umstellung auf eine fettarme Ernährung.
d) Die Prognose hängt wesentlich von der Chronizität der Erkrankung ab. Bei frühzeitiger Diagnose kann die Erkrankung durch die spezifische Behandlung geheilt werden. Eine chronische Steatitis kann schwer zu behandeln sein, da die Veränderungen unter Umständen in dichte, fibrokollagene Bindegewebskapseln eingeschlossen sind, die für eine zelluläre Verteilung von alpha- und anderen Tokopherolen unzugänglich sind.*)

52 Neotenie. Ein Beispiel für diese Form der verzögerten körperlichen Entwicklung bei bereits ausgebildeter Geschlechtsreife ist der Axolotl (**unten**).

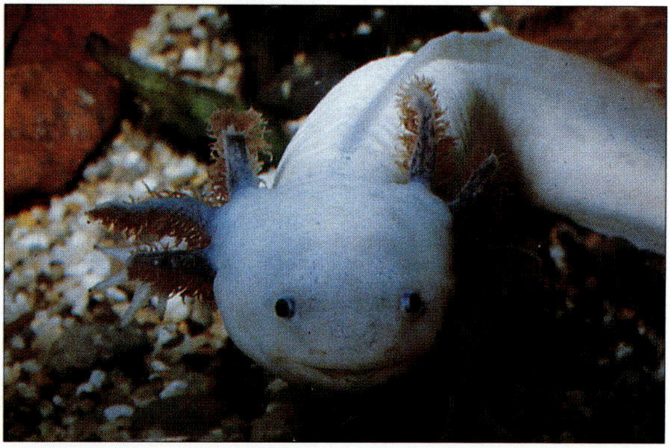

*) Abgekapselte Bereiche bestehen aus nekrotischen Zellen oder Zellgruppen, die durch die Gabe von Vitamin E nicht mehr beeinflußt werden können.

53 Diese mikroskopische Aufnahme zeigt einen angefärbten Blutausstrich eines Leguans (40fache Vergrößerung).
a) Welche Verdachtsdiagnose stellen Sie aufgrund welcher Hinweise in dem für diese Probe typischen Ausschnitt?
b) Wie würden Sie diesen Leguan aufgrund dieses Blutausstrichs und der Leukozytenzahl (26 900/mm^3) behandeln?

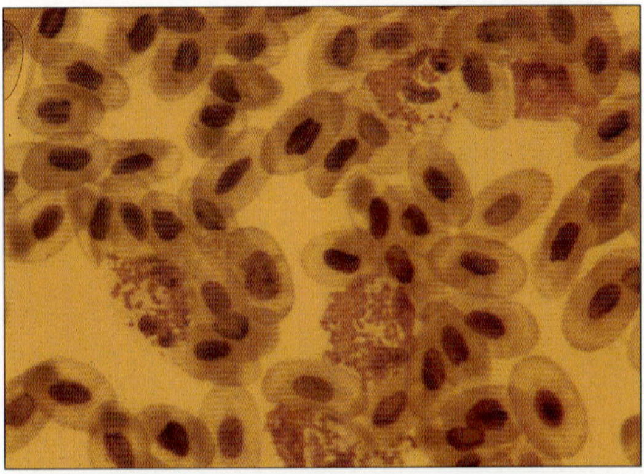

54 a) Wie interpretieren Sie die Röntgenaufnahmen (**rechts**) dieses ausgewachsenen Leguans?
b) Wie würden Sie diesen Leguan behandeln?

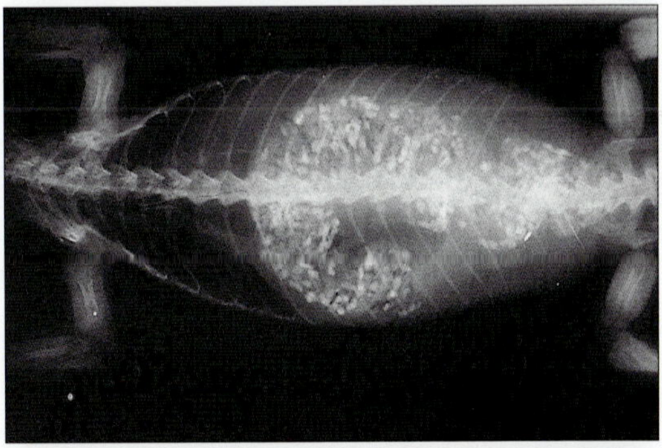

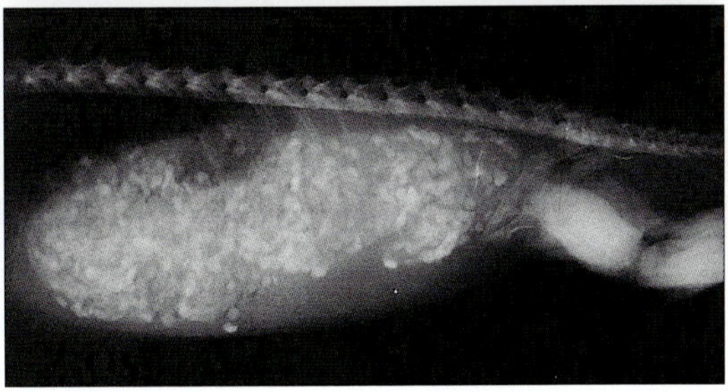

55 Pathogene Bakterien können von den Ovarien eines infizierten weiblichen Reptils auf seine Eier übertragen werden, bevor die Eischalen gebildet werden. Welcher wichtige Zoonoseerreger kann von einem weiblichen, oviparen Reptil auf seine lebensfähigen Eier übertragen werden?

53 a) Leukozytose und Heterophilie.
b) Behandlung mit bakteriziden Breitspektrumantibiotika, parenteraler Flüssigkeitstherapie und intensiver, unterstützender Pflege.

54 a) Multifokale metabolische Knochenerkrankung (Osteodystrophia fibrosa) der langen Röhrenknochen aller vier Gliedmaßen und röntgendichte Fremdkörper im Verdauungstrakt.
b) Dieser Leguan hat möglicherweise kalkhaltiges Material gefressen, um das Kalziumdefizit seiner Nahrung auszugleichen. Verabreichen Sie Vitamin D_3 (4 IE/kg, peroral, 2 × wöchentlich), oder setzen Sie den Leguan in ungefiltertes Sonnenlicht oder Vollspektrum-UV-Licht, um die endogene Vitamin-D_3-Synthese in Gang zu setzen. Die Nahrung sollte kalziumreich und relativ phosphorarm sein und hochwertige Ballaststoffe enthalten. Um die Ausscheidung der Fremdkörper im Verdauungstrakt zu fördern, sollten laxierende Mittel, wie zum Beispiel Magnesiamilch, Paraffinöl o. ä., peroral verabreicht werden.

55 Viele Serotypen von Salmonellen. Meistens wird *S. enteritidis* angezüchtet. Inzwischen wurden über 200 Serotypen bei Reptilien gefunden und klassifiziert. Viele dieser Serotypen sind sowohl für Reptilien als auch für Menschen pathogen.

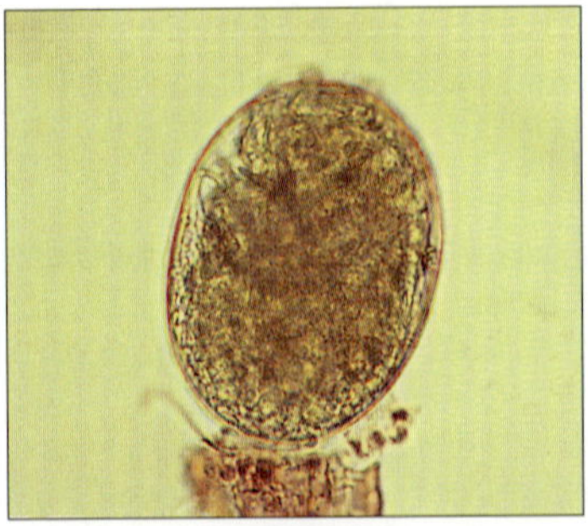

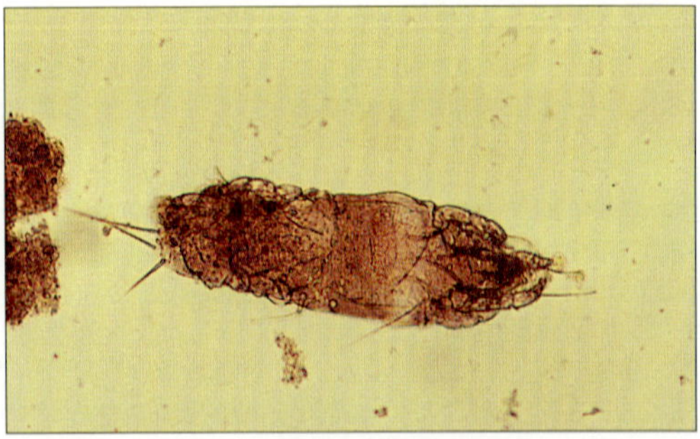

56 Diese Gebilde (**oben**) wurden im Kot von Asiatischen Rattenschlangen gefunden.
a) Worum handelt es sich?
b) Sind sie klinisch relevant?

57 Die bei dieser Cochinchina-Wasseragame sichtbaren, hochgradigen, rostralen Abschürfungen und die nach außen gestülpte Gingiva sind häufig vorkommende haltungsbedingte Schäden, die viel leichter zu verhindern als zu behandeln sind.
a) Wie würden Sie diese Läsionen behandeln?
b) Wie können diese rostralen und gingivalen Traumata verhindert werden?

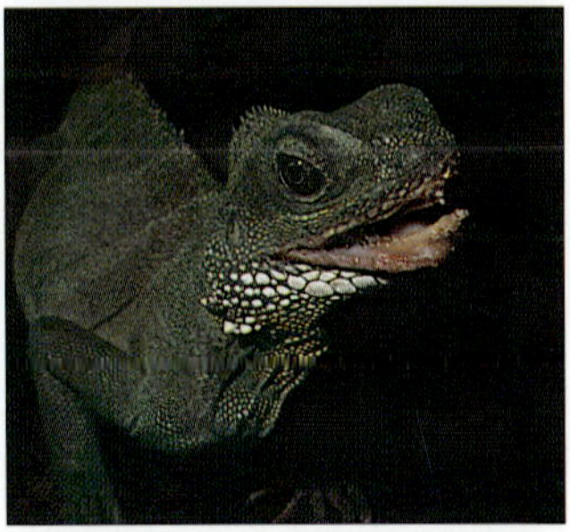

58 Hier sehen Sie eines von zahlreichen ovalen Gebilden mit dicker Wand und kleinen, paarigen Fortsätzen an beiden Enden, die bei einer parasitologischen Routineuntersuchung von Kot eines Steppenwarans gefunden wurden.
a) Worum handelt es sich?
b) Besteht eine klinische Relevanz?
c) Wenn ja, wie sieht eine wirksame Behandlung aus?

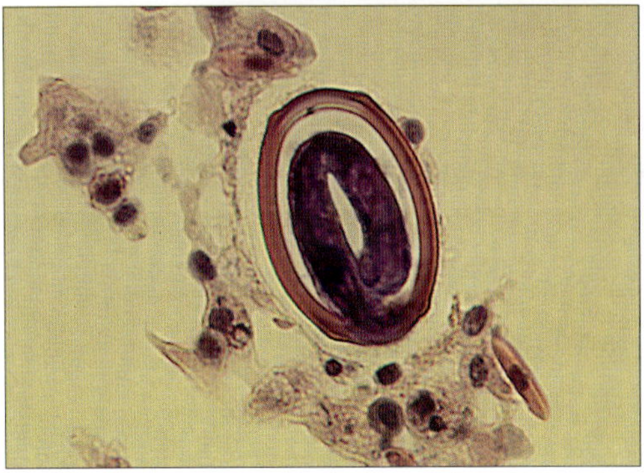

56 a) Ein Milbenei und eine adulte Milbe.
b) Sie sind klinisch nicht relevant, weil es sich um Parasiten von Mäusen handelt. Sie stammen vom Fell der Beutetiere und wurden deshalb im Kot der Schlange gefunden.

57 a) Freiliegende und nekrotische Knochenteile sollten exzidiert werden, auch wenn einige Zähne verlorengehen. Die Exzisionsstellen am Unterkiefer sollten mit Gingiva verschlossen werden. Eine topische Behandlung mit einer antibiotischen Salbe oder ein antiseptischer Kunststoffverband unterstützen die Heilung derartiger Wunden.
b) Diese typischen Verletzungen entstehen, wenn Reptilien an die transparenten Wände ihres Terrariums stoßen. Eine visuelle Barriere hilft, diese Art von Verletzungen zu vermeiden, da das Reptil dadurch in der Lage ist, die Begrenzungen seines Terrariums zu erkennen, und somit nicht mehr dagegenstößt.

58 a) Ei der Gattung Spiruroidea.
b) Ja, diese parasitär lebenden Helminthen sind klinisch sehr bedeutend.
c) Ivermectin (0,2 mg/kg, s. c. oder peroral, 2 × im Abstand von zwei Wochen) ist zur Bekämpfung von Spiruroichiasis bei allen Reptilien, außer Schildkröten, geeignet. Wasserschildkröten, Landschildkröten und Terrapene sollten nicht mit Ivermectin, sondern mit Levamisol (5 mg/kg, i. p., 2 × im Abstand von zwei Wochen) oder Fenbendazol (50–100 mg/kg, 2 × im Abstand von zwei Wochen) entwurmt werden.

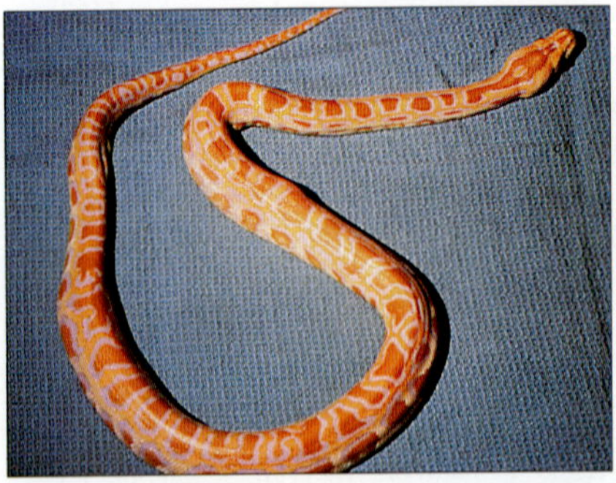

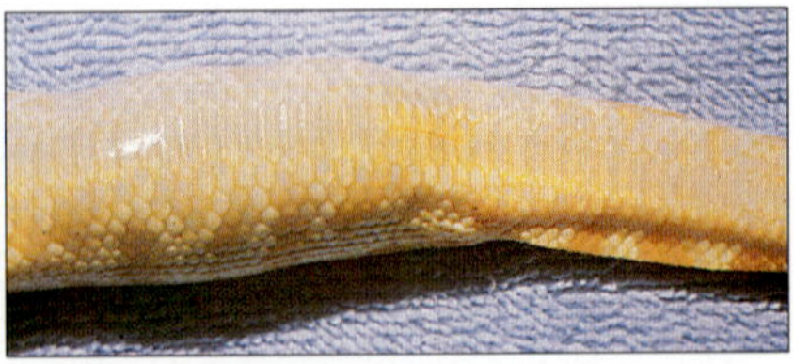

59 Ein zwei Monate alter, amelanistischer (albinoider) Python (Nachkomme verschwisterter Eltern) entwickelt eine sich stetig vergrößernde Schwellung unmittelbar kaudal der Nabelnarbe (**oben**). Er hatte drei Wochen vorher eine Maus gefressen und seitdem jede Futteraufnahme verweigert. Gelbliche Harnsäure wurde ausgeschieden, Kot jedoch nicht.

a) Wie lautet Ihre Verdachtsdiagnose?
b) Wie würden Sie Ihre Diagnose absichern?

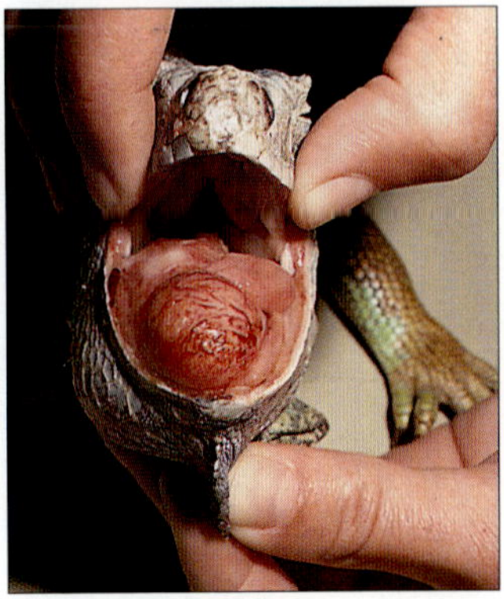

60 Dieser junge, männliche Leguan entwickelte sich mit einer Ernährung aus Kohl-, Senf-, Rüben- und Löwenzahnblättern sowie weichen, reifen Früchten zunächst gut. Schließlich stellte der Besitzer Schwierigkeiten beim Fressen fest. Beim Öffnen der Maulhöhle wurde eine derbe, ausgedehnte Zubildung gefunden, die, ausgehend vom rechten Unterkieferast, die Maulschleimhaut vorwölbte und die Zunge inkarzerierte. Der Leguan war nicht in der Lage, Futterstücke festzuhalten und abzuschlucken.

a) Wie lautet Ihre Diagnose?
b) Wie würden Sie diesen Zustand behandeln?
c) Wie sieht die Prognose aus?
d) Wie unterscheidet sich dieser Fall von einer anderen, sehr häufig vorkommenden Erkrankung mit ähnlichen klinischen Befunden bei in Gefangenschaft gehaltenen Leguanen?

61 In ihrer natürlichen Umgebung ernähren sich einige Reptilien, insbesondere einige Schlangen und große Echsen, wie zum Beispiel Tejus und einige Warane, hauptsächlich von Eiern. Wenn die gleichen Arten jedoch in Gefangenschaft mit Eiern gefüttert werden, entwickeln sie oft einen Biotinmangel.

a) Warum entsteht dieser Mangel in Gefangenschaft und nicht in freier Wildbahn?
b) Wie kann dieser Ernährungsmangel in Gefangenschaft verhindert werden?

59 a) Retinierter Dottersack; Atresie von Kolon und Rektum.
b) Eine Röntgenaufnahme kann hilfreich sein, eine Verschattung im Bereich der Zubildung hätte die Diagnose jedoch nicht bestätigt. Bei einer perkutanen Punktion kann unter Umständen gelber Dotter gewonnen werden, oft ist retinierter Dotter jedoch eingedickt und kann nicht aspiriert werden. In diesem Fall wurde eine diagnostische Zöliotomie durchgeführt. Eine vollständige Atresie von Kolon und Rektum wurde festgestellt und mit einer End-zu-Seit-Anastomose überbrückt.

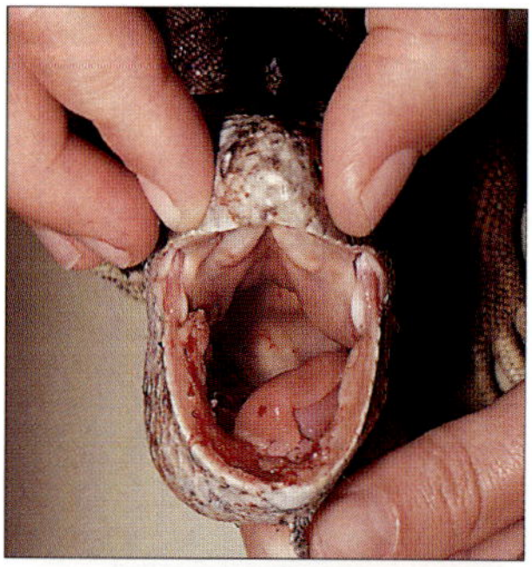

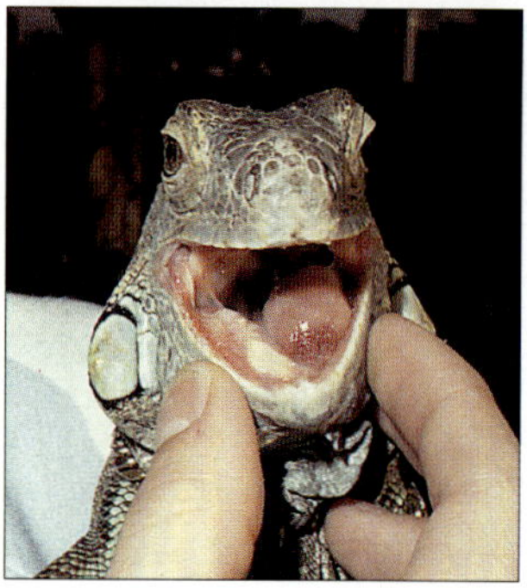

60 a) Ossifizierendes Fibrom.
b) Die Zubildung sollte chirurgisch abgetragen werden, da sie die Zunge inkarzeriert. Anschließend sollte das blutende ossifizierte Gewebe des so freigelegten Ursprungs der Zubildung kryochirurgisch verödet werden (**links**).
c) Die Prognose ist relativ günstig, da sich die Erkrankung oft selbst begrenzt.
d) Ossifizierende Fibrome unterscheiden sich von metabolischen Knochenerkrankungen (Osteodystrophia fibrosa bzw. Rachitis) in verschiedenen Punkten. Sie sind eher unilateral als bilateral und befallen normalerweise nur Unterkieferknochen und seltener lange Röhrenknochen. Sie kommen bei Echsen vor, die kalziumreich gefüttert werden, und unterscheiden sich histologisch von den Knochenveränderungen, die für metabolische Knochenerkrankungen typisch sind.

61 a) Unter natürlichen Bedingungen fressen diese Reptilien eher embryonierte als unbefruchtete Eier, die für den menschlichen Verzehr vorgesehen sind. Embryonierte Eier enthalten Biotin im Embryonalgewebe und haben einen deutlich geringeren Avidingehalt im Eiweißanteil.
b) Die Nahrung dieser großen Echsen sollte kleine Nager und Hühnerküken enthalten. Nagetiere, die als Beutetiere verwendet werden, sollten unmittelbar vor der Tötung gefüttert werden, damit der Inhalt des Verdauungstraktes von den Jägern genutzt werden kann. Tejus sollten zur Qualitätsverbesserung ihrer Nahrung frische, reife Früchte fressen.

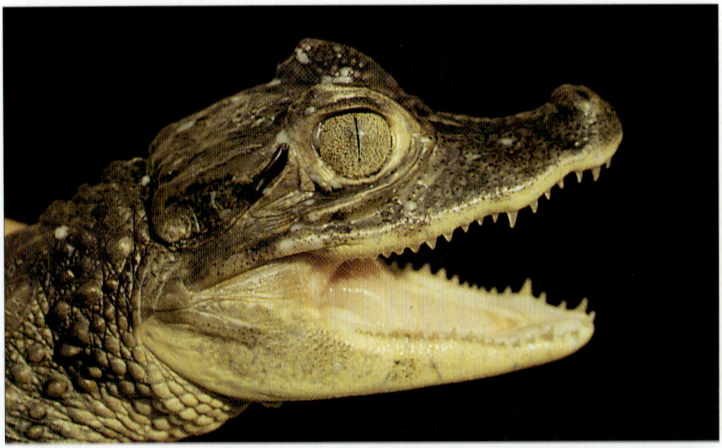

62 Dieser juvenile Brillenkaiman stammt aus einer Haltung mit einer sehr hohen Bestandsdichte von mehreren Dutzend auf einer Farm aufgewachsenen Tieren. Alle Tiere zeigen identische, multiple, blaßgraue Flecken auf der Haut von Kopf, Hals und Gliedmaßen.

a) Wie lautet Ihre Diagnose?

b) Wie würden Sie die Erkrankung in diesem Bestand behandeln?

c) Was würden Sie dem Besitzer der Kaimane empfehlen, um ein erneutes Auftreten der Erkrankung zu verhindern?

63 a) Wie interpretieren Sie diese Röntgenaufnahme einer ausgewachsenen weiblichen Conchinchina-Wasseragame?

b) Wie sieht die Prognose aus?

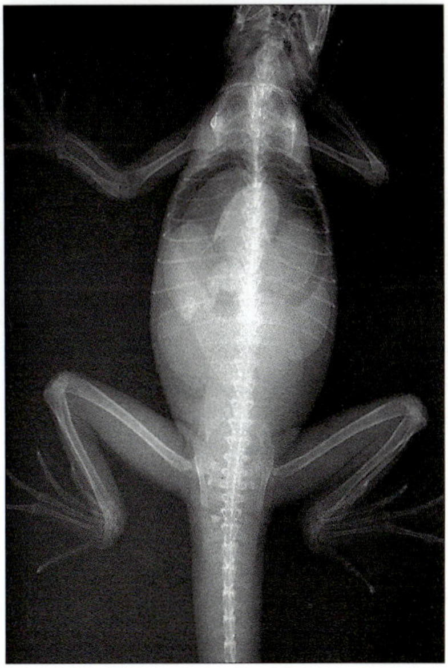

64 Eine der interessantesten Besonderheiten der Reproduktionsphysiologie von Reptilien ist die Speicherung befruchtungsfähiger Spermien in gedeckten weiblichen Tieren einiger Arten. Erfolgreiche männliche Tiere dieser Arten können deshalb potentiell mehr Nachkommen hervorbringen, als wenn Sie anläßlich jeder einzelnen Ovulation jedes verfügbare weibliche Tier in der Population decken müßten. Wie lange kann diese Speicherung bei einigen Schlangen, Echsen und Schildkröten andauern?

a) 2–4 Wochen.

b) 2–4 Monate.

c) 2–4 Jahre.

d) 2–4 Stunden.

e) 2–4 Minuten.

62 a) Kaimanpocken.
b) Wenn Kaimane in übervölkerten Beständen gehalten werden, sollte die Populationsdichte reduziert werden und besonderer Wert auf eine hohe Wasserqualität gelegt werden. Eine lokale, antiseptische und antibiotische Behandlung kann zur Verhinderung bakterieller und mykotischer Sekundärinfektionen des durch die Viren geschädigten Gewebes durchgeführt werden. Tiere, die nicht mehr in der Lage sind, selbständig zu fressen, müssen via Magensonde gefüttert werden. Wichtig ist die Vermeidung von Streß während der Rekonvaleszenz.
c) Ein strenger Quarantäneplan muß aufgestellt und eingehalten werden, damit neuerworbene Tiere keine vorher im Bestand unbekannten Krankheiten einschleppen können. Neben der Vermeidung von Übervölkerung ist äußerste Sorgfalt bei der Einhaltung von Hygienestandards, optimaler Futterqualität und optimaler allgemeiner Haltungsbedingungen notwendig.

63 a) Gravidität. Diese Echse trägt acht Eier im kaudalen Abschnitt des Reproduktionstraktes.
b) Die Prognose ist exzellent. Das Skelett ist gut mineralisiert. Die Eier sind nicht wesentlich größer als der mittlere Querdurchmesser des Beckens, und ein Ei liegt bereits am Beckenausgang und sollte problemlos passieren können.

64 c) 2–4 Jahre.

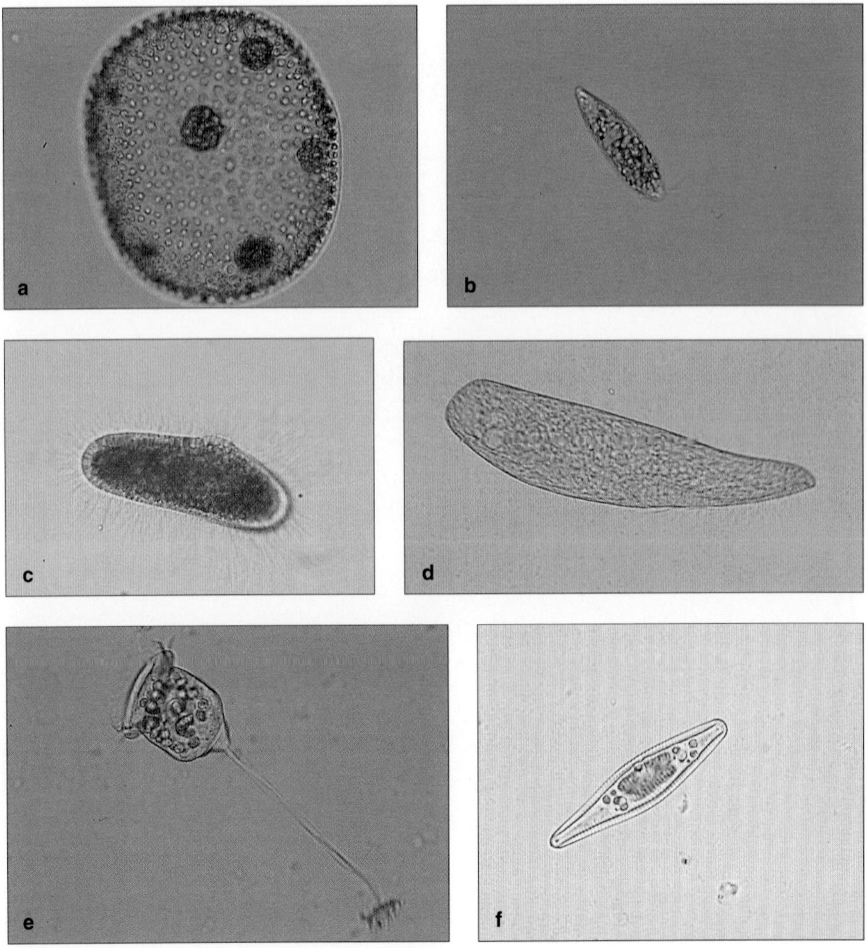

65 Bei der Untersuchung des Beckenwassers bei einem Züchter semiaquatischer Schildkröten wurden diese Organismen gefunden.

a) Worum handelt es sich?

b) Sind irgendwelche davon pathogen?

c) Wenn ja, welche?

66 Bei der Sektion einer großen Schlange finden Sie eine an Milz und Pankreas anliegende, grünliche, zystische Struktur. Es besteht kein Kontakt zur Leber. Um welches Organ handelt es sich?

65 a) Es handelt sich um kommensalische Protozoen und Diatomeen, die häufig in Frischwasser gefunden werden.
a: *Volvox*
b: *Euglena*
c: *Paramaecium bursaria*
d: *Blepharoplasma*
e: *Vorticella*
f: Nicht identifizierter Vertreter der Diatomeen.
b) Keiner dieser Frischwasserorganismen ist pathogen. (Einige Meerwasserdiatomeen produzieren hochwirksame Toxine, die im Weichteilgewebe von Mollusken akkumulieren können.)

66 Gallenblase. Im Gegensatz zur anatomischen Lokalisation bei anderen Reptilien liegt die Gallenblase bei Schlangen nicht der Leber an. Sie liegt an Pankreas und Milz und ist mit der Leber über einen langen Gallengang verbunden.

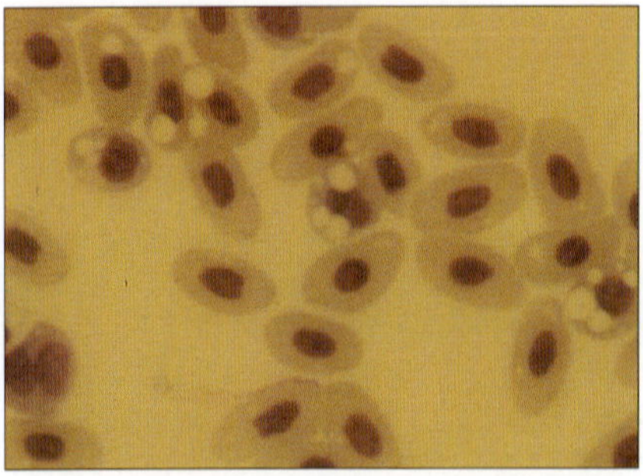

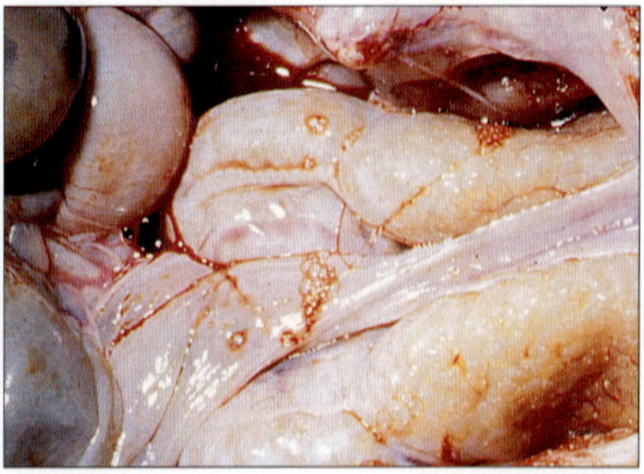

67 Ein adulter männlicher Grüner Leguan wurde aufgrund einer bilateral symmetrischen Auftreibung der kaudalen Zölomhöhle vorgestellt. Die Zubildungen bildeten Beulen, die die Bauchhaut hervorwölbten. Bei der Palpation wurden derbe, aber etwas eindrückbare Objekte festgestellt, die nahezu die gesamte kaudale Zölomhöhle ausfüllten. Wiederholte Blutuntersuchungen über fast ein Jahr hatten eine durchgehende Hyperkaliämie sowie eine Tendenz zur Hämolyse gezeigt. Die meisten Erythrozyten enthielten multiple, »ausgestanzte«, klare Veränderungen im Zytoplasma (**oben links**). Aufgrund dieser ausgeprägten, oft mit Herpesvirusinfektionen bei Leguanen einhergehenden Hämoglobinopathie wurde der Leguan über sechs Wochen mit Aciclovir (80 mg/kg 1 × täglich peroral) behandelt. Nach etwa zwei Wochen fraß der Leguan gut und hatte seinen Gewichtsverlust ausgeglichen. Er schien sich bester Gesundheit zu erfreuen, bis etwa neun Monate später das Abdomen aufgetrieben erschien und der Appetit reduziert war. Für eine hämatologische und klinisch-biochemische Untersuchung wurde eine Blutprobe aus der ventralen Schwanzvene entnommen. Die Untersuchung einer angefärbten Probe der sehr trüben Zölomflüssigkeit, die mittels Parazentese gewonnen wurde, zeigte Populationen von bakteriellen Kokken und Stäbchen, verschiedene mononukleäre Leukozyten und mesotheliale Zellen. Bei einer diagnostischen Zöliotomie wurden symmetrisch vergrößerte Organe festgestellt. Eine Randbiopsie eines der vergrößerten Organe wurde für eine histopathologische Untersuchung gewonnen. Anschließend wurde die Zölomhöhle wiederholt mit steriler physiologischer Kochsalzlösung und einer antibiotischen Lösung gespült. Eine Drainage wurde gelegt und eine tägliche Lavage der Zölomhöhle durchgeführt, um neugebildete Flüssigkeit zu entfernen.

Die weitere Behandlung wurde mit Enrofloxacin (10 mg/kg täglich peroral), Prednisolon (2,5 mg/kg täglich) und Injektionen steriler physiologischer Kochsalzlösung (25 ml/kg alle 24 Std.) in die Zölomhöhle durchgeführt. Der Leguan fraß schließlich, wenn er von Hand gefüttert wurde, und erholte sich komplikationslos. Es schien ihm gut zu gehen, bis zwölf Tage nach der Operation die Herpesvirusinfektion wieder manifest wurde. Zu diesem Zeitpunkt wurden eine Schwellung des Pharynx und Dysphagie festgestellt. Die Untersuchung eines Blutausstrichs (Wright-Färbung) zeigte viele Erythrozyten mit »ausgestanzten« Veränderungen (identisch mit den zuvor gefundenen), eine Leukozytose ($26x10^3/mm^3$) mit 73 Prozent Heterophilen. Die Abbildung (**oben rechts**) stammt von der Sektion eines an der gleichen Erkrankung gestorbenen Leguans.

a) Wie lautet Ihre Diagnose?

b) Warum geben die Ergebnisse der klinisch-biochemischen Untersuchung keine Hinweise auf die hauptsächliche Erkrankung?

c) Welche Hinweise auf diese Erkrankung gaben bereits die ersten Blutuntersuchungen?

67 a) Hochgradige interstitielle Nephritis, Leberfibrose bei Infektion mit dem Herpesvirus der Leguane.

b) Erst nach der Zerstörung einer großen Menge renalen und hepatozellulären Gewebes waren die klinisch-biochemischen Werte verändert. Diese Organe haben die bemerkenswerte Fähigkeit, ihre Funktion bei chronischen Erkrankungen, selbst bei Verlust der Hälfte ihres funktionellen Gewebes, aufrechtzuerhalten. Bei akuten Lebererkrankungen, insbesondere bei Lebernekrosen, sind einige Enzymwerte stark verändert. Chronische Erkrankungen können unerkannt bleiben, da die Leber ihre Funktion bis in ein fortgeschrittenes Krankheitsstadium aufrechterhalten kann.

c) Einer der ersten Hinweise auf das Krankheitsgeschehen waren die zahlreichen Erythrozyten mit multiplen, »ausgestanzten«, klaren Vakuolen im Zytoplasma. Diese Veränderung wird oft bei der Herpesvirusinfektion der Leguane festgestellt. Dieser Leguan erlitt zwei Schübe von Herpesvirusreaktivierung; beide sprachen gut auf die Behandlung mit Aciclovir an. Rückblickend betrachtet, hätte man durch eine perkutane Nierenbiopsie eine hochgradige interstitielle Nephritis und durch eine Leberbiopsie eine chronische Leberfibrose feststellen können.

Die Abbildung (**unten links**) zeigt ein Sektionspräparat eines ähnlichen Falles. Beachten Sie die gesprenkelte Leber und die gestaute Gallenblase. **Unten rechts** sehen Sie eine mikroskopische Aufnahme einer Leberbiopsie eines ähnlichen Falles. Das normale hepatozelluläre Gewebe ist weitgehend von dichtem fibrösem Bindegewebe verdrängt bzw. ersetzt. (HE-Färbung, 27fache Originalvergrößerung.)

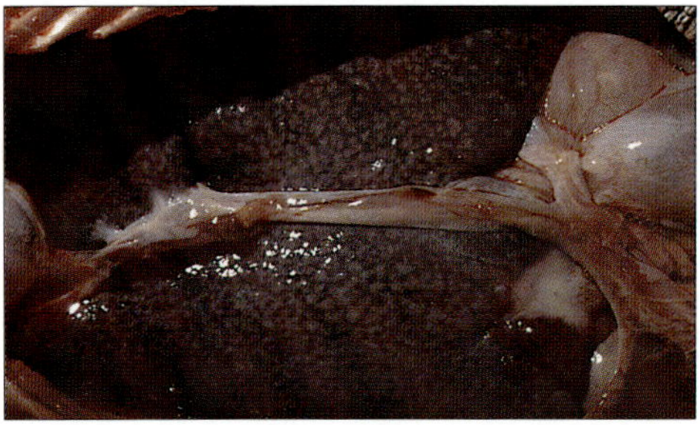

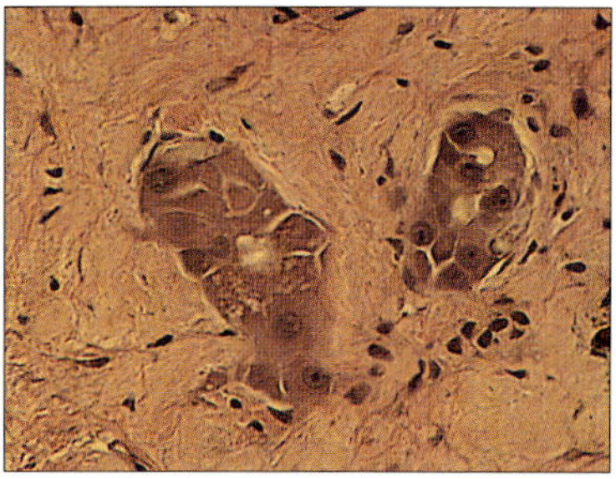

68 Welche bedeutende Veränderung erkennen Sie an diesen Erythrozyten?

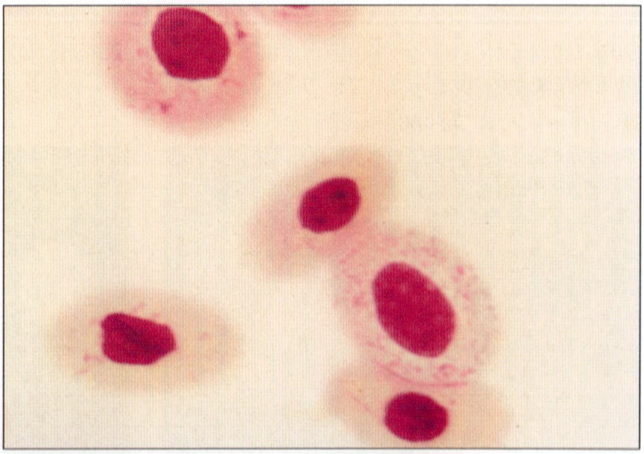

69 Eine ausgewachsene, weibliche Wüsten-Gopherschildkröte wird vorgestellt, da sie ein dem Tenesmus ani vergleichbares Pressen zeigt. Eine dorso-ventrale Röntgenaufnahme wird angefertigt.

a) Wie lautet Ihre Diagnose?

b) Was würden Sie unternehmen, um der Schildkröte Erleichterung zu verschaffen?

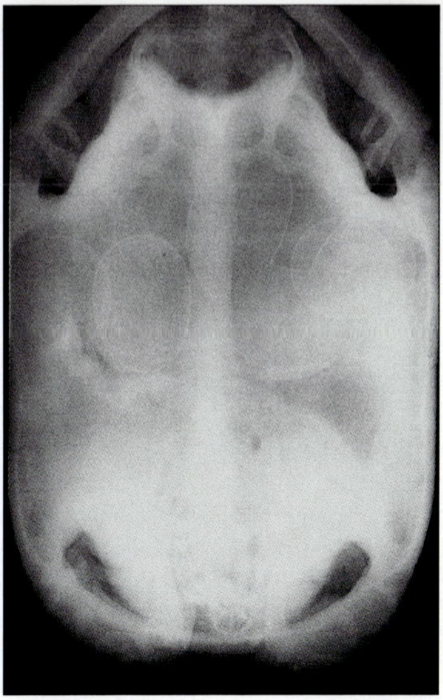

70 Durch welche der folgenden Methoden können die Embryonalentwicklung und die Lebensfähigkeit vieler Schlangen- und Schildkröteneier während der Inkubation am besten dargestellt und überwacht werden?

a) Röntgenaufnahmen und Lithotripsie.

b) Auskultation und Perkussion.

c) Endoskopie.

d) Durchleuchten und Doppler-Sonographie.

e) Von Zeit zu Zeit wird ein Ei geopfert; die Schale wird geöffnet und der Inhalt untersucht.

68 Basophile Granula, die stark auf eine chronische Bleivergiftung hinweisen. Beachten Sie: Das Anfärben eines zweiten Blutausstrichs dieses Patienten mit Methylenblau ergab keine Hinweise auf eine Retikulozytose.

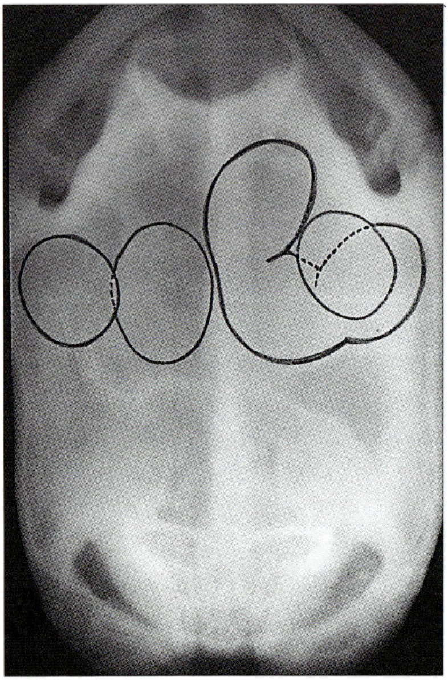

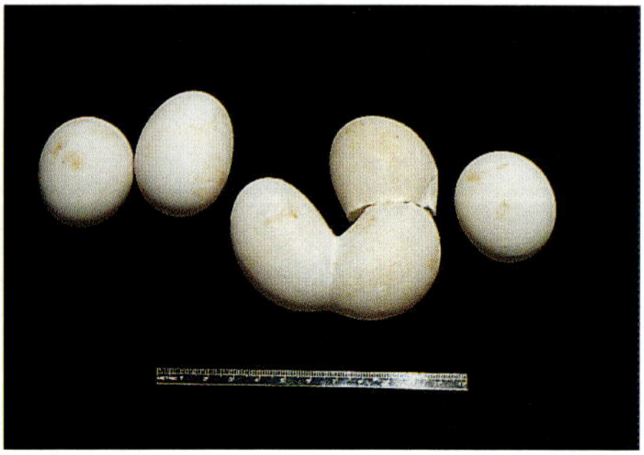

69 a) Im Eileiter sind drei veränderte Eier mit gemeinsamer Schale sowie drei normale Eier zu erkennen. Die gleiche Aufnahme wurde vergrößert (**oben links**), um die veränderten Eier deutlicher darzustellen. Sämtliche Eier wurden chirurgisch entfernt (**oben rechts**).
b) Die drei normalen Eier könnten wahrscheinlich komplikationslos aus dem Becken treten. Die drei durch ihre gemeinsame Schale verbundenen Eier können jedoch sicherlich nicht per vias naturalis ausgeschieden werden. Deshalb müssen sie nach Eröffnen des Plastrons über eine Zöliotomie und Salpingotomie chirurgisch entfernt werden.

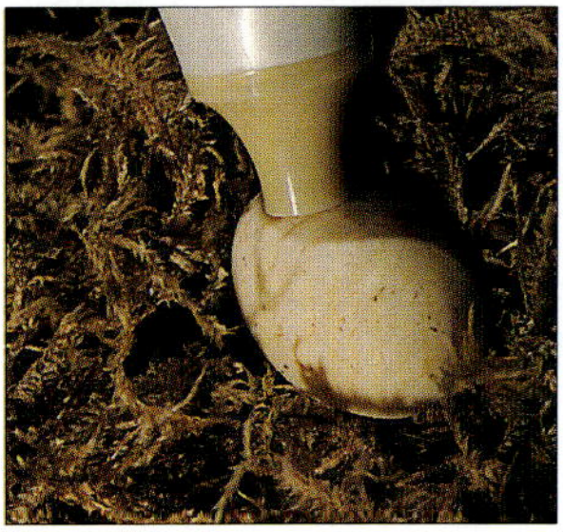

70 d) Durchleuchten und Doppler-Sonographie. Die Illustration (**links**) zeigt die Doppler-sonographische Aufzeichnung des embryonalen Herzschlages und Blutflusses bei einem inkubierten Leguanei.

71 Diese Röntgenaufnahme (**rechts**) zeigt einen juvenilen Bindenwaran in sternaler Lage.
a) Was erkennen Sie in dieser Aufnahme?
b) Wie gehen Sie weiter vor?

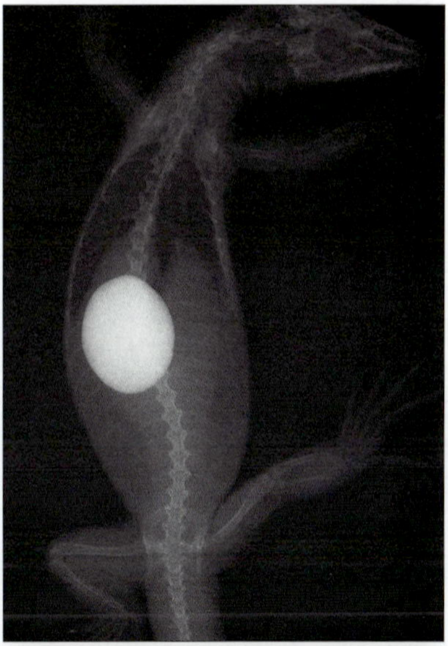

72 Klapperschlangen und Altweltvipern sind vivipar. Kobras, Mambas, Giftnattern, Korallenschlangen und Buschmeister sind ovipar.
a) Sind die Neonaten oder geschlüpften Jungtiere dieser Schlangen unmittelbar nach der Geburt bzw. dem Schlüpfen gefährlich?
b) Wenn nicht, wann werden sie giftig?

73 a) Welche Diagnose stellen Sie nach der Untersuchung des rechten Auges dieses juvenilen Gockos?
b) Wie würden Sie diese Erkrankung behandeln?

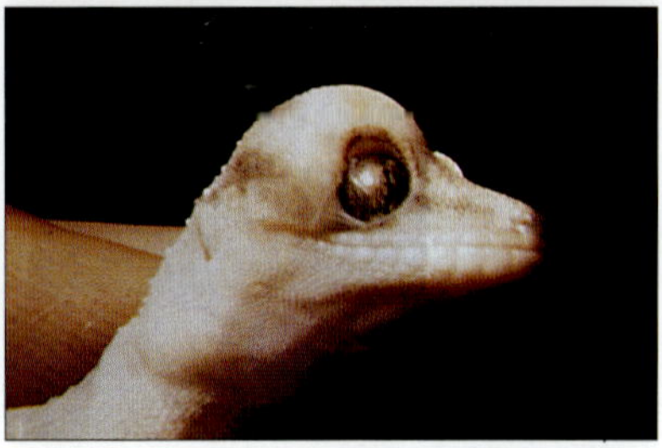

74 Grüne Leguane sind Pflanzenfresser (Herbivoren). Zellulose wird nur in geringem Maße verdaut, wenn sie nicht vorher durch die gastrointestinale Mikroflora weitgehend aufgeschlossen wird.
a) Wo findet dieser intestinale Aufschluß der Zellulose bei Leguanen statt?
b) Woher, wann und wie bekommen Leguane diese Mikroflora?

75 Die meisten Ordnungen von Reptilien haben dreigekammerte Herzen: Paarige Vorhöfe und eine Hauptkammer. Ein Herzmuskelkamm trägt dazu bei, den Blutstrom so zu lenken, daß das Vermischen sauerstoffreichen und -armen Blutes minimiert wird. Eine Reptilienordnung hat jedoch ein funktionelles Vierkammerherz entwickelt, das durch anatomisch getrennte rechte und linke Ventrikel gekennzeichnet ist.
a) Welche Reptilien besitzen ein funktionelles Vierkammerherz?
b) Warum ist dies klinisch relevant?

71 a) Ein röntgendichter Fremdkörper im Gastrointestinaltrakt, vermutlich ein Stein.
b) Die Echse wurde kurzzeitig narkotisiert (Inhalationsnarkose, Einleitung mit Maske, Sauerstoff-Stickoxydul-Isofluran-Gemisch). Eine Darmklemme (nach Doyen) wurde über die Speiseröhre in den Magen eingeführt, der glatte Stein damit ergriffen und herausgezogen. Dieser Fall zeigt, daß einige Reptilien Fremdkörper von enormer Größe verschlucken können, die ohne chirurgische Maßnahmen entfernt werden können.

72 Ja. Die Neonaten giftiger Reptilien sind in der Lage, ernsthafte und sogar tödliche Verletzungen zu verursachen. Deshalb müssen sie von Beginn an mit größter Sorgfalt und Respekt behandelt werden.

73 a) Periorbitaler Abszeß.
b) Inzidieren und drainieren Sie die Abszeßhöhle, und spülen Sie zweimal täglich mit 0,75prozentiger Chlorhexidinlösung bis zur Abheilung. Antibiotika können bei dieser früchtefressenden Echse sehr gut peroral verabreicht werden, indem sie mit weichen Früchten vermischt werden.

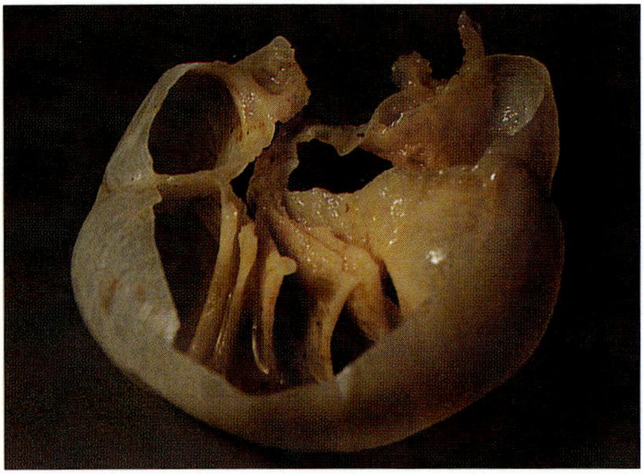

74 a) Im Dickdarm, hauptsächlich im ausgedehnten Zäkum-Kolon-Komplex (**links**), der in zahlreiche Kammern unterteilt ist, in denen die Fermentation stattfindet.
b) Neonatale Leguane erhalten ihre Darmmikroflora kurz nach Verlassen der im Erdreich vergrabenen Eier, indem sie während des Herauskriechens selektiv frisch abgesetzten Kot anderer Leguane fressen.

75 a) Nur Panzerechsen (Crocodylia) besitzen ein anatomisches und funktionelles Vierkammerherz. Das Herz von Schildkröten, Schlangen, Echsen und Brückenechsen (Tuatara) hat zwei Vorhöfe und eine Hauptkammer. Bei diesen Reptilien mit Dreikammerherzen wird eine bedeutende Vermischung von oxygeniertem und nicht-oxygeniertem Blut verhindert, da der intrakardiale Blutstrom zum Teil durch Herzklappen getrennt und zum Teil durch einen Herzmuskelkamm gelenkt wird.
b) Da nur das Herz von Panzerechsen vier Kammern hat, unterscheiden sich hier die von intrakardialem Blutstrom und Herzklappen verursachten Herztöne von denen anderer Reptilien. Dies wird besonders deutlich, wenn die Geräusche des strömenden Blutes mittels Doppler-Sonographie erheblich verstärkt werden.

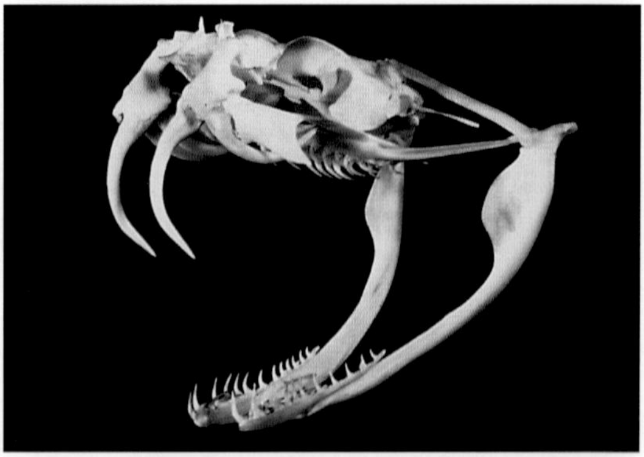

76 Schlangen können, im Gegensatz zu fast allen anderen beutegreifenden Vertebraten, sehr große Beutetiere in toto verschlingen. Diese Fähigkeit beruht auf den speziellen Schädelknochen, die bei dieser Gabunviper dargestellt sind.

a) Wie nennt man diese Knochen?

b) Wie funktionieren sie?

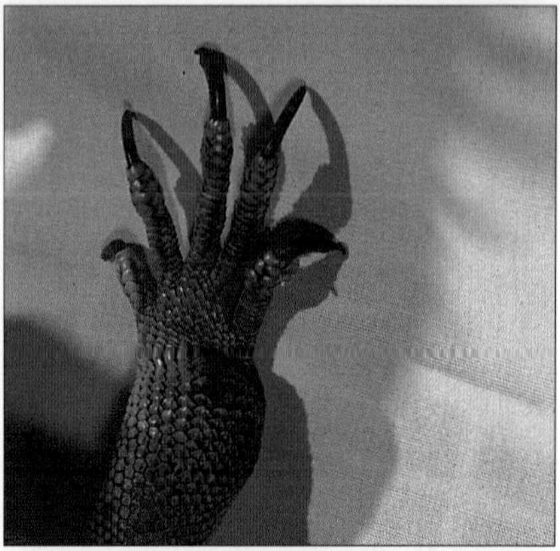

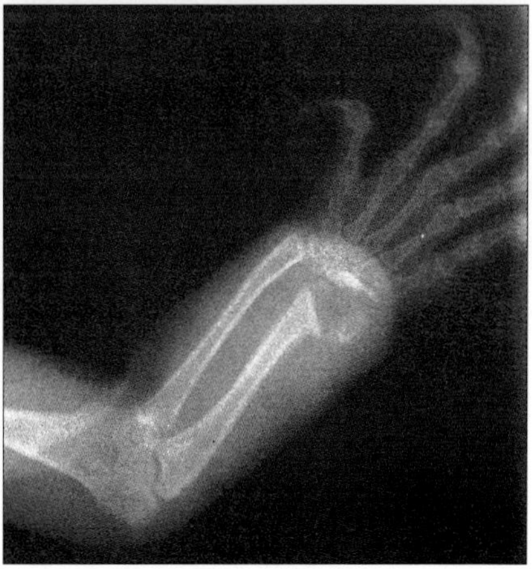

77 Hier sehen Sie die rechte Vordergliedmaße eines adulten weiblichen Grünen Leguans, der vorgestellt wurde, da er diese nicht mehr belastete. Die Krankenvorgeschichte war unauffällig. Die Nahrung bestand aus Kohl-, Rüben-, Senf- und Löwenzahnblättern, frischen, reifen Früchten und geringen Mengen Tofu (Sojaprodukt). Der Leguan hatte zuvor einmal ein Gelege. Die Eier wurden jedoch entfernt, da sie aufgrund der Einzelhaltung ohne männliches Tier unbefruchtet waren. Bei der Untersuchung des rechten Karpus war durch vorsichtige Palpation leicht Schmerz auslösbar. Bei einer Dopplersonographischen Untersuchung wurden sehr laute systolische und diastolische Geräusche im Bereich der Atrioventrikular- und Aortenklappen festgestellt. Diese verstärkten Klappengeräusche strahlten in den Bereich der Aa. brachiocephalicae und Aa. carotideae sowie darüber hinaus bis zu den Aa. subclaviae aus. Das weiße Blutbild zeigte 27 800 Leukozyten/mm^3 mit deutlicher Linksverschiebung, Heterophilie und Monozytose. Die Röntgenaufnahmen ließen eine fortgeschrittene Osteolyse im distalen Radioulnarbereich erkennen (**unten rechts**). Der veränderte Bereich wurde inzidiert, anschließend wurde von einer Probe exzidierten Gewebes eine mikrobiologische Kultur angelegt. Wie lauten Ihre Verdachtsdiagnosen?

76 a) Die Quadrata.

b) Die Quadrata sind frei aufgehängte Knochen, die, wenn sie nach ventrorostral rotiert werden, zusammen mit den locker verbundenen Unterkieferästen und den beweglichen Knochen des Vorderschädels ein so weites Öffnen der Maulspalte erlauben, daß Beute verschlungen werden kann, die eigentlich viel zu groß erscheint.

77 Verdachtsdiagnosen: (1) Abszeß; (2) Trauma; (3) Arthritis; (4) Osteomyelitis; (5) Metabolische Knochenerkrankung (Osteodystrophia fibrosa); (6) Nicht-infektiöse Zystenbildung; (7) Neoplasie; (8) Subkutane Parasitose. Obwohl kein Hinweis auf ein frisches Trauma vorliegt, deutet die weiche, schmerzhafte Schwellung auf eine Infektion hin. Eine Traumatisierung des distalen Radioulnarbereiches und/oder des Karpalgelenkes kann jedoch nicht ausgeschlossen werden. Eine Arthritis ist denkbar, andere Gelenke waren jedoch nicht betroffen. Von der Gelenkkapsel oder der Synovialmembran ausgehende Zysten oder Neoplasien sind, ebenso wie eine subkutane Parasitose, mögliche, aber weniger wahrscheinliche Differentialdiagnosen. Einige Hinweise geben die Ernährung, die Ergebnisse der Doppler-Sonographie und der Hämatologie sowie die Röntgenaufnahmen.

Die Nahrung des Leguans bestand aus geeigneten kalziumreichen und phosphorarmen Blattpflanzen guter Qualität. Der Doppler-Detektor zeigte laute Klappengeräusche an, die über ihr Ursprungsgebiet hinaus ausstrahlten. Das weiße Blutbild sprach deutlich für eine hochgradige bakterielle Infektion. Die Röntgenbilder zeigten einen hochgradigen osteolytischen Prozeß am distalen Ende der Ulna und am Karpus. Eine mikrobiologische Kultur von aus der Veränderung aspiriertem Exsudat brachte folgende Erreger hervor: *Salmonella urbana*, *Staphylococcus aureus*, beta-hämolysierende Streptokokken und Enterokokken.

Der Leguan wurde euthanasiert und obduziert. Im veränderten Bereich wurden eine hochgradige pyogranulomatöse Ostitis und Arthritis diagnostiziert. Bei der Eröffnung des Herzens wurde eine alle Klappen umfassende Endocarditis valvularis thromboticans festgestellt (**unten**). Aus einigen an den Atrioventrikular- und Aortenklappen befindlichen wandständigen Thromben konnten *Salmonella urbana* und die gleichen (s. o.) beta-hämolysierenden Streptokokken isoliert werden. In zahlreichen viszeralen Organen wurden Abszesse gefunden, aus denen ebenfalls identische Salmonellen und beta-hämolysierende Streptokokken isoliert wurden. In zahlreichen kleinen Blutgefäßen wurden mikrothrombotische Emboli festgestellt. Die Diagnose lautete schließlich: Osteomyelitis und septische Arthritis mit sekundärer bakterieller Endocarditis valvularis thromboticans, Endokardose und Thrombembolie.

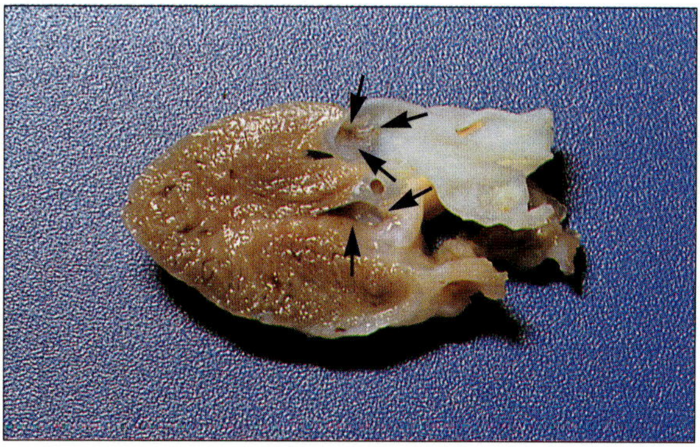

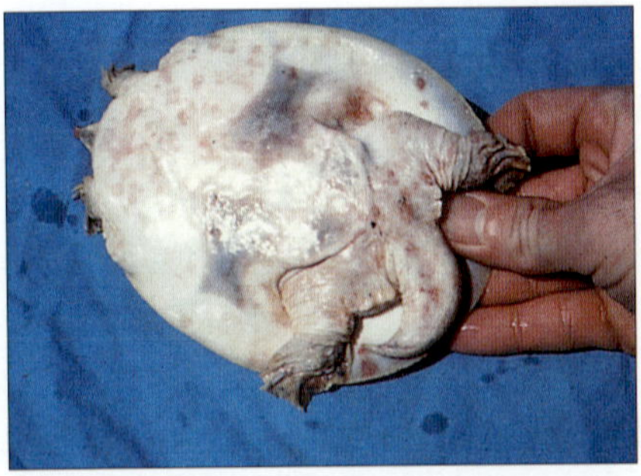

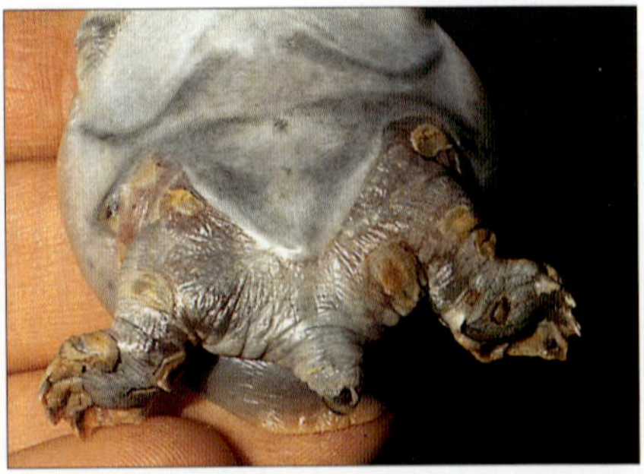

78 Hier sehen Sie eine Weichschildkröte mit Hautveränderungen (**oben links**) und eine andere mit bereits weiter fortgeschrittener Erkrankung (**oben rechts**).

a) Welche Bedeutung haben die disseminiert auf der Haut und dem Plastron verteilten, roten Läsionen bei beiden Schildkröten?

b) Welche Ätiologie hat diese Erkrankung?

c) Wie wird diese Erkrankung behandelt?

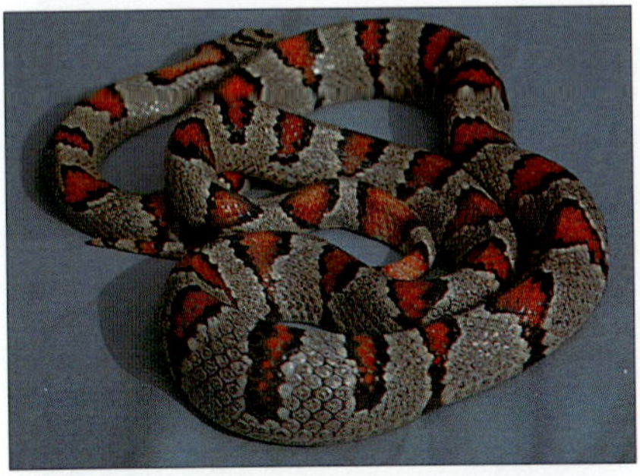

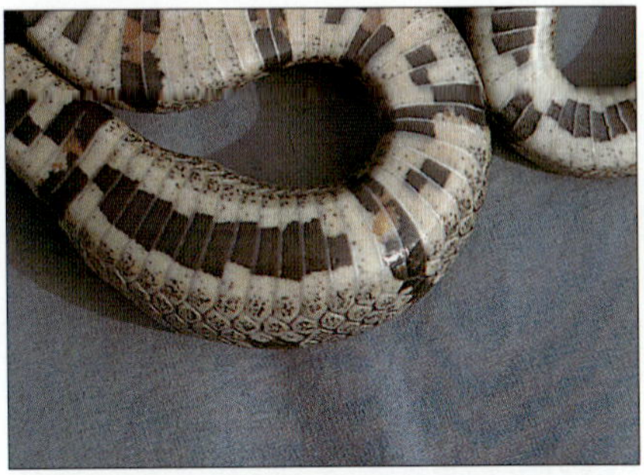

79 Eine Graugebänderte Königsnatter wird vorgestellt, da sie bei erhaltenem Appetit jedes Nagetier 24–36 Stunden nach dem Verschlingen unverdaut regurgitierte. Die klinische Untersuchung zeigt eine aktive, gut bemuskelte Schlange, bei der lediglich eine Schwellung im Bereich des Magens auffällt (**oben**).

a) Wie lautet Ihre Verdachtsdiagnose?

b) Welche Tests würden Sie durchführen, um Ihre Diagnose zu bestätigen?

c) Wie sieht die Prognose aus?

d) Was raten Sie dem Besitzer, damit diese Erkrankung nicht erneut auftritt?

78 a) Die Schildkröte **links** zeigt Veränderungen des Frühstadiums der septikämischen ulzerierenden Unterhautentzündung (SUUE); **rechts** ist die Erkrankung bereits weiter fortgeschritten. Beachten Sie die kraterförmigen, mit nekrotischem Detritus angefüllten Läsionen.

b) SUUE wird verursacht durch *Citrobacter freundii.*

c) Diese Erkrankung kann mit fast jedem bakteriziden Antibiotikum und unterstützender Pflege wirksam behandelt werden. Zur Zeit ist Enrofloxacin (10 mg/kg täglich i. m. oder peroral) wirksam.

79 a) Kryptosporidiose.

b) Magenspülung; Anreichern der gewonnenen Flüssigkeit; mikroskopische Untersuchung auf *Cryptosporidium serpentis* (**unten links**) nach Anfärbung mit einer Säure-Schnellfärbung. Die mikroskopische Aufnahme (**unten links**) stammt von einer mit einem Gastroskop gewonnenen Biopsie der Magenschleimhaut. Beachten Sie die große Zahl der Organismen, die an den luminalen Epithelzellen der Mukosa entlang der Magenkrypten haften.

c) Die Prognose ist sehr vorsichtig zu stellen. Zur Zeit ist keine wirksame Behandlung gegen Kryptosporidien bei Schlangen bekannt. Obwohl Spiramycin bei mit Kryptosporidien infizierten Menschen wirksam ist, wirkt es bei Schlangen nicht.

d) Alle infizierten Schlangen sollten euthanasiert werden. Keine Schlange aus diesem Bestand sollte in einen anderen verbracht werden. Die Terrarien sollten gründlich mittels Dampfstrahl gereinigt und anschließend mit Glutaraldehyd, Formaldehyd oder einem anderen starken Desinfektionsmittel behandelt werden.

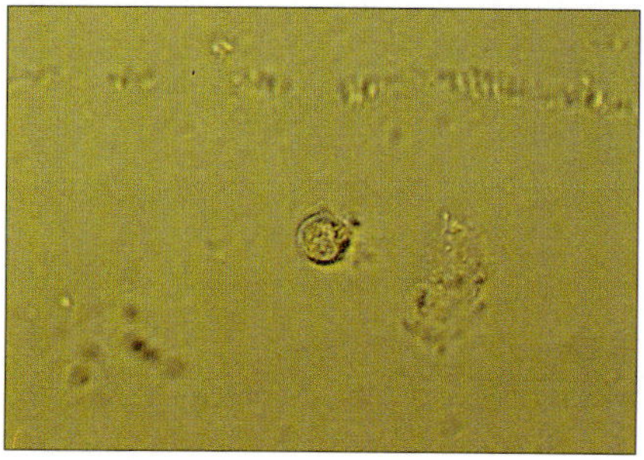

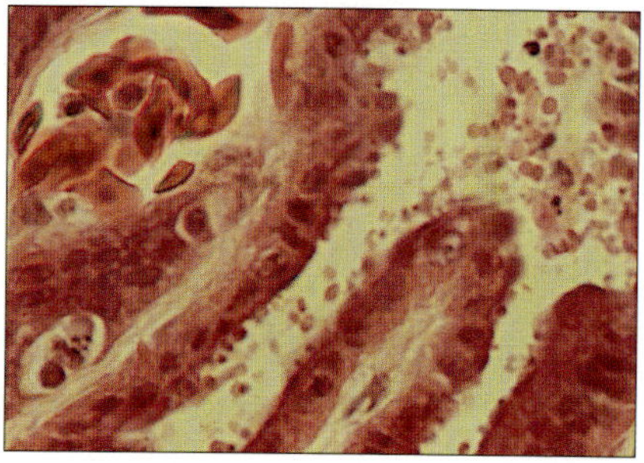

80 Auf der die Nasenlöcher umgebenden Haut dieses juvenilen weiblichen Grünen Leguans haftet eine weiße, kristalline Substanz.

a) Um welche Substanz handelt es sich?

b) Welche Bedeutung hat sie?

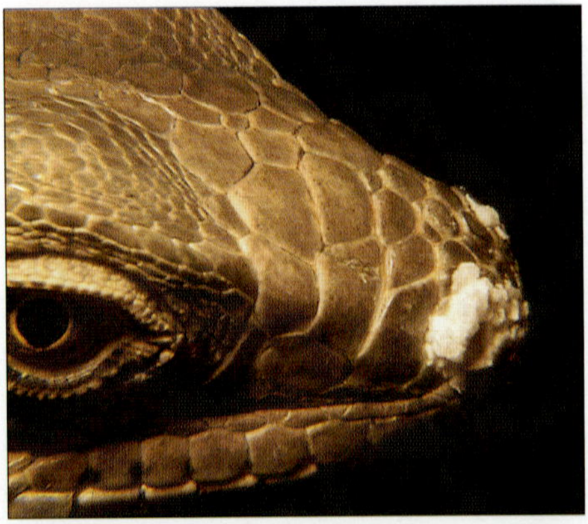

81 In der Kotprobe eines Nilwarans werden diese beiden Eier gefunden.

a) Wie lautet Ihre Diagnose?

b) Sind die adulten Stadien, von denen diese Eier stammen, pathogen für die Echse?

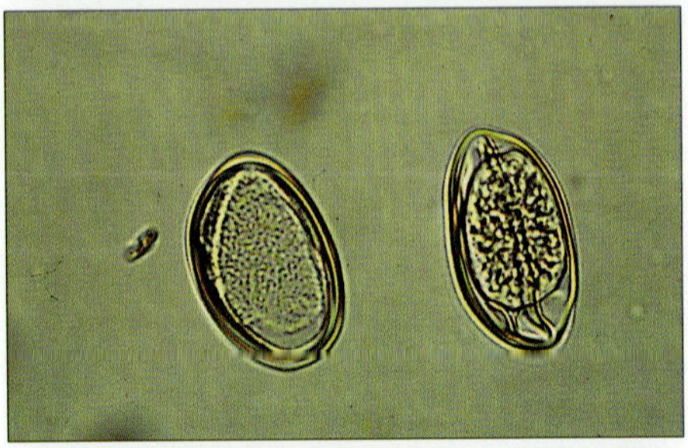

82 Hier sehen Sie ein Exemplar aus einem Bestand von etwa 100 Glatten Krallenfröschen aus einer biomedizinischen Forschungseinrichtung, die nach einer einmaligen Fütterung mit tiefgefrorenem, aufgetautem Lachs aus dem Fang eines Pflegers plötzlich starben. Alle toten und sterbenden Frösche wiesen identische tiefe Hautulzerationen auf. Die Haut, die die einzelnen Ulzera umgab, war erhaben und erythematös. Eine Sektion mit histopathologischer Untersuchung ergab lediglich Ulzerationen und eine geringgradige mononukleäre Leukozyteninfiltration der freigelegten Skelettmuskulatur.

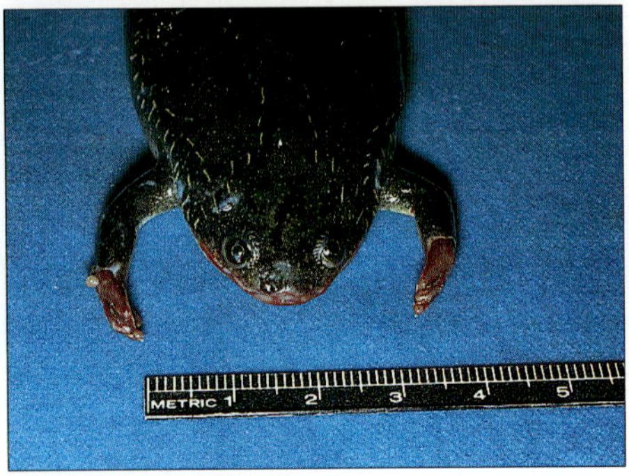

a) Wie lautet Ihre Verdachtsdiagnose?

b) Welche Tests würden Sie zur Diagnosesicherung durchführen?

c) Wie sieht die Prognose aus?

d) Wie würden Sie die überlebenden Frösche behandeln?

e) Welche Kontrollmaßnahmen sollten ergriffen werden, um ein erneutes Auftreten dieses Problems zu verhindern?

80 a) Salz; Natrium- und Kaliumchloridkristalle.
b) Viele Reptilien besitzen Salzdrüsen unter der Nasenschleimhaut (einige Schlangen besitzen sublinguale, einige Krokodile in die Zunge eingebettete Salzdrüsen). Durch diese Art der Salzsekretion können Reptilien überschüssige Elektrolyte (wie Na^+-, K^+- und Cl^--Salze) ohne größere Wasserverluste ausscheiden. Diese Fähigkeit ist bei Meeres- und Wüstenreptilien besonders gut ausgeprägt, wird aber auch bei vielen anderen Reptilien beobachtet.

81 a) Pentastomiasis. Diese beiden Parasiteneier stammen von *Raillietiella* spp.
b) Ja.

82 a) Aeromoniasis. Ähnliche Läsionen werden auch bei Infektionen mit anderen gramnegativen Bakterien beobachtet.
b) Mikrobiologische Kultur: Vor allem Anzüchtung in Thioglycholat-Nährlösung bei 30 °C in sauerstoffarmer Atmosphäre.
c) Die Prognose ist aufgrund der Virulenz vieler gramnegativer Mikroorganismen bei Amphibien schlecht bis vorsichtig.
d) Frösche, die Kontakt mit den erkrankten Tieren hatten, sollten isoliert und in nicht zu dicht belegten Behandlungsbehältern gehalten werden. Ein geeignetes bakterizides Antibiotikum (Resistenztest!) sollte intramuskulär oder peroral verabreicht werden. Alternativ kann dem Wasser der Behandlungsbehälter Enrofloxacin zugesetzt werden. Diese Methode hat sich in jüngsten Untersuchungen als wirksam erwiesen.
e) Ausbrüche dieser Art können gewöhnlich durch das Einhalten strikter Quarantäne, Verbesserung der Hygiene und Kontrolle der Futterquellen vermieden werden. In diesem Fall war das auslösende Agens *Aeromonas salmonicida*, ein bei Salmoniden (Lachsen und Forellen) verbreiteter, pathogener Mikroorganismus.

83 Eine adulte weibliche Schildkröte regurgitiert das gerade erst aufgenommene Futter.
a) Was ist die Ursache dafür, und was zeigt die Röntgenaufnahme?
b) Wie würden Sie diese Schildkröte behandeln?
c) Wie sieht die Prognose aus?

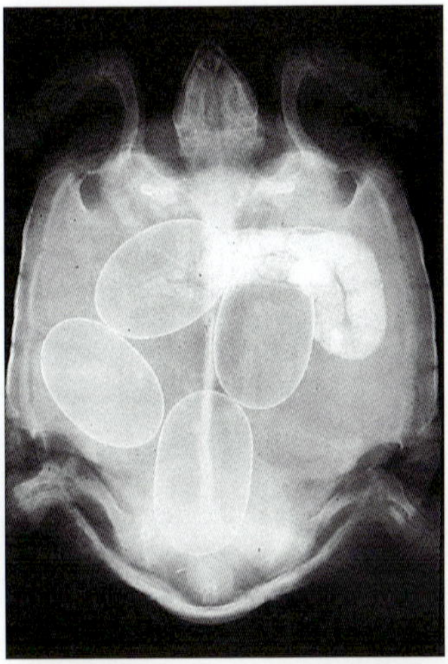

84 Eine kolumbianische Abgottschlange wurde von ihrem Besitzer, einem Arzt, aufgrund einer ulzerativen Stomatitis (»Mundfäule«) mit täglichen Streptomyzininjektionen behandelt. Da nach zwei Wochen keine Besserung zu verzeichnen war, stellte der Besitzer die Therapie auf tägliche Gentamyzininjektionen um, woraufhin sich der Zustand der Schlange jedoch verschlechterte. Nach einer weiteren Woche wurde die Behandlung auf Amikazininjektionen (1 × alle 24 Stunden) umgestellt. Drei Tage später lag die Schlange tot im Terrarium. Eine Sektion zeigte zahlreiche blasse, graurosa knotige Veränderungen in der Maulhöhle (**oben rechts**). Nieren und Leber waren blaß, gelbbraun und schwer zu schneiden. Die Perikardhöhle war mit einem weißen Niederschlag gefüllt, das Perikard war mit dem Epikard verklebt. Das Nierengewebe enthielt sternförmige, granulomatöse Veränderungen (**unten rechts**).
a) Wie lautet Ihre Diagnose?
b) Welcher Teil der vom Besitzer durchgeführten Therapie trug zu diesem Zustand bei?
c) Wie hätte dies vermieden werden können?

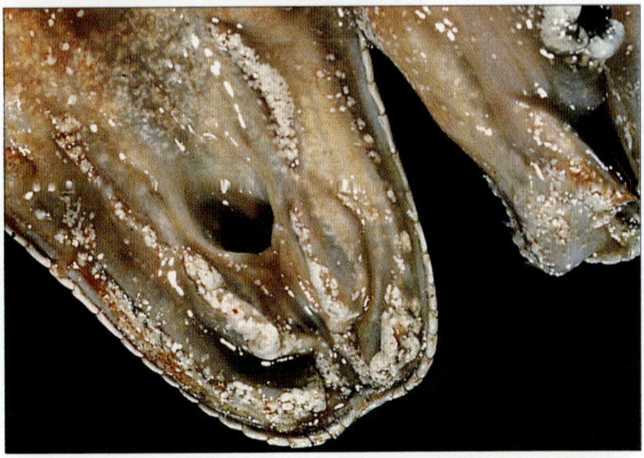

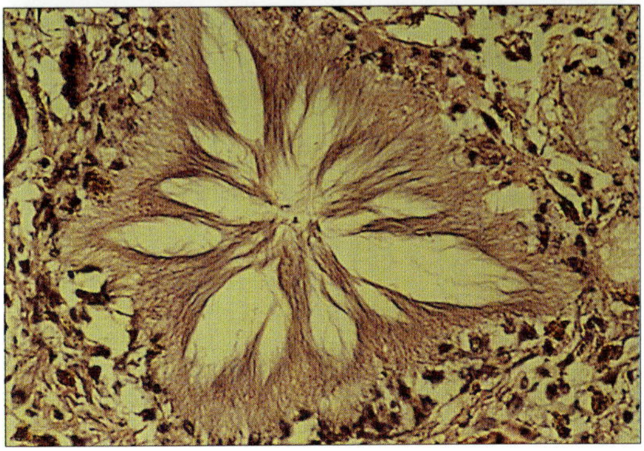

83 a) Die Kontrastpassage zeigt vier große Eier, von denen eines das Dünndarmlumen einengt.
b) Die Schalen der Eier sind ausreichend mineralisiert, so daß die Eiablage mit Oxytozin eingeleitet werden kann. Initial sollte eine Injektion von 10prozentiger Kalziumglukonatlösung in die Zölomhöhle erfolgen. Zwei Stunden später wird Oxytozin intramuskulär verabreicht (zwei Einheiten/100 g Körpergewicht, ohne Abzug des geschätzten Panzergewichts).
c) Die Prognose ist günstig, da der extramurale Druck auf den Dünndarm nach der Eiablage endet.

84 a) Urikämie und Viszeralgicht.
b) Alle angewandten Antibiotika sind Aminoglykoside und damit potentiell nephrotoxisch. Eine Flüssigkeitstherapie, um ein ausreichendes Plasmavolumen aufrechtzuerhalten, wurde nicht durchgeführt. Beim ständigen Wechsel der Antibiotika wurde offenbar nicht an die kumulativen Effekte der Gesamtbehandlung gedacht.
c) Zu keinem Zeitpunkt wurden Proben für eine mikrobiologische Kultur mit Resistenztest entnommen. Der Besitzer nahm lediglich an, daß die Schlange irgendwann auf die verabreichten Antibiotika ansprechen werde. Ein vernünftiges Behandlungsprotokoll sollte eine adäquate parenterale Flüssigkeits- und Elektrolyttherapie, zusätzliche Wärme und allgemeine, unterstützende pflegerische Maßnahmen beinhalten.

85 Welche ophthalmologische Erkrankung erkennen Sie am rechten Auge dieses Mississippi-Alligators?

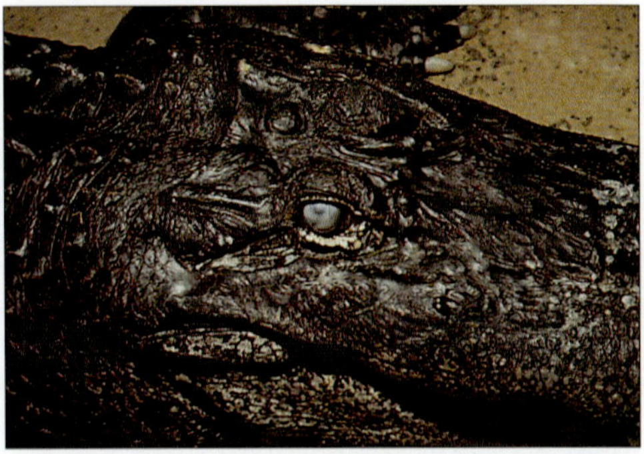

86 Eine Karolina-Dosenschildkröte erlitt einige Monate vor der Untersuchung eine Fraktur des Panzers. Bei der Adspektion fällt an der Stelle, an der ein Stückchen des Panzers fehlt, eine weiße, watteartige Substanz auf (**unten links**). Bei der mikroskopischen Untersuchung einer kleinen Probe dieser Substanz werden längliche Strukturen gefunden, die in zwei oder mehr Kompartimente unterteilt sind (**unten rechts**).

a) Wie lautet Ihre Diagnose?

b) Wie wird dieser Zustand behandelt?

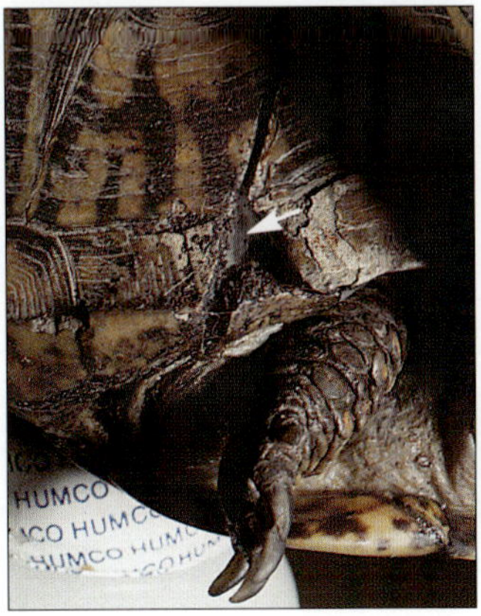

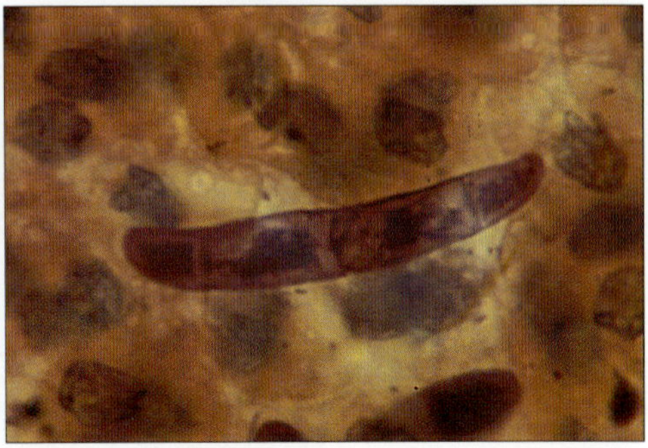

87 Welches Organsystem dient sekundär als hydrostatisches Organ bei tauchenden Reptilien?

85 Posttraumatischer Korneapannus und Vitiligo (Pigmentverlust) der Augenlider.

86 a) Infektion mit *Microsporum* spp. In diesem Fall handelt es sich wahrscheinlich um eine opportunistische Infektion des nach der Fraktur des Carapax freigelegten Weichteilgewebes.
b) Behandeln Sie die Wunde nach gründlicher Säuberung lokal mit einem Fungizid und verabreichen Sie Ketokonazol (30 mg/kg täglich, über mindestens 30 Tage).

87 Die Lungen dienen neben ihrer Funktion als Organ des Gasaustausches auch als hydrostatisches Organ (**unten**). Wenn die Lungen mit viel Luft gefüllt sind, kann das Tier zur Oberfläche treiben, wenn sie wenig Luft enthalten, kann es ohne große Anstrengung untergetaucht bleiben. Selbst vollständig terrestrisch lebende Schildkröten und viele Echsen besitzen Rudimente, in denen sich die Lungen kaudal in die Zölomhöhle fortsetzen.

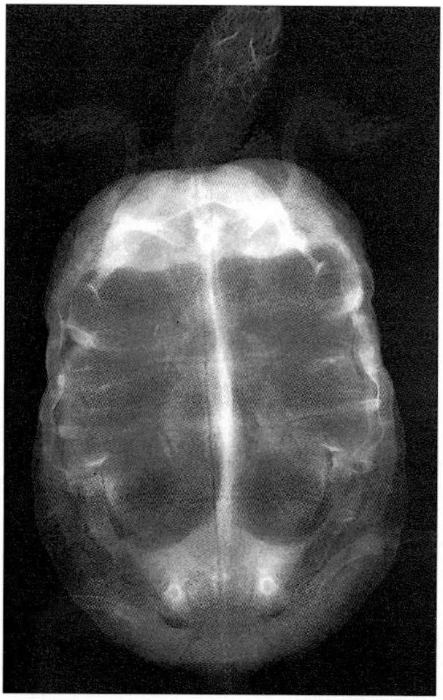

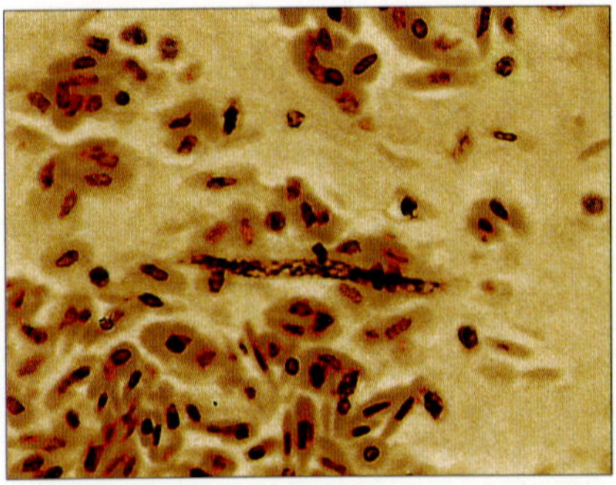

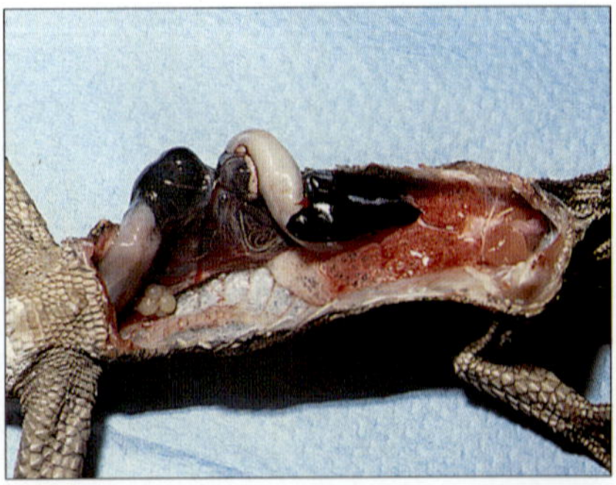

88 Diese länglichen, dunklen Organismen (**oben links**) werden im Blut eines Fischer's Chamäleons gefunden. Die adulten Stadien des gleichen Organismus sind im Mesenterium eines Helmbasilisken eingebettet (**oben rechts**).

a) Worum handelt es sich?
b) Welche Bedeutung haben diese Organismen?
c) Wie würden Sie ein Reptil behandeln, bei dem diese Organismen entdeckt werden?
d) Welche Maßnahmen würden Sie ergreifen, um eine Reinfektion zu verhindern?

89 Die Haut der Hintergliedmaßen und des Schwanzes dieses juvenilen Chamäleons (**rechts**) wurde wiederholt hochgradig traumatisiert. Das Tier stammt aus einem Bestand, der in einem mit künstlichen Pflanzen ausgestatteten Terrarium gehalten wird. Den Chamäleons steht Wasser ad libitum aus einem Tropfsystem zur Verfügung. Die Nahrung besteht aus kleinen Grillen.

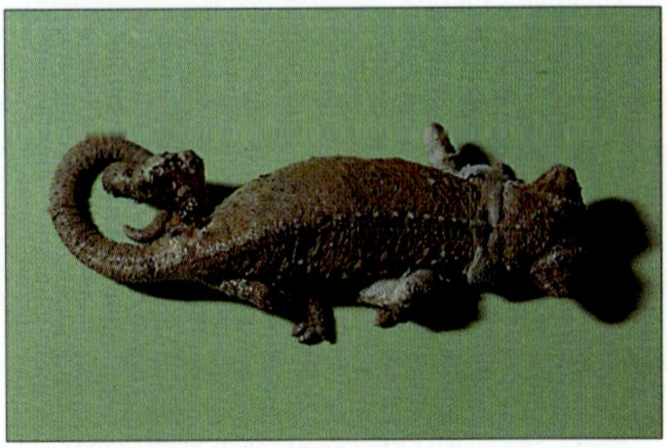

a) Wie lautet Ihre Diagnose?
b) Wie kann dies verhindert werden?

90 Ein adulter weiblicher Spitzkopfpython weist vier große Schwellungen in der kaudalen Körperhälfte und einige tiefe Falten in der Körperwand auf. Bei der palpatorischen Untersuchung erscheinen diese Schwellungen sehr hart und sind nur minimal in der Körperhöhle verschieblich. Welche der folgenden Diagnosen sind wahrscheinlich?

a) Kryptosporidienbefall des Magens und Lungenemphysem.
b) Leberzyste oder -tumor und Gallenstein(e).
c) Urolithiasis, Splenomegalie und Pankreaszubildung.
d) Kardiomyopathie und Ösophagusdilatation.
e) Eiretention und Dystokie.

88 a) Mikrofilarien.
b) Bei ausreichender Befallsdichte können Mikrofilarien Kapillaren, Venolen und Sinusoide obstruieren und somit lokale Anoxie und Nekrosen verursachen.
c) Außer Schildkröten können Reptilien, die mit Filarien und deren Jugendformen (Mikrofilarien) befallen sind, mit Ivermectin (0,2 mg/kg, 2 × im Abstand von zwei Wochen) behandelt werden. Zur Behandlung von Schildkröten eignet sich Levamisol (5 mg/kg, Injektion in die Zölomhöhle, 2 × im Abstand von zwei Wochen).
d) Wie andere parasitierende Filarien, werden diese Organismen von Arthropoden übertragen. Deshalb sollten Terrarien gegen das Eindringen von blutsaugenden Arthropoden (z. B. Mücken) gesichert werden. Daneben sollte stets auf Milben- und Zeckenbefall geachtet werden. Ein intensives Quarantäneprogramm ist äußerst wichtig, um das Einschleppen von Krankheiten in einen Reptilienbestand zu verhindern.

89 a) Durch Grillen verursachtes Trauma.
b) Wenn lebende Grillen an Amphibien und Reptilien in Gefangenschaft verfüttert werden, muß ihnen eine Futterquelle zur Verfügung gestellt werden. Sonst besteht die Gefahr, daß die Grillen, die nicht sofort verzehrt werden, ihre eigenen Räuber als Nahrungsquelle nutzen.

90 e) In den Eileitern dieses Pythons befinden sich vier nekrotische, retinierte Eier. Kryptosporidienbefall des Magens, Lungenemphysem, Leberzyste oder -tumor, Gallensteine, Splenomegalie, Pankreaszubildung, Kardiomyopathie und Ösophagusdilatation sind Erkrankungen, die Organe der **kranialen** Körperhälfte betreffen würden. Urolithiasis ist höchst unwahrscheinlich, da Schlangen keine Harnblase besitzen.

91 Hier sehen Sie einen ungefärbten Kotabstrich (**rechts**) einer kolumbianischen Abgottschlange mit, laut Vorbericht, blutigen, schleimigen Fäzes.
a) Um welche Organismen handelt es sich bei den fünf dargestellten?
b) Wie unterscheiden sie sich?
c) Wie lautet Ihre Diagnose?
d) Wie sieht die Prognose aus?
e) Wie würden Sie behandeln?

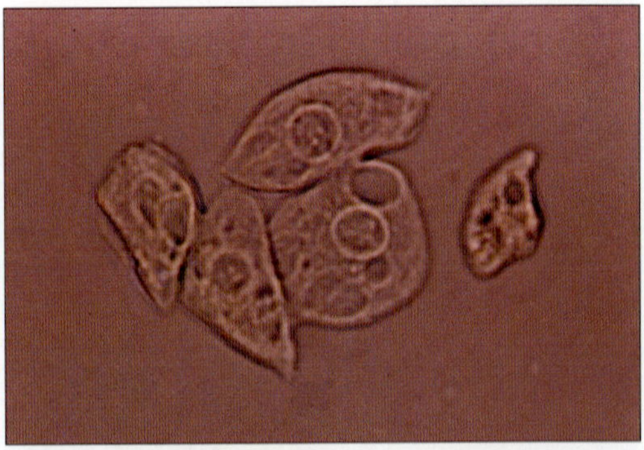

92 Bei der Sektion einer adulten Pantherschildkröte wurde dieses Stück Lebergewebe gefunden. Beim Einlegen in Formalinlösung zur Konservierung versank es nicht.
a) Wie interpretieren Sie dieses Lebergewebe?
b) Welcher verbreitete Haltungsfehler verursachte wahrscheinlich die Leberveränderungen bei dieser Schildkröte?

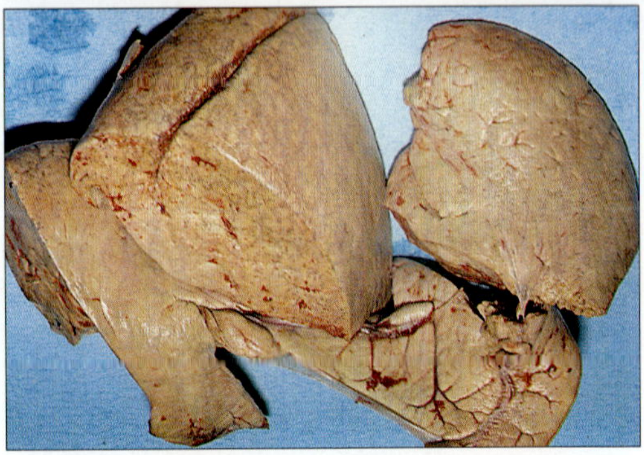

93 Gravide weibliche Schlangen, Echsen oder Schildkröten haben manchmal Schwierigkeiten, ihre Eier zu legen, obwohl Röntgenbilder keine Hinweise auf abnorme Befunde geben und ein artgerechtes Nest mit geeignetem Nistmaterial zur Verfügung steht. Welche der folgenden Maßnahmen sollten Sie ergreifen, um die Eiablage zu unterstützen?
a) Injektion (i. m.) von Kalzitonin und Oxytozin (oder Vasotozin).
b) Injektion (i. m.) von Testosteron und Oxytozin (oder Vasotozin).
c) Injektion (i. m.) von Vitamin D_3 und Oxytozin (oder Vasotozin).
d) Injektion (i. m.) von Kalzium und Oxytozin (oder Vasotozin).

91 a) Protozoen.
b) Vier einkernige Trophozoiten und eine vierkernige Zyste.
c) *Entamoeba invadens*.
d) Die Prognose hängt von der Schwere der Infektion und vom Ausmaß der Schäden an Leber und Intestinum ab. Bei frühzeitiger Diagnose und sofortiger Therapie ist die Prognose günstig.
e) Zur Behandlung der Entamoebiasis eignet sich Metronidazol (40–250 mg/kg, abhängig von der Schlangenfamilie: Nattern 40 mg/kg, 2 × im Abstand von zwei Wochen*); Boas, Vipern und Elaphen 125–250 mg/kg, 2 × im Abstand von zwei Wochen). Bei Schlangen mit *Entamoeba-invadens*-Infektionen handelt es sich oft um schwerkranke und labile Patienten. Deshalb sind eine antibiotische Therapie, eine Flüssigkeitssubstitution und eine intensive unterstützende Pflege notwendig, um eine Genesung der unter dieser ernsten Protozoeninfektion leidenden Tiere zu erreichen.

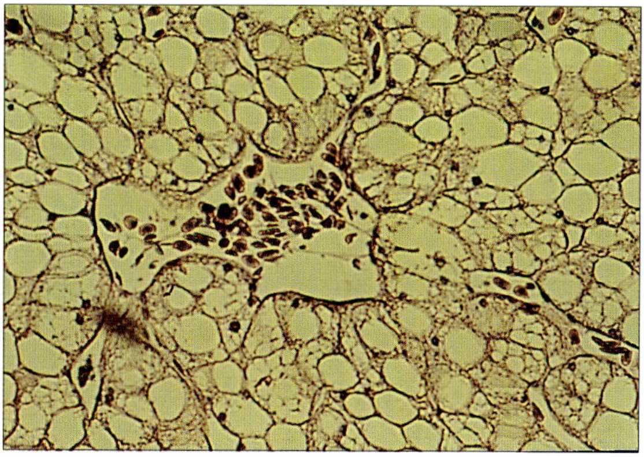

92 a) Hochgradige Fettinfiltration des Lebergewebes (**oben**).
b) Eine Fettinfiltration der Leber kann durch zahlreiche metabolische, toxische und einige infektiöse Ursachen ausgelöst werden. Meistens wird diese Leberveränderung durch Futtermittel verursacht, die reich an leicht verfügbarem Fett sind, wie z. B. kommerzielles Hunde-, Katzen- oder Primatenfutter. Die meisten Schildkröten sind fakultative Herbivoren und können daher auch mit qualitativ hochwertiger Pflanzennahrung gut gedeihen.

93 d) Injektion (i. m.) von Kalzium und Oxytozin (oder Vasotozin).

*) Nach anderweitigen Erfahrungen empfiehlt sich die Gabe von Metronidazol in der Dosierung von 40 mg/kg täglich über 12–14 Tage.

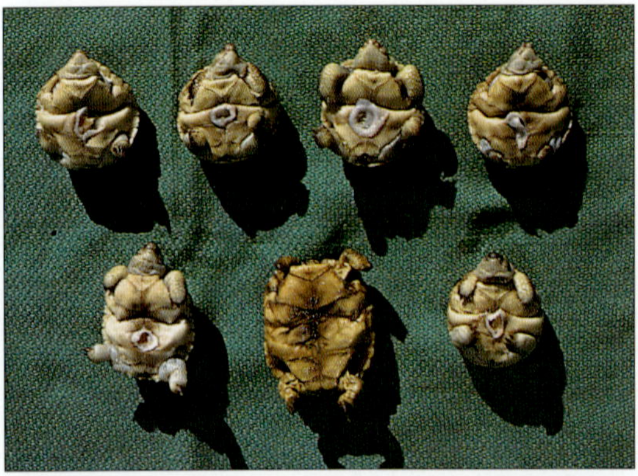

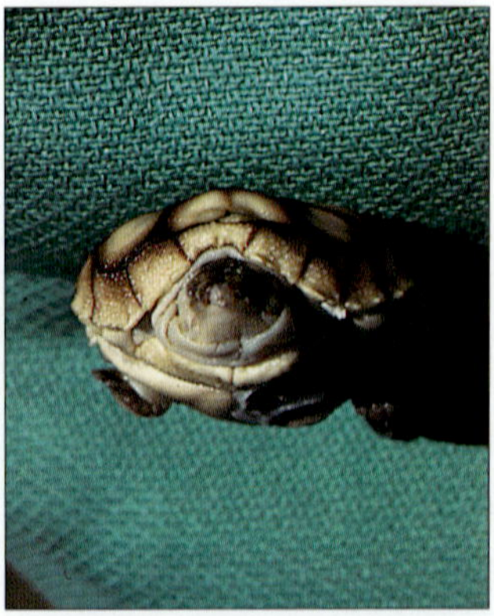

94 Diese Gruppe frisch geschlüpfter Wüsten-Gopherschildkröten (**oben links**) wurde von ihrem besorgten Besitzer zum Tierarzt gebracht. Alle Tiere wiesen identische Entwicklungsanomalien auf: beidseitige Anophthalmie, vollständige Agenesie der Vordergliedmaßen und des Schwanzes, maxillofaziale Spalten sowie Veränderungen des Carapax, des Plastrons und der Hornschilder (**oben rechts**). Die Eltern dieser verschwisterten Schlüpflinge waren nicht verwandt und hatten davor bereits ein gesundes Gelege hervorgebracht. Die einzigen dem Besitzer aufgefallenen Unterschiede zwischen den beiden Gelegen waren die Umstände und die Dauer der Inkubation. Die Eier der normal entwickelten Jungtiere waren in leicht befeuchtetem, durch ein Heizkissen warmgehaltenen Sand inkubiert worden; die Eier des mißgebildeten Geleges waren in einem auf niedrigster Stufe elektrisch beheizten Topf inkubiert worden. Die Schildkröten des normalen Geleges begannen an Tag 121 der Inkubation zu schlüpfen, die des mißgebildeten Geleges bereits an Tag 93.

a) Wie lautet Ihre Diagnose?

b) Welche Ursachen haben diese Mißbildungen?

95 a) Wie interpretieren Sie diese Röntgenaufnahme der Vordergliedmaße einer Gopherschildkröte?

b) Wie würden Sie diesen Zustand behandeln?

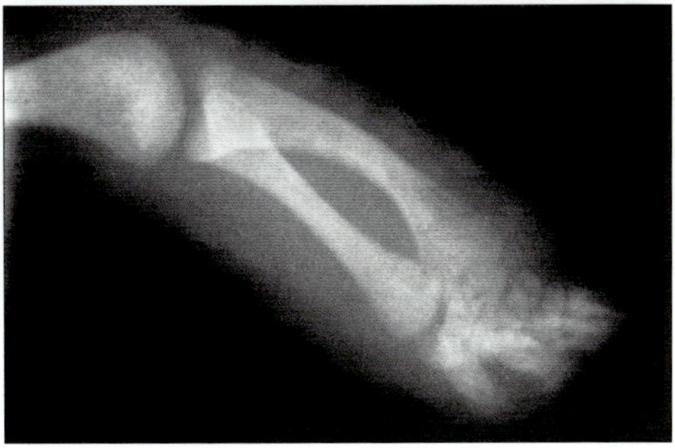

96 Beim Nähen von Reptilienhaut muß der Chirurg versuchen, die Inzisionsränder leicht ausstülpend zu vernähen. Warum ist diese Technik notwendig?

94 a) Epigenetische (nicht erbliche) Entwicklungsanomalien.
b) Eine abnorm hohe Inkubationstemperatur führte zu nahezu identischen Geburtsfehlern bei diesen Schildkröten. Die ungewöhnlich hohe Temperatur führte durch die Beschleunigung der Embryonalentwicklung und die Reduzierung der Gesamtinkubationsdauer zu hochgradigen Skelettveränderungen und anderen Deformierungen.

95 a) Osteochondritis. Mehrere kleine »Gelenkmäuse« sind im ulnokarpalen Gelenkspalt zu sehen.
b) Neben einer chirurgischen Exploration des betroffenen Gelenkes und der Entfernung aller verlagerten Knochen- und Knorpelfragmente besteht die Möglichkeit einer aseptischen, intraartikulären Injektion einer geringen Menge eines Kortikosteroids. Aspirin (0,5–1,0 mg/kg) kann schmerzlindernd wirken.
In diesem Fall wurde kein chirurgischer Eingriff vorgenommen. Über sechs Wochen wurden täglich 0,5 mg/kg Aspirin (für Kinder) verabreicht. Die Besitzer wurden angewiesen, sichtbare Blutbeimengungen im Kot sofort zu melden. Im Verlauf der sechs Wochen zeigte die Schildkröte eine deutliche und stetige Besserung und begann, die betroffene Gliedmaße wieder zu belasten. Die Besitzer wurden dann angewiesen, die Aspirindosis auf 0,25 mg/kg alle 48 Stunden zu reduzieren. Zuletzt wurde der Patient zwei Jahre nach der Erstbehandlung vorgestellt und konnte sich normal fortbewegen. Die röntgenologischen Befunde hatten sich jedoch nicht verändert.

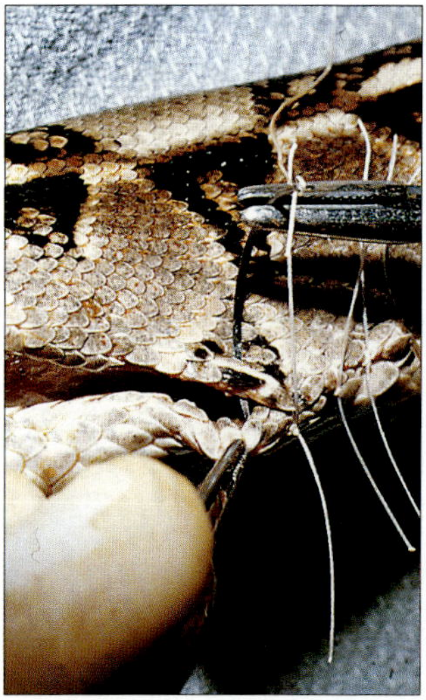

96 Reptilienhaut hat die Tendenz, sich nach einer Inzision einzurollen (hauptsächlich wegen der reichlich vorhandenen subkutanen Skelettmuskulatur). Die Inzisionsränder sollten also in leicht nach außen gestülpter Position adaptiert werden, um einen engen Kontakt der gegenüberliegenden Wundränder zu gewährleisten (**links**). Auf diese Weise werden kosmetisch gute Heilungsergebnisse erzielt.

97 Diese Aufnahme stammt von der Sektion eines Königspython. Zahlreiche erhabene, rote Läsionen sind auf der inneren Auskleidung der Zölomhöhle verteilt.
a) Wie lautet Ihre Diagnose?
b) Auf welchen Ernährungszustand ist dies zurückzuführen?
c) Handelt es sich um einen akuten oder chronischen Zustand?

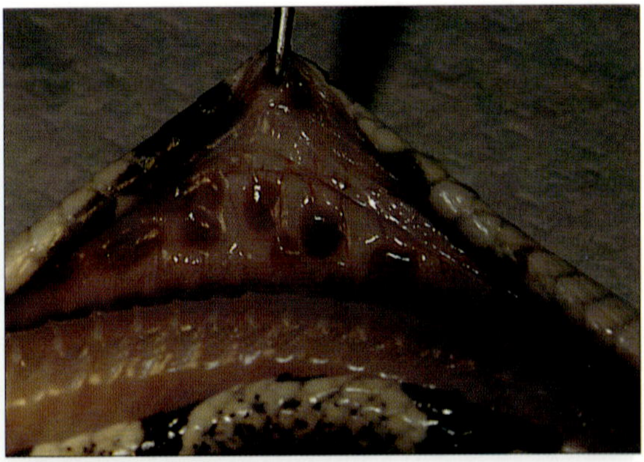

98 Hier sehen Sie die Überreste eines Parasiteneis bei einem Blauzungenskink.
a) Worum handelt es sich?
b) Welchen Entwicklungszyklus durchläuft dieser Parasit?
c) Ist dieser Parasit pathogen für einen Skink?
d) Wenn ja, wie sieht eine wirksame Behandlung aus?

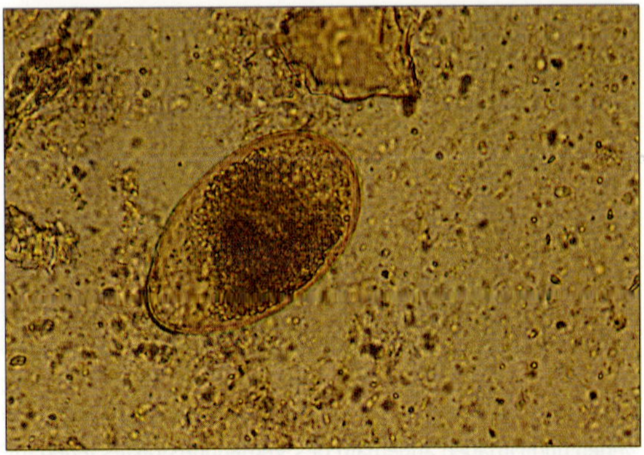

99 a) Unter welchem Zustand leidet diese bereits lange Zeit in Gefangenschaft lebende semiaquatische Sumpfschildkröte?
b) Wie würden Sie diese Schildkröte behandeln?
c) Welche Empfehlungen würden Sie dem Besitzer geben, um diesen Zustand zu verhindern?

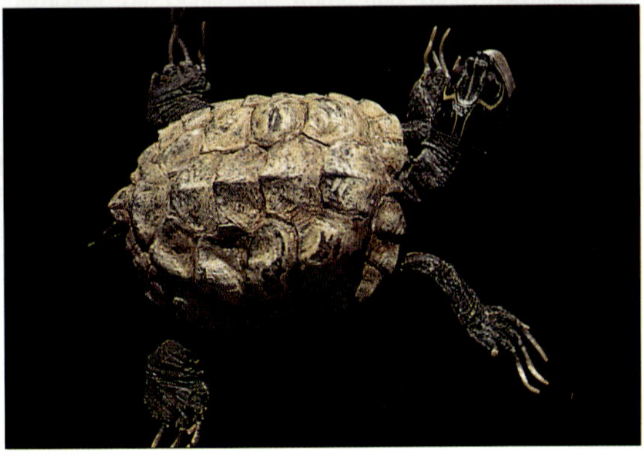

100 a) Röntgendichte Zubildung (Flüssigkeit!) in der Körpermitte, die auf eine diffuse Magenhypertrophie hindeutet. Diese Befunde weisen auf eine Kryptosporidiose hin.
b) Führen Sie eine Magenspülung durch, indem Sie einen Harnblasenkatheter aus Plastik oder Gummi über den Ösophagus in den Magen einführen und 5–10 ml Ringerlaktatlösung einleiten. Massieren Sie den nun leicht gedehnten Magen kurz mit Ihren Fingern; aspirieren Sie eine geringe Menge der Spülflüssigkeit und geben Sie einige Tropfen auf einen Objektträger; färben Sie entweder den frischen Abstrich mit Merthiolat oder fertigen Sie ein Trockenpräparat mit Säure-Schnellfärbung an. Untersuchen Sie nun auf *Cryptosporidium serpentis.*

101 a) Nekrotisierende Dermatitis.
b) Iatrogene Vitamin-A-Hypervitaminose. Diese Erkrankung tritt oftmals als Folge intramuskulärer Vitamin-A-Injektionen auf. Das Auftreten von Erythemen und Blasenbildung ungefähr 10–12 Tage nach der Vitamin-A-Injektion ist charakteristisch. Innerhalb weniger Tage beginnt sich die betroffene Haut abzulösen und legt das nun für opportunistische pathogene Keime leicht zugängliche darunterliegende Gewebe frei.
c) Das freigelegte Gewebe muß vorsichtig gesäubert und mit einer geeigneten antibiotischen Salbe abgedeckt werden. Außerdem sollte eine parenterale oder perorale Antibiotikatherapie eingeleitet werden. Wichtig sind weiterhin unterstützende pflegerische Maßnahmen, die vor allem optimale Ernährungs- und Temperaturverhältnisse sowie einen ausgeglichenen Flüssigkeitshaushalt gewährleisten sollten.
d) Günstig. Die meisten Schildkröten erholen sich komplikationslos.
e) Dieser Zustand läßt sich vermeiden, indem Vitamin-A-haltige Pharmaka nur dann appliziert werden, wenn dafür klinisch zu rechtfertigende Indikationen bestehen.*) Grundsätzlich ist die perorale Vitamin-A-Verabreichung der Injektion vorzuziehen.

*) Die Dosierung sollte in diesen Fällen 50 000 IE/kg nicht überschreiten.

102 Mikroskopische Aufnahme eines angefärbten Blutausstrichs einer Rotwangen-Schmuckschildkröte.

a) Wie lautet Ihre Diagnose?

b) Welche Bedeutung hat dieser Zustand?

c) Wie würden Sie diese Erkrankung behandeln?

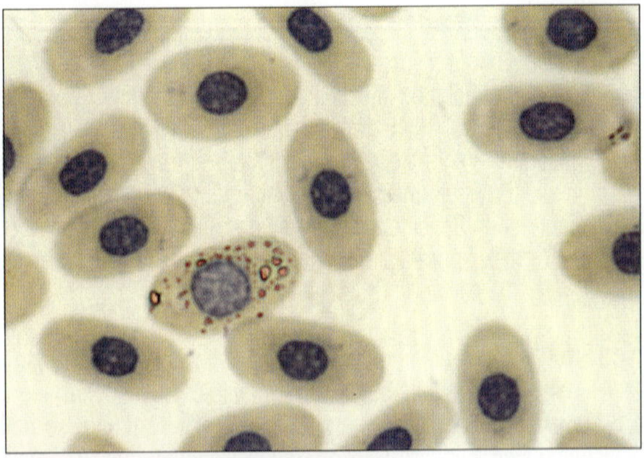

103 Dieser Leopard-Gecko zeigt die typischen, augenfälligen Veränderungen einer metabolischen Knochenerkrankung. Diese Mineralisierungsstörung der Knochen kommt relativ häufig bei in Gefangenschaft gehaltenen herbivoren und insektivoren Echsen vor.

a) Was kann diese Störung verursachen?

b) Welche Punkte sollten Sie mit dem Besitzer diskutieren?

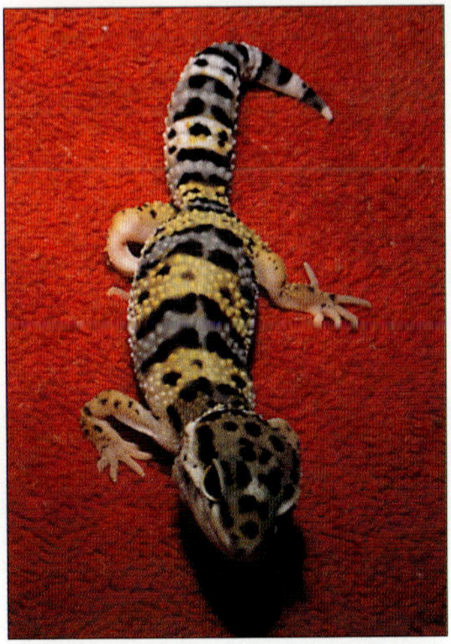

104 Bei der Sektion einer herbivoren Echse (z. B. eines Grünen Leguans) wird hin und wieder eine weiße oder weißgraue Streifung der Skelett- und/oder Herzmuskulatur diagnostiziert. Welche der folgenden Mangelzustände liegen dieser Veränderung am wahrscheinlichsten zugrunde?

a) Vitamin K und Warfarin.

b) Vitamin D und Phosphor.

c) Vitamin D und Kalzium.

d) Vitamin E und Selen.

e) Vitamin A und Phospholipide.

102 a) Plasmodienbefall. Bei den lichtbrechenden, intrazytoplasmatischen Einschlüssen handelt es sich um *Plasmodium* spp.
b) Die Hauptbedeutung dieser malariaartigen Infektion liegt in ihrem anämieauslösenden Potential und in der massenhaften Umwandlung von Thrombozyten in Erythrozyten, um deren Mengendefizit auszugleichen. Wenn die Thrombozytenkonzentration unter einen Schwellenwert sinkt, kann dies Blutgerinnungsstörungen und somit das Auftreten spontaner Blutungen zur Folge haben.
c) Verabreichen Sie eine Initialdosis von Chloroquinphosphat (5 mg/kg peroral) und Primaquinphosphat (0,5 mg/kg peroral); anschließend wöchentliche Dosen von 2,5 mg/kg beziehungsweise 0,5 mg/kg über die nächsten drei bis vier Monate.

103 a) Eine Überversorgung mit Vitamin-Mineralprodukten kann zu iatrogener Vitamin-A- und Vitamin-D_3-Hypervitaminose führen und damit zu verschiedenen Formen metabolischer Knochenerkrankungen.
b) Füttern Sie eine natürlichere, ausgewogene Nahrung, so daß Vitamin- oder Mineralzusätze nicht notwendig sind. Leopard-Geckos sind Insektivoren, fressen jedoch genauso gern Früchte und weiches Gemüse. Die als Beutetiere für Echsen verwendeten Insekten können mit beta-karotinreichem, frischem Grünzeug sowie gelbem und orangefarbenem Gemüse gefüttert werden, damit ihr beta-karotinreicher Darminhalt dem Gecko als Substrat für die endogene Synthese von Vitamin A zur Verfügung steht. Ungefiltertes Sonnenlicht oder UV-Licht ermöglichen den Echsen die endogene Vitamin-D_3-Synthese.

104 d) Vitamin-E- und Selenmangel können die »Weißmuskelkrankheit« verursachen. Die mikroskopische Aufnahme (**unten**) stammt von einem histologischen Schnitt eines Skelettmuskels eines Schwertleguans. Beachten Sie die blasse Färbung, den Verlust der Querstreifung und die Infiltration mit kleinen mononukleären Leukozyten (HE-Färbung, 67fache Originalvergrößerung).

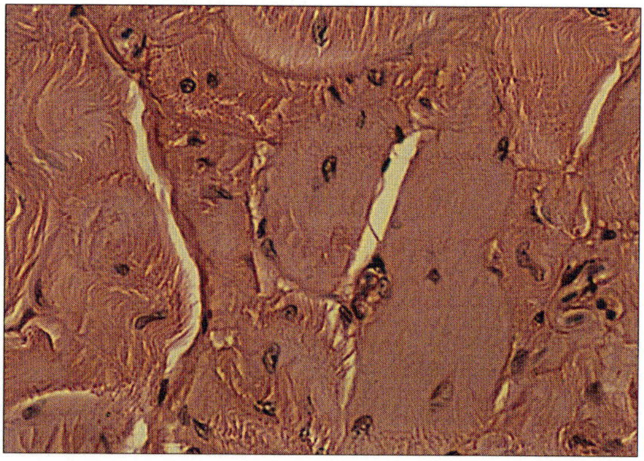

105 Das Auge dieser juvenilen Agame ist angeschwollen.

a) Welche Tests und Methoden würden Sie anwenden, um zu einer exakten Diagnose zu gelangen?

b) Wie würden Sie die Agame behandeln?

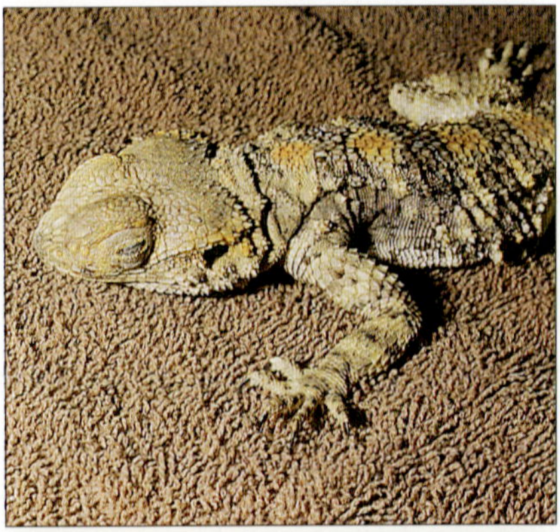

106 Diese beiden paarigen, über dünne Verbindungen zusammenhängenden Organismen wurden im Kot einer Kalifornischen Königsnatter gefunden.

a) Wie lautet Ihre Diagnose?

b) Sind sie pathogen?

c) Wenn ja, wie sieht Ihre Behandlung aus?

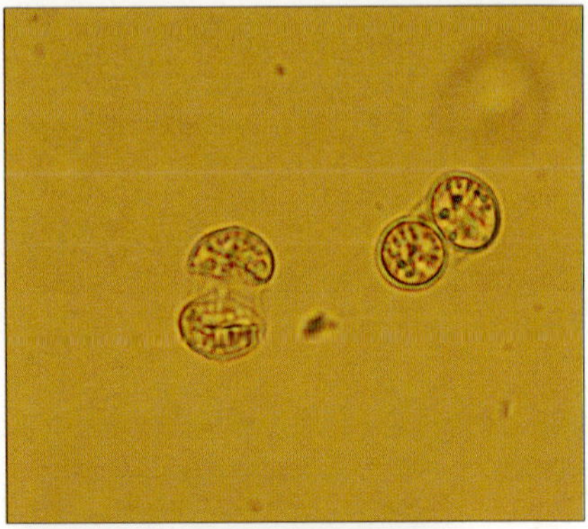

107 Diese dorso-ventrale Röntgenaufnahme zeigt eine Pazifik-Wasserschildkröte, die einen Angelhaken an einer Nylonschnur verschluckt hat.

a) Wie würden Sie diesen Angelhaken entfernen, und welche weitere Behandlung schlagen Sie für die Schildkröte vor, bevor sie nach Hause entlassen wird?

b) Welche postoperativen Komplikationen sollten bedacht werden?

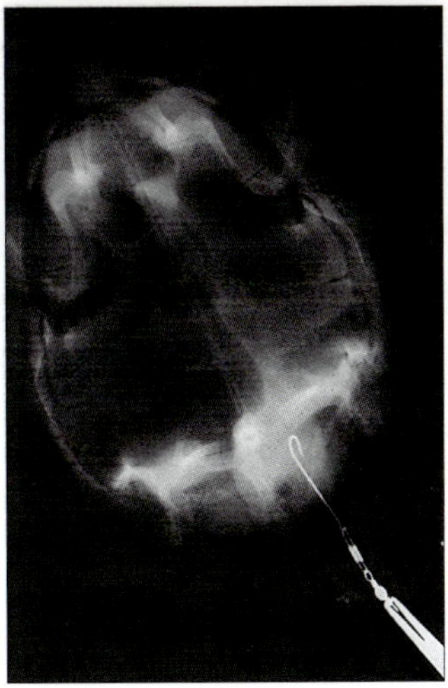

108 Was ist die Ursache dafür, daß die Eischalen einiger Echsen und Schildkröten bei der Ablage zu weich sind?

105 a) Aspirieren Sie eine Exsudatprobe für eine mikrobiologische Kultur mit Resistenztest und für eine zytologische Untersuchung; verwenden Sie Gram- und PAS-Färbungen, um einen ersten Anhaltspunkt über beteiligte bakterielle oder mykotische Keime zu erhalten.
b) Inzidieren, drainieren und spülen Sie die Schwellung mit verdünnter Chlorhexidinlösung. Leiten Sie eine perorale Therapie mit einem bakteriziden Breitspektrumantibiotikum ein, das nach dem Ergebnis der Gram-Färbung wirksam sein müßte; wechseln Sie das Antibiotikum, wenn es sich im Resistenztest als unwirksam erweisen sollte.

106 a) *Sarcocystis* spp.
b) Sie sind nicht für den Hauptwirt, sondern eher für die Zwischenwirte (Nager) pathogen.
c) Eine Behandlung ist nicht notwendig. Diese Protozoen können jedoch durch die Verabreichung von Trimethoprim-Sulfadiazin oder Trimethoprim-Sulfamethoxazol (10–20 mg/kg täglich über zwei Wochen) erfolgreich bekämpft werden.

107 a) Anästhesieren Sie die Schildkröte, so daß die Maulhöhle ohne Widerstand geöffnet werden kann; führen Sie ein Endoskop oder ein langes, schmales Spekulum entlang der immer noch am Angelhaken fixierten Schnur ein; ergreifen Sie nun den Angelhaken und inzidieren Sie vorsichtig die Ösophaguswand. Achten Sie unbedingt darauf, diese Inzision so klein wie möglich zu gestalten. Nun ziehen Sie den Haken zurück und schließen die Ösophaguswunde mit einer versenkten Naht. Leiten Sie eine Therapie mit einem bakteriziden Breitspektrumantibiotikum ein, und sorgen Sie für einen ausgeglichenen Flüssigkeitshaushalt.
b) Ösophagitis, Ösophagusstriktur/-stenose, Ösophagusabszeß.

108 Die Eischalen der meisten Schlangen und vieler Echsen sind ziemlich weich und lederartig. Oftmals dehnen sie sich aus und passen sich dem sich darin entwickelnden Embryo oder Fetus an. Die Eischalen der meisten Schildkröten und Panzerechsen (Crocodylia) sind jedoch kalkhaltig. Bei niedrigem Kalziumgehalt der Nahrung und bei Vitamin-D_3-Hypovitaminose bleiben die Eischalen der meisten Reptilien unnatürlich weich. Jeder Hypokalzämie auslösende Zustand, wie z. B. primärer Hypoparathyreoidismus, kann ebenfalls die Ursache zu weicher Eischalen sein.

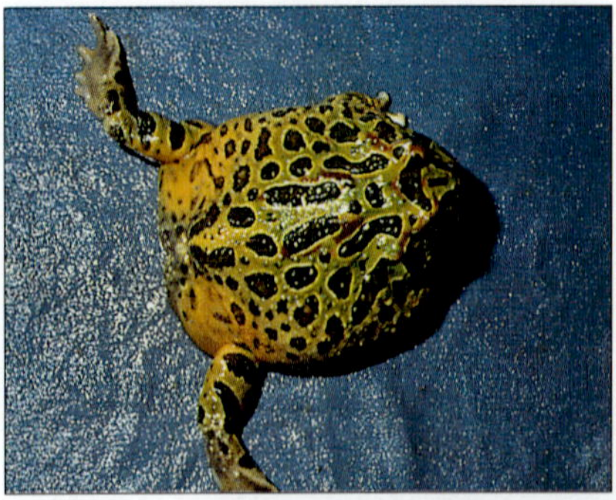

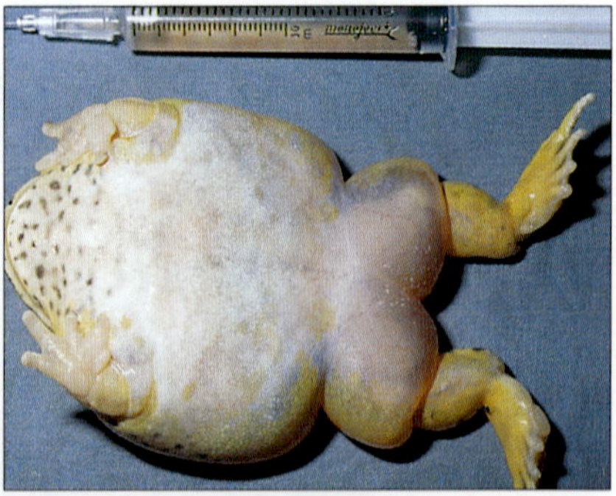

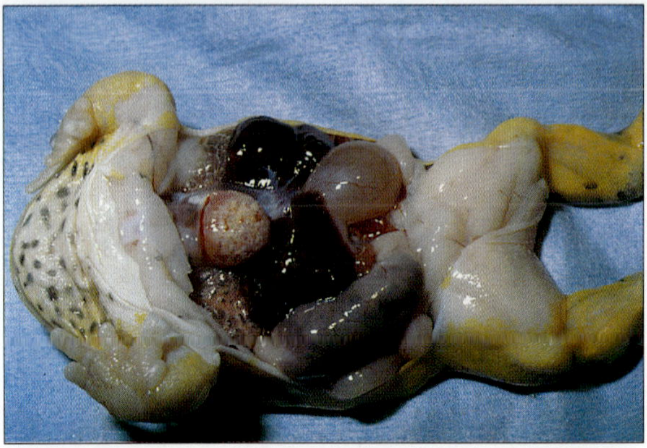

109 Dieser adulte männliche Schmuckhornfrosch (**oben, links** und **rechts**) wurde aufgrund hochgradiger Apathie und einer deutlichen Auftreibung der Zölomhöhle vorgestellt. Laut Vorbericht war der Frosch vorher unauffällig und wurde dreimal wöchentlich mit drei bis fünf 9–12 g schweren Futtergoldfischen (Kometenschweife) gefüttert. Die Fische wurden mit handelsüblichem Flockenfutter für Fische gefüttert. Die Flüssigkeit ergoß sich nicht nur in die Zölomhöhle, sondern infiltrierte auch das subkutane Gewebe der Hintergliedmaßen und des Rumpfes. Die mit einer sterilen Kanüle aspirierte Flüssigkeit hatte einen hohen Gehalt an BUN und ein spezifisches Gewicht von 1007. Sie war zellfrei und auch nach zehn Stunden noch nicht geronnen. Nachdem 18 ml dieser Flüssigkeit aspiriert worden waren, besserte sich der Zustand des Frosches unmittelbar. Vier Stunden später starb er allerdings, und weitere 8,4 ml Flüssigkeit konnten aspiriert werden. Bei der Sektion zeigte sich, daß der Herzbeutel dilatiert und mit festen, gelben Ablagerungen angefüllt war, die am Epikard anhafteten und dieses vollständig bedeckten (**unten**). Die Leber war blaßbraun und hatte stumpfe Ränder. Eine einzelne, blaßgelbe Zubildung befand sich am Übergang vom rechten zum linken Leberlappen. Die Nieren waren leicht vergrößert und mit winzigen, graugelben Herden gesprenkelt. Im Fundus der Harnblase wurde ein 0,4 cm großer, blaßgelber Harnstein gefunden. Die übrigen Organe waren unauffällig.

a) Wie lautet Ihre Diagnose?

b) Welcher Zusammenhang besteht mit der Ernährung des Frosches?

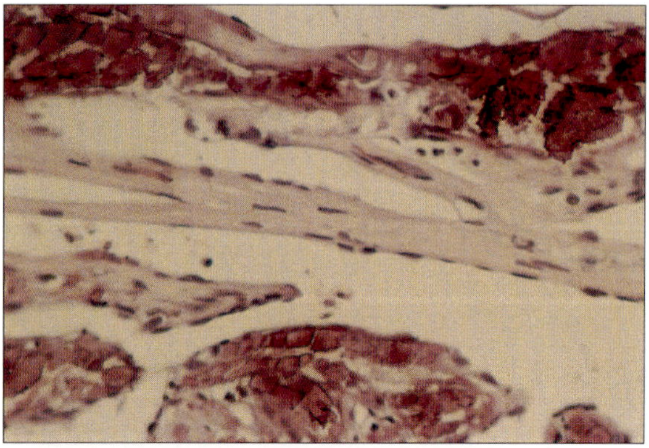

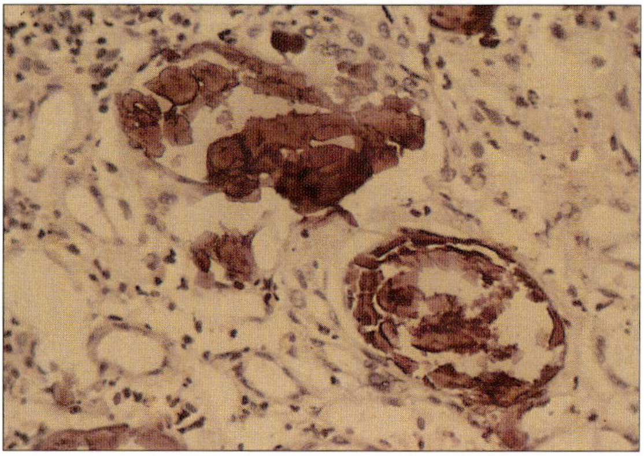

109 a) Multifokale Mineralisierung (Kalzifizierung) des Weichteilgewebes und Versagen mehrerer Organfunktionen aufgrund einer Vitamin-D_3-Hypervitaminose und Hyperkalzämie.

b) Durch den Verzehr von Kometenschweif-Goldfischen, die kurz vor dem Verfüttern mit handelsüblichem Flockenfutter für Fische gefüttert worden waren, nahm der Frosch enorme Dosen von Vitamin D_3 auf. Die Vitamin-D_3-Hypervitaminose begünstigte eine erhöhte Kalziumresorption aus dem Dickdarm, was zu Kalziumablagerungen in normalerweise nicht kalzifizierten Organen führte. Diese Ablagerungen wurden in Herz (**oben**), Nieren, Leber (**unten**) und im Verdauungstrakt gefunden. Der Aszites war also möglicherweise direkte oder indirekte Folge eines Herzfehlers, eines Nierenfehlers, eines Leberfehlers und nicht zuletzt einer geringgradigen Proteinverlustenteropathie. Alle diese Zustände trugen zur Ansammlung von Aszites- und Ödemflüssigkeit bei.

110 Hier sehen Sie den Kadaver eines Grünen Leguans kurz vor der Sektion.
a) Welche bedeutende Veränderung weist der Leguan auf?
b) Die Dysfunktionen welcher viszeralen Organe hängen wahrscheinlich mit diesem Zustand zusammen?

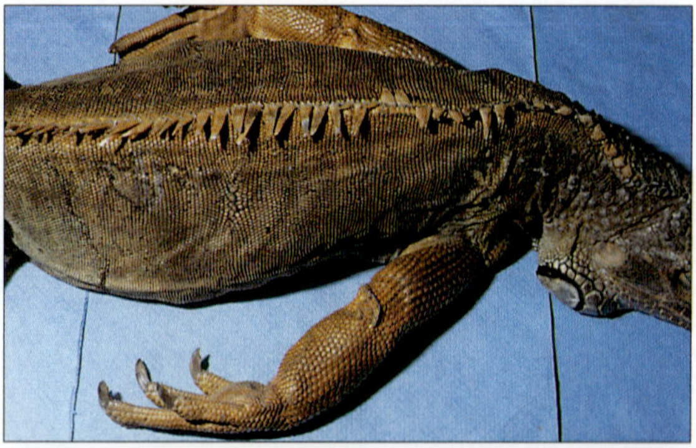

111 Diese juvenile Abgottschlange zeigt ein als »Sterngucken« bezeichnetes Verhalten.
a) Wie interpretieren Sie dieses Verhalten?
b) Auf welche Weise hilft Ihnen dieser Befund, eine Verdachtsdiagnose und eine Prognose zu stellen?

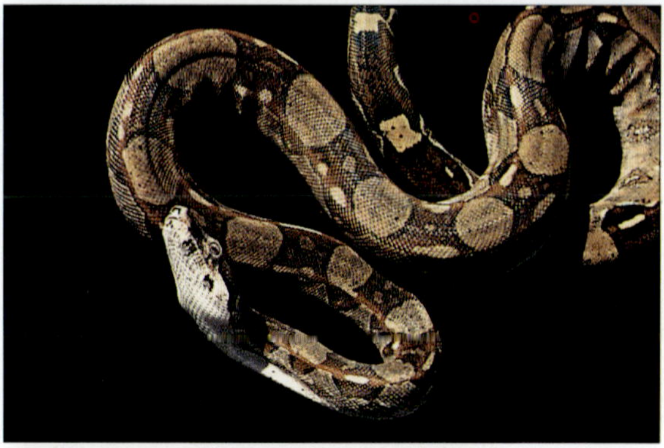

112 Die Skleren dieses 14jährigen männlichen Grünen Leguans verfärbten sich innerhalb der letzten Monate fortschreitend braun. Die Nahrungsaufnahme, der Kotabsatz sowie das Allgemeinbefinden des Leguans sind physiologisch.
a) Wie lautet Ihre Diagnose?
b) Welche Bedeutung haben die pigmentierten Skleren?

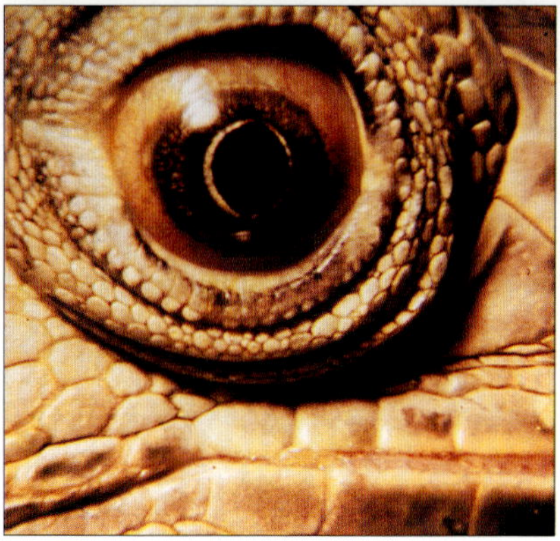

110 a) Hochgradiger Ikterus.
b) Leber, Gallenblase und/oder Gallengangsystem.

111 a) Meningoenzephalitis.
b) »Sterngucken« ist ein ernstes Krankheitszeichen, da sich einmal geschädigtes Nervengewebe nicht wieder regeneriert. Zerstörte Zellen des Zentralnervensystems werden nicht ersetzt. Deshalb ist eine Genesung unwahrscheinlich. Für das unspezifische klinische Anzeichen des Sternguckens können Protozoen sowie bakterielle und mykotische Pathogene verantwortlich sein. Als ätiologische Agenzien für die Meningoenzephalitis bei Schlangen treten jedoch meistens Viren auf, vor allem Paramyxoviren, Reoviren und Lentiviren. Aber auch einige andere Viren können dieses ernste neurologische Symptom verursachen.

112 a) Melaninpigmentation der Skleren.
b) Das Dunkelwerden der Skleren ist ein physiologisches, altersbedingtes Phänomen bei älteren Leguanen und somit klinisch nicht bedeutsam.

113 a) Welche Erkrankung erkennen Sie an der Haut dieser Schlange?
b) Wie würden Sie diesen Zustand behandeln?
c) Welche Änderungen der Haltungsbedingungen würden Sie vorschlagen, um diese Erkrankung zu verhindern?

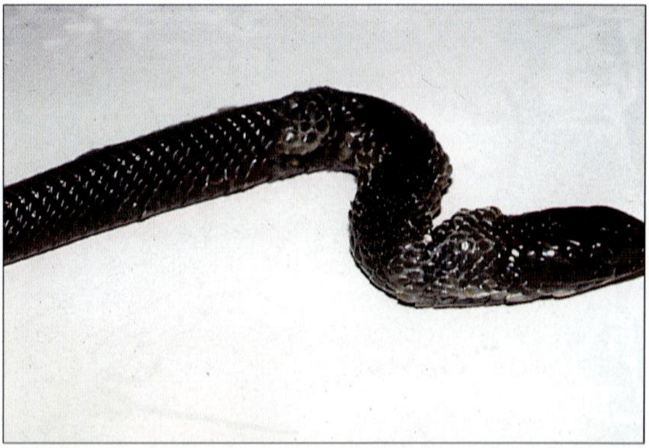

114 a) Identifizieren Sie diese Blutzelle eines Schwertleguans.
b) Welche Funktion hat sie?

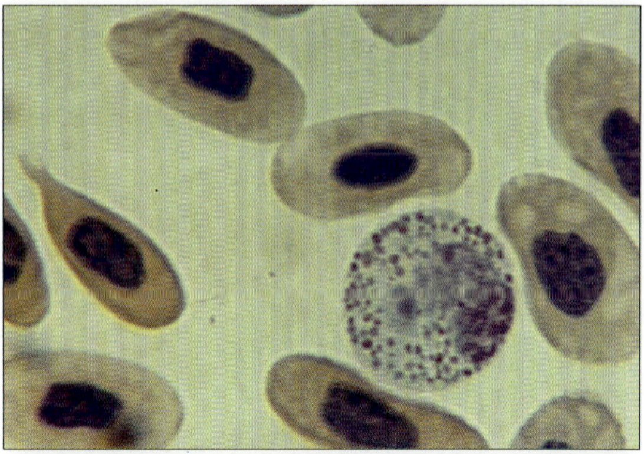

115 Diese beiden dreijährigen weiblichen Rotwangen-Schmuckschildkröten werden unter verschiedenen Bedingungen gehalten. Die Schildkröte rechts ist gesund.
a) Welche Diagnose stellen Sie für die linke Schildkröte?
b) Welche Haltungsfehler könnten für den Zustand dieser Schildkröte verantwortlich sein?
c) Wie würden Sie diesen Zustand behandeln?

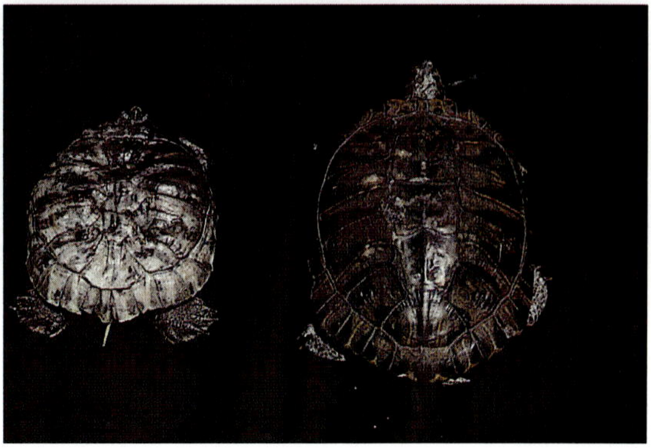

113 a) Vesikuläre Dermatitis (Bläschenausschlag, »blister disease«).
b) Parenterale, bakterizide Antibiotikatherapie, unterstützende Flüssigkeitsersatztherapie und wiederholtes Baden in 0,75prozentiger Chlorhexidinlösung (30 Minuten täglich) bis zum vollständigen Abheilen der Haut.
c) Obwohl es sich um eine bakterielle Infektion handelt, ist diese Erkrankung meistens eine Folge schmutziger, feuchter Haltungsbedingungen. Deshalb sollte Terrarienhygiene wesentlicher Bestandteil der Prophylaxe sein.

114 a) Heterophiler Granulozyt. Beachten Sie die zahlreichen kleinen, bräunlich-roten Granula und das leicht blasse, basophile Zytoplasma.
b) Heterophile dienen als Phagozyten, reagieren auf chemotaktische Stimuli und setzen lytische Enzyme frei.

115 a) Metabolische Knochenerkrankung (Rachitis bzw. Osteodystrophia fibrosa).
b) Eine phosphorreiche und kalziumarme Ernährung, Vitamin-D_3-Hypovitaminose und ein Mangel an ungefiltertem Sonnenlicht oder an Vollspektrum-UV-Licht können dafür verantwortlich sein.
c) Sorgen Sie für eine natürlichere, kalziumreiche und mäßig phosphorhaltige Ernährung. In Frage kommen knochengewebshaltige Futtermittel, wie zum Beispiel lebende Fische oder handelsübliches Wasserschildkrötenfutter sowie kalziumreiche Blattpflanzen und Algen. Falls notwendig, kann Kalziumlaktat oder -glukonat peroral oder parenteral verabreicht werden (1,0–2,5 mg/kg täglich). Obwohl der knöcherne Carapax und das knöcherne Plastron durch die Verbesserung der Ernährung möglicherweise remineralisiert werden, bleiben die Verformungen wahrscheinlich bis an das Lebensende der Schildkröte sichtbar.

116 Dieser adulte weibliche Leguan (**rechts**) weist bilaterale Läsionen oberhalb der Schultern auf.
a) Wie lautet Ihre Diagnose?
b) Welche Bedeutung haben diese Läsionen?
c) Was können Sie dem Besitzer vorhersagen?

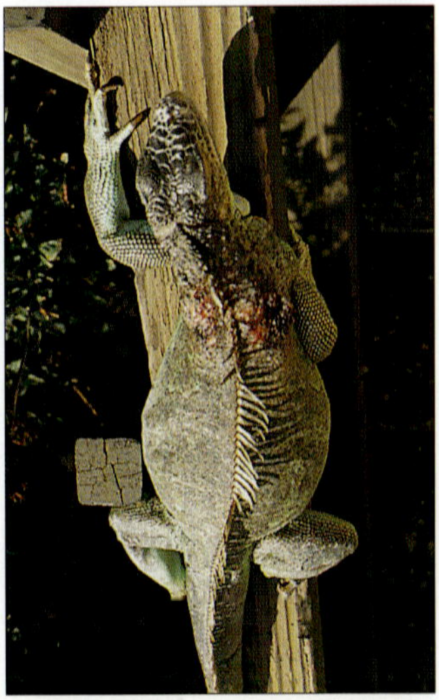

117 Welche der folgenden Blutbestandteile von Reptilien besitzen Funktionen, die denen der polymorphkernigen neutrophilen Granulozyten der Säuger entsprechen?
a) Basophile Granulozyten.
b) Eosinophile Granulozyten.
c) Histiozytäre Makrophagen.
d) Thrombozyten.
e) Heterophile Granulozyten.

118 Dieses Ei wurde bei der mikroskopischen Untersuchung der Fäzes einer Australischen Bartagame gefunden.
a) Wie lautet Ihre Diagnose?
b) Wie sieht die Behandlung aus?

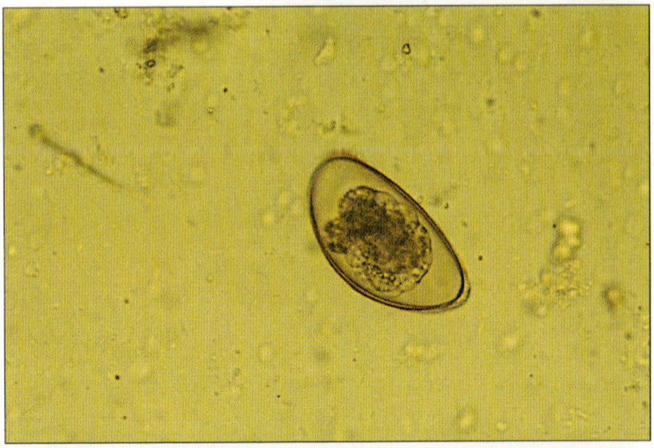

119 Die Skleren dieses halb ausgewachsenen Lewis' Kubaleguans sind leuchtend rot. Das Sehvermögen erscheint normal, der Leguan kratzt nicht an den Augen. Wie lautet Ihre Diagnose?

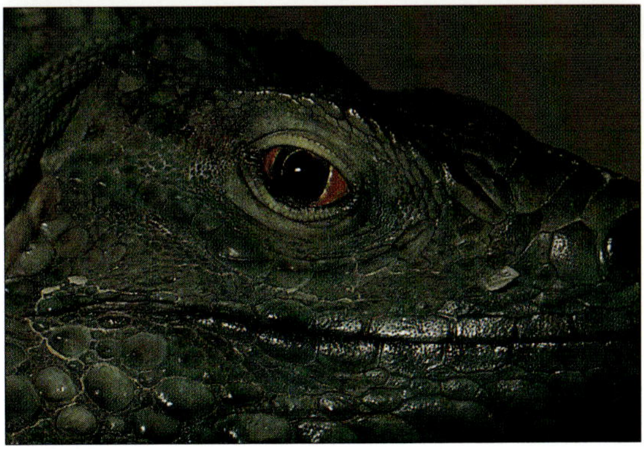

116 a) Bißverletzung durch das Festhalten mit den Kiefern eines männlichen Leguans bei der Kopulation.
b) Der Leguan ist gravid, und die Eier sind wahrscheinlich befruchtet.
c) Die Zölomhöhle wird sich allmählich ausdehnen, bis schließlich die Eiablage erfolgt. Deshalb sollte rechtzeitig ein geeigneter Nistplatz mit geeignetem Nistmaterial vorbereitet werden.

117 e) Heterophile Granulozyten.

118 a) Oxyurenei.
b) Pyrantelpamoat (5 mg/kg peroral, 2 × im Abstand von zwei Wochen). Thiabendazol (50 mg/kg), Fenbendazol (50 mg/kg), Mebendazol (20 mg/kg) und Levamisol (5 mg/kg) sind ebenfalls wirksam.

119 Bei dieser Spezies (und einigen anderen) der Kubaleguane sind leuchtend rote Skleren physiologisch. Eine Behandlung ist also nicht erforderlich.

120 Eine grüne Rattenschlange weist eine Schwellung der Zölomhöhle im Bereich des Herzens auf. Durch Parazentese wird eine trübe Flüssigkeit gewonnen.
a) Wie lautet Ihre Verdachtsdiagnose?
b) Welche Differentialdiagnosen kommen in Frage?
c) Wie könnten Sie eine exakte Diagnose stellen?

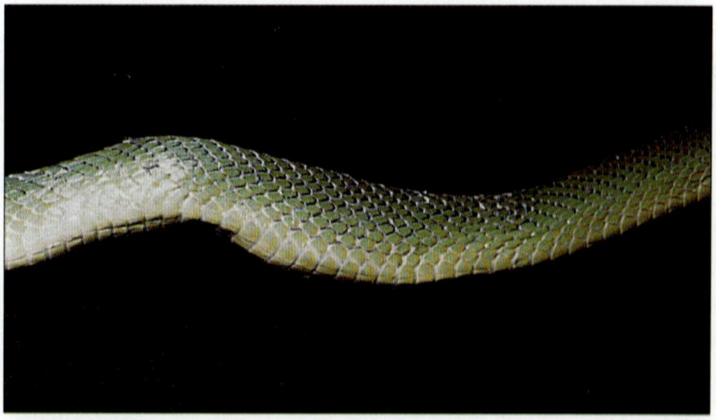

121 Der Burmesische Tigerpython (**unten links**) und die Rosenboa (**unten rechts**) weisen eine im wesentlichen identische pathologische Veränderung auf.
a) Wie lautet Ihre Diagnose?
b) Welche Ätiologie liegt dieser Erkrankung zugrunde?
c) Wie würden Sie diesen Zustand behandeln?
d) Wie lautet die Prognose?

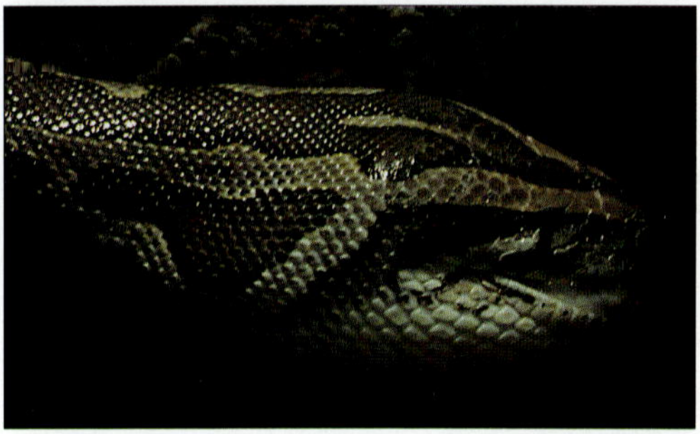

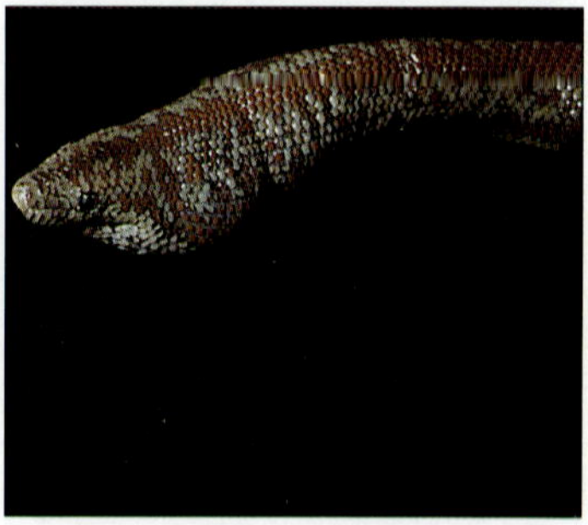

122 Warum ist es beim Umgang mit Reptilien unbedingt erforderlich, deren Körper so zu unterstützen, daß keine große (Zug-)Kraft auf den Hals- und Schädelbereich des Skeletts ausgeübt wird?

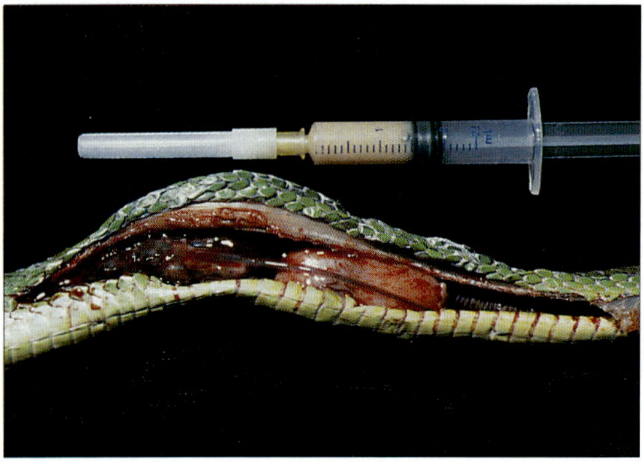

120 a) Ein mit flüssigem Eiter gefüllter Abszeß (**links**).
b) Differentialdiagnosen sind: Neoplasie, parasitäre oder andere erworbene Zyste(n) und Magenhypertrophie infolge einer Kryptosporidiose.
c) Zytologie, Gram-Färbung und mikrobiologische Kultur aspirierten Exsudats.

121 a) Intermandibuläre Phlegmone.
b) Die synergistischen Effekte von Infektionen mit *Pseudomonas fluorescens* und *Aeromonas hydrophila.*
c) Dieser Zustand erfordert eine sofortige, zielgerichtete Behandlung mit wirksamen bakteriziden Antibiotika, unterstützender Flüssigkeitstherapie, zusätzlicher Wärme und intensiven pflegerischen Maßnahmen. In Versuchen sprach diese Mischinfektion gut auf die Behandlung mit Butirosinsulfat an. Dieses Medikament war jedoch zum Zeitpunkt des Drucks dieses Buches nicht im Handel erhältlich.
d) Vorsichtig bis schlecht.

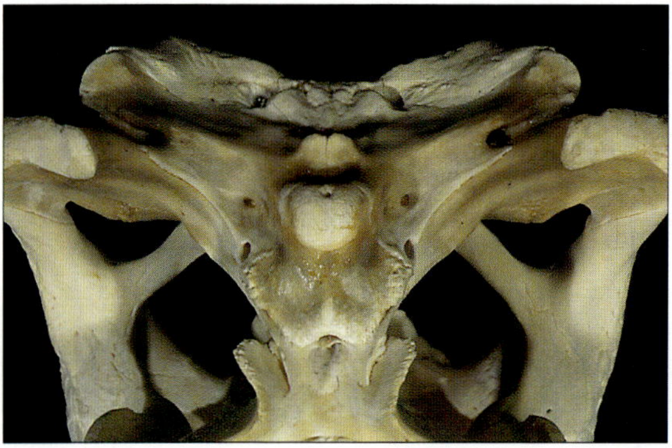

122 Reptilien besitzen nur eine einzige okzipitale Kondyle, die ihren Schädel stützt (**links**). Wird zu viel Kraft auf den Schädel, den Hirnstamm und das Rückenmark ausgeübt, besteht die Gefahr einer Traumatisierung. Deshalb ist es zwingend erforderlich, den Körper von Reptilien beim Festhalten und/oder Hochheben zu unterstützen, damit keine übermäßige Kraft auf den Kopf und die Halswirbelsäule einwirken kann.

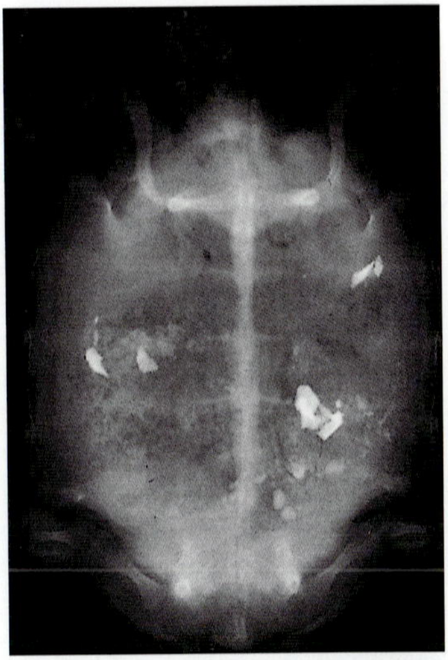

123 Diese Röntgenaufnahme stammt von einer adulten Wüsten-Gopherschildkröte, bei deren klinischer Untersuchung Anorexie, Anämie sowie Erblindung festgestellt wurden.
a) Wie lautet Ihre Diagnose?
b) Wie würden Sie Ihre Diagnose absichern?
c) Welche Behandlung schlagen Sie vor?

124 Die grauweißen, halbfesten Ausscheidungen des Harnapparates terrestrischer Reptilien weichen stark von denen der meisten Säugetiere ab.
a) Worum handelt es sich bei der mikrokristallinen Substanz, die den Hauptanteil der Ausscheidungsprodukte des Harnapparates bildet?
b) In welcher Weise beeinflußt dieser Unterschied die Art der Behandlungen, die Sie an Reptilien vornehmen?

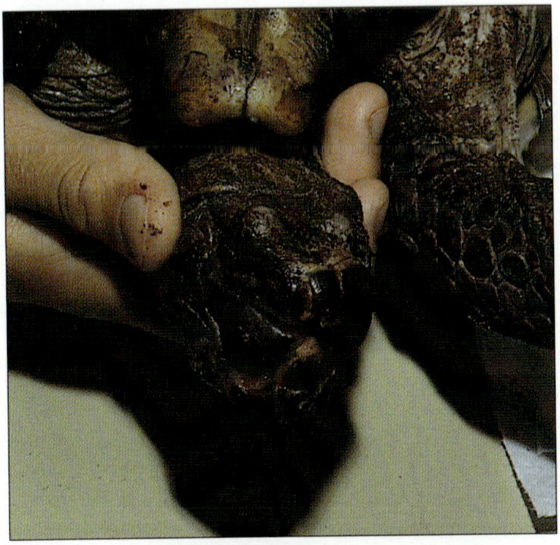

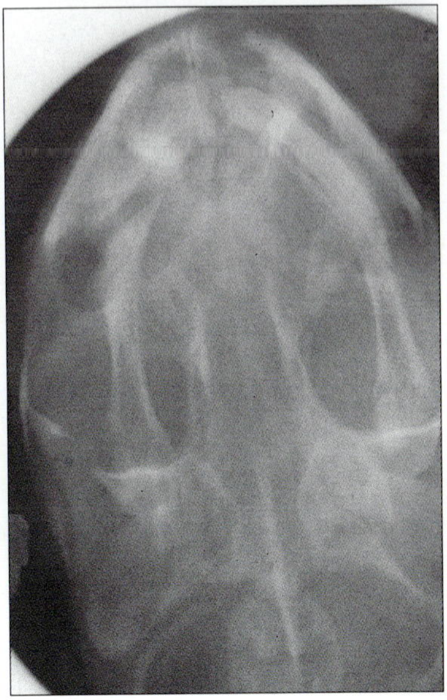

125 Hier sehen Sie den Kopf einer Schildkröte (**oben links**) unmittelbar nach einer schweren Traumatisierung ihrer Mandibula, Prämaxilla, Maxilla und Nasenknochen. Die Röntgenaufnahme (**rechts**) stammt vom Kopf dieser Schildkröte.
a) Welche Maßnahmen haben absolute Priorität?
b) Welche weiterführenden Behandlungsmaßnahmen leiten Sie ein?
c) Wie lautet die Prognose?

123 a) Im Magen-Darm-Trakt lassen sich zahlreiche metallische Objekte erkennen. Es stellte sich heraus, daß es sich dabei um Splitter eines bleihaltigen Anstrichs handelte, die eine Bleivergiftung verursacht hatten.
b) Bestimmung des Bleigehaltes im Blut. Im Blutplasma waren 211 μg/dl Blei enthalten (Bleigehalt des Kontrollplasmas: 25,7 μg/dl).
c) Entfernen Sie die Bleifragmente aus dem Magen mittels Endoskop und langer Pinzetten. Verabreichen Sie Natrium-Kalzium-EDTA (35 mg/kg täglich über zwei Wochen) langsam intravenös über eine Schmetterlingskanüle in die Jugularvene.

124 a) Urate (Natrium-, Ammonium-, Kalzium- und Kaliumsalze der Harnsäure).
b) Da die meisten terrestrischen Reptilien Stickstoff hauptsächlich als Urate ausscheiden und diese kaum löslich sind, ist es außerordentlich wichtig, bei der Behandlung kranker Reptilien die Flüssigkeitsversorgung und das Plasmavolumen aufrechtzuerhalten, damit sich Pharmaka nicht anreichern und dabei toxische Konzentrationen erreichen können. Da viele kranke Reptilien nicht von selbst trinken wollen, sollten sie eine parenterale Flüssigkeitsversorgung erhalten.

125 a) Sorgen Sie für freie Atemwege; falls notwendig, benutzen Sie einen Endotrachealkatheter; kontrollieren Sie Blutungen; behandeln Sie alle Verletzungen an den Augen und andere Weichteilverletzungen; achten Sie auf Anzeichen eines traumatischen oder hypovolämischen Schocks, und behandeln Sie ihn gegebenenfalls.
b) Sobald der Zustand der Schildkröte stabil ist, legen Sie sie mit einem Sauerstoff-Lachgas-Isofluran-Gemisch in Narkose; fixieren Sie die zahlreichen Frakturen von Maxilla und Mandibula durch Drahtcerclagen (**unten links**); stabilisieren Sie die Drähte mit kalthärtendem Dentalacryl. **Unten rechts** sehen Sie die Schildkröte unmittelbar nach Entfernen des Endotrachealtubus. Das Dentalacryl wurde schließlich zwei Jahre nach dem Eingriff wieder entfernt.
c) Günstig. Trotzdem ist in solchen Fällen eine langwierige, intensive und geduldige Pflege durch den Besitzer erforderlich.
In diesem Fall mußte die Schildkröte über einen Zeitraum von fast zwei Jahren per Hand gefüttert und getränkt werden. Hier wird deutlich, daß mit Hilfe eines verantwortungsbewußten Besitzers häufig selbst stark traumatisierte Patienten genesen können.

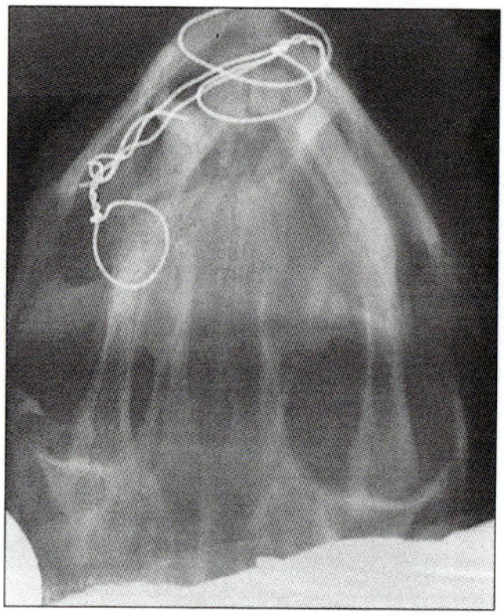

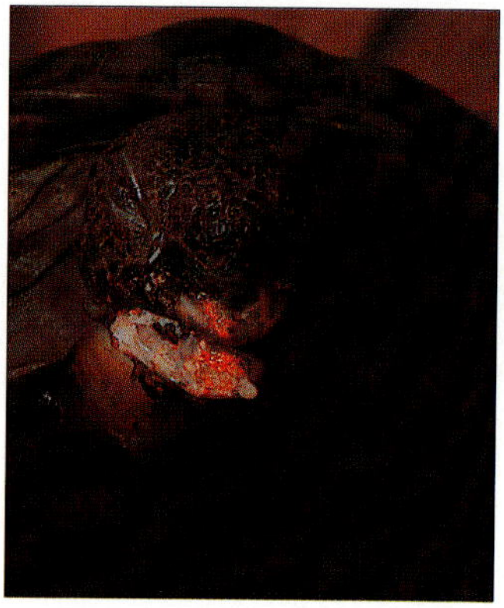

126 Hier sehen Sie die Nieren einer Asiatischen Rattenschlange während der Obduktion.
a) Wie lautet Ihre Diagnose?
b) Welche beiden Ursachen kommen für diesen Zustand bei in Gefangenschaft gehaltenen Schlangen am wahrscheinlichsten in Frage?

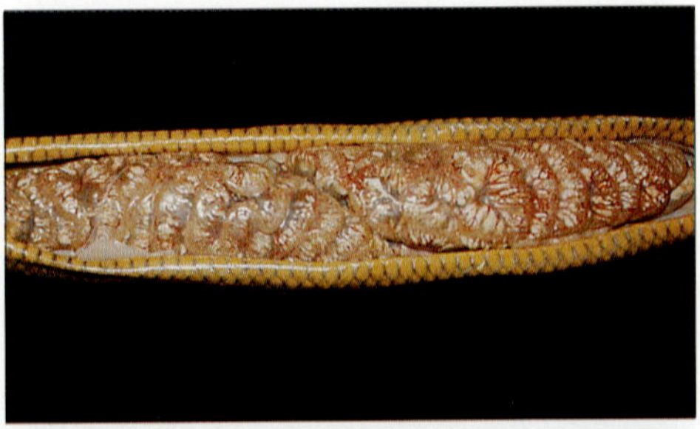

127 a) Zu welcher Diagnose kommen Sie, wenn Sie sich diese juvenile Abgottschlange betrachten?
b) Wie würden Sie diesen Zustand behandeln?
c) Wie kann er vermieden werden?

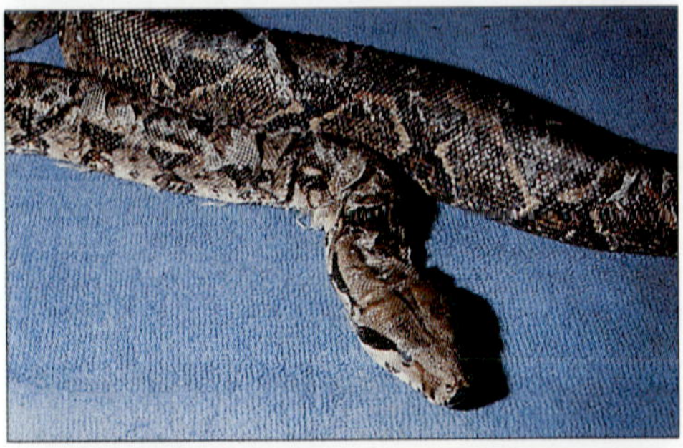

128 Dieser Blutausstrich (Wright-Färbung) stammt von einem Lappenchamaleon. Eine der Zellen besitzt neben dem Zellkern noch andere Strukturen.
a) Wie lautet Ihre Diagnose?
b) Welche Bedeutung hat dieser Zustand?

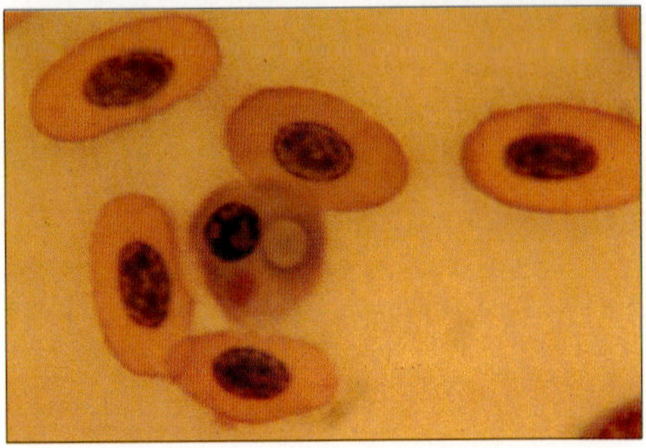

129 In einem Punkt unterscheidet sich Amphibien- und Reptilienblut entscheidend vom Blut der Säuger. Dies ist wichtig bei der Aufbereitung, Untersuchung und Interpretation von Blutproben von Amphibien oder Reptilien.
a) Um welchen bedeutenden Unterschied handelt es sich?
b) Weshalb sollte man dies wissen, wenn ein automatischer Counter zur Zählung von Blutzellen benutzt wird?

126 a) Ablagerung von Uraten.
b) (1) Viszeralgicht aufgrund von Dehydrierung; (2) iatrogene, aminoglykosidinduzierte Nephrose und Viszeralgicht. Diese Zustände führen zu Urikämie und der Anreicherung von Uraten.

127 a) Dysecdysis.
b) Die Abgottschlange sollte für mindestens 30 Minuten in lauwarmem Wasser gebadet werden und dann zwischen feuchten Tuchlagen so eingepackt werden, daß die dadurch angefeuchtete Epidermis sich beim Kriechen durch die Tücher leichter ablöst. Um die Häutung der Brille zu erleichtern, können eventuell einige Tropfen einer Kontaktlinsenlösung aufgetragen werden.
c) Statten Sie das Terrarium der Boa mit einem Wasserbehälter aus, der ausreichend groß ist, daß die Schlange darin baden kann. Außerdem sollten Sie der Schlange einen oder mehrere größere Steine oder Baumstämme, an denen sie ihre Haut zur Aktivierung des Häutungsprozesses reiben kann, zur Verfügung stellen.

128 a) Eine bei Chamäleons vorkommende Virusinfektion (Iridovirus) der Erythrozyten.
b) Obwohl diese Einschlüsse, bei denen es sich um Virenansammlungen handelt, bei vielen Chamäleons gefunden werden, wird die Infektion bei den meisten nicht klinisch manifest. Zum Ausbruch der Krankheit kann es aber dann kommen, wenn das Tier starkem Streß ausgesetzt wird oder eine Infektion mit anderen pathogenen Erregern hinzukommt.

129 a) Die geformten, zellulären Bestandteile des Reptilien- und Amphibienblutes behalten ihre Zellkerne während der Reifung. Erythrozyten und Thrombozyten haben langgestreckte, ovale Zellkerne, zum Teil in gebogener Form; die Kerne von Lymphozyten und Azurophilen sind gewöhnlich rund; Monozytenkerne sind oft eingezogen und hufeisenförmig; heterophile, basophile und eosinophile Granulozyten besitzen entweder einzelne Kerne mit abgerundeten Ecken oder mehrfach gelappte Kerne.
b) Da sämtliche Blutzellen einen Kern besitzen, sind fehlerhafte Ergebnisse bei der automatischen Zellzählung zu erwarten. Um dieses Problem aus dem Weg zu räumen, wurden spezielle färbende Verdünnermedien entwickelt, die bei der Zählung kernhaltiger Blutzellen mit einem Hämozytometer Anwendung finden.

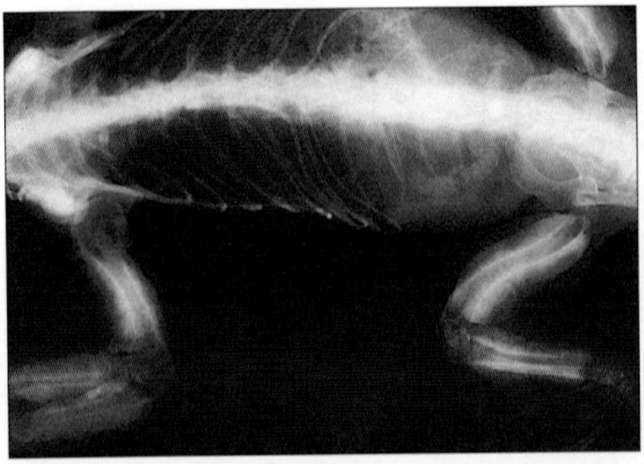

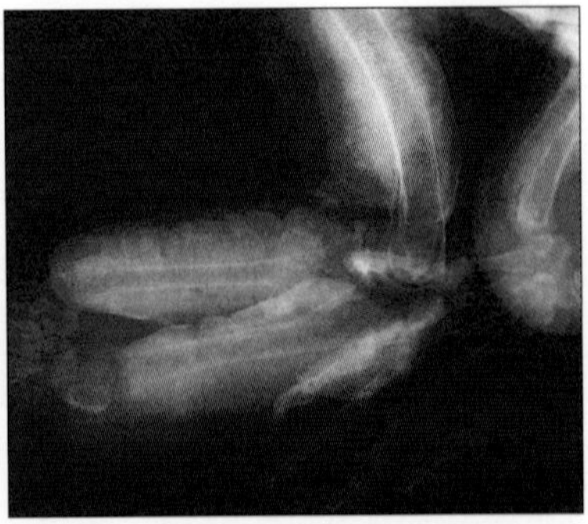

130 Bei einem adulten männlichen Grünen Leguan wurden zunehmende Schwierigkeiten bei der Belastung der Gliedmaßen festgestellt. Der Leguan konnte nur unter großen Schwierigkeiten laufen. Bei der klinischen Untersuchung stellte sich heraus, daß alle vier Gliedmaßen geschwollen waren und selbst bei vorsichtigster digitaler Palpation nachgaben. Auf beiden Seiten des Brustkorbes wurden, insbesondere dann, wenn der Leguan tief einatmete, leicht erhabene, längliche Falten sichtbar. Das nahrhafte Futter setzte sich aus Blattgemüse und geringen Mengen Dosenkatzenfutters sowie Keksen für Primaten zusammen. Der Leguan war es gewohnt, frei in der Wohnung des Besitzers herumzulaufen, und hatte gelernt, die mit Katzenstreu auf Tonbasis gefüllten Katzentoiletten zu benutzen. Die Ergebnisse der hämatologischen und klinisch-biochemischen Untersuchung liegen vor. **Oben links** sehen Sie eine Röntgenaufnahme der Gliedmaßen und **oben rechts** des distalen, linken Humerus mit Radius und Ulna.

Hämatologie

Test	Ergebnisse	ein Monat später	Normalwerte
Leukozyten	16,3 × $10^3/mm^3$	8,2 × $10^3/mm^3$	12–22,5 × $10^3/mm^3$
Hämatokrit	20%	35%	16–30%
Hämoglobin	nb**)	nb**)	4,8–11,9
NucRBC*)/100	0	nb**)	0
Metamyelozyten	4/10^3µl	0	0
Stabkernige	4/10^3µl	0	0
Azurophile	61/10^3µl	28/10^3µl	0–20
Lymphozyten	31/10^3µl	71/10^3µl	21–91
Monozyten	0	0	0–10
Eosinophile	0	0	0–3
Basophile	0	0	0–3
Thrombozyten	normal	normal	

Klinisch-biochemische Untersuchung

Test	Ergebnisse	zehn Tage später	Normalwerte
SGOT (AST)	213 µg/l	253 µg/l	200–300
Glukose	133 mg/dl	nb**)	bis 155
Phosphor	nb**)	nb**)	5,8–6,7
Kalzium	9,7 mg/dl	nb**)	11,6–13,8
Totalprotein	4,0 mg/dl	2,8 mg/dl	4,5
Harnsäure	8,1 mg/dl	6,8 mg/dl	bis 5,0

*) kernhaltige Erythrozytenvorläuferzellen **) nicht bestimmt

a) Wie lautet Ihre Diagnose?
b) Welche Pathogenese liegt diesem Zustand zugrunde?
c) Wie lautet die Prognose?

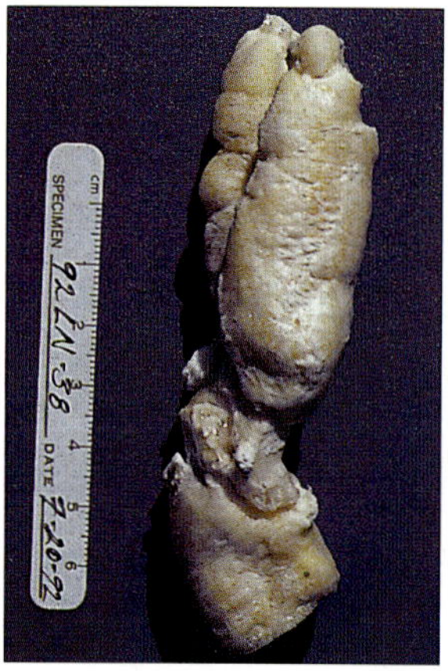

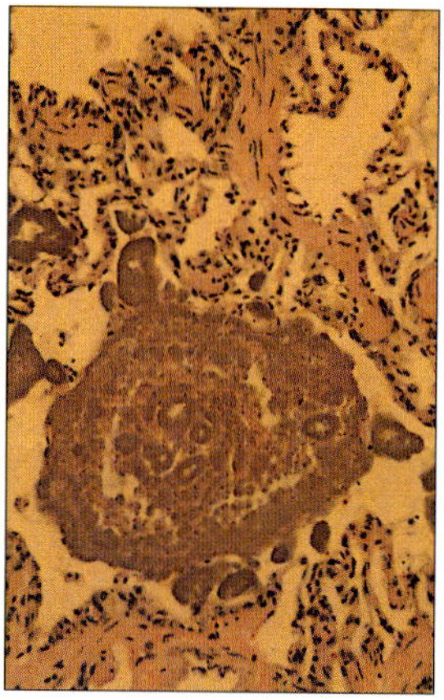

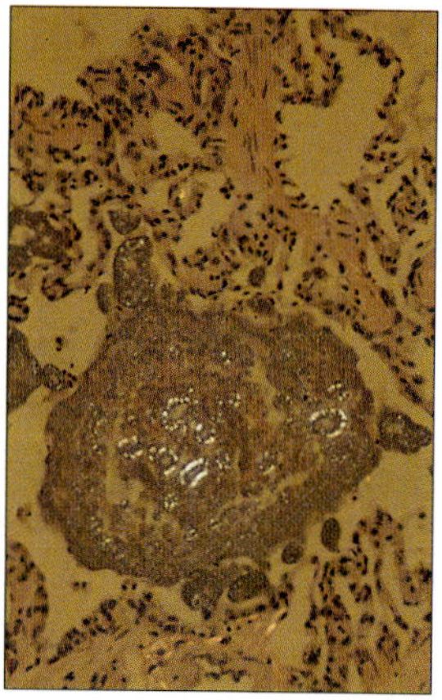

130 a) Akropachie (Hypertrophic Pulmonary Osteoarthropathy). **Oben links** sehen Sie eine Knochenprobe einer Vordergliedmaße. Bei den beiden mikroskopischen Aufnahmen (**oben Mitte** und **oben rechts**) handelt es sich um Lungengewebe unter direkter beziehungsweise unter polarisierender Beleuchtung. Beachten Sie die lichtbrechenden, mineralisierten Fasern in der rechten Abbildung.

b) Es ergaben sich folgende histopathologische Befunde: massive Silikose und Fibrose der Lunge; hochgradige Leberfibrose; interstitielle Nephritis und Nierenfibrose; nicht eitrige Thyreoiditis; mittelgradige Arteriosklerose. Da praktisch jede dieser bedeutenden pathologischen Veränderungen zu einer hochgradigen Akropachie führen kann, können über die Ursachen in diesem Fall nur Vermutungen angestellt werden. Die hochgradigen Lungen- und Leberveränderungen lassen diese beiden Organe jedoch als wahrscheinliche Kandidaten erscheinen. Bei der epidemiologischen Untersuchung dieses Falles stellte sich heraus, daß die Lungensilikose von einer stark mineralfaserhaltigen, handelsüblichen Katzenstreu verursacht worden war. Mikroskopisch konnte nachgewiesen werden, daß die mikrokristallinen Mineralfasern in der Lunge des Leguans mit den im Katzenstreu gefundenen Fasern identisch waren. Zusammenfassend läßt sich sagen, daß in diesem interessanten Fall durch Beachtung der charakteristischen röntgenologischen Befunde eine sehr sichere Diagnosestellung möglich war. Die hämatologischen und klinisch-biochemischen Untersuchungen lieferten keine Hinweise auf Organveränderungen, die für die hochgradigen pathologischen Knochenveränderungen verantwortlich gewesen sein könnten. Rückblickend betrachtet hätte eine Untersuchung der Blutgaswerte wahrscheinlich einen Hinweis auf die Dysfunktion der Lunge und eine systemische Hypoxie gegeben. Wahrscheinlich wären die Serumwerte der alkalischen und sauren Phosphatase aufgrund des Umbaus der Knochenmatrix deutlich verändert gewesen. Eine Leberbiopsie hätte zur Diagnose der massiven Leberfibrose geführt, allerdings hätten daraus ohne eine Lungenbiopsie keine Schlüsse auf die Lungensilikose gezogen werden können (es handelt sich dabei allerdings nicht unbedingt um eine Routinemaßnahme bei Reptilien). Dieser Fall demonstriert eindringlich die Grenzen hämatologischer und klinisch-biochemischer Untersuchungen sowie die enorme Bedeutung einer sorgfältigen Anamnese und einer eingehenden klinischen Untersuchung.

c) Vorsichtig bis schlecht, solange die Ursache nicht festgestellt und beseitigt werden kann.

131 Das Auge dieser Schildkröte weist eine Läsion auf (**rechts**).
a) Wie lautet Ihre Diagnose?
b) Wie würden Sie diese Läsion behandeln?

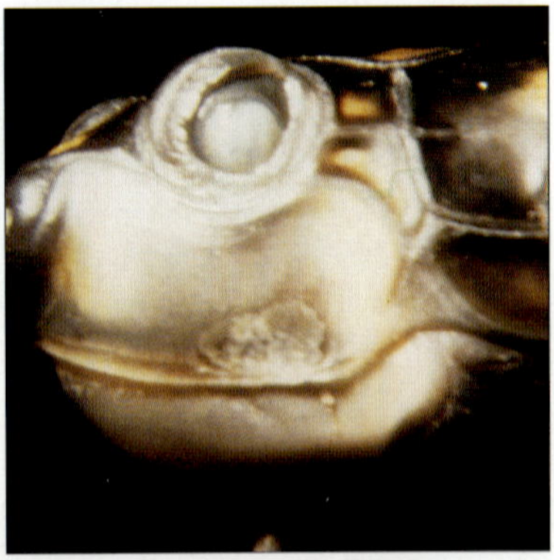

132 Die farbenfrohe Pigmentierung der Haut mancher Reptilien (schwarz, braun, rot, gelb, grün, weiß oder Kombinationen dieser Farben) beruht auf einem speziellen Zelltyp, der gelegentlich benigne oder maligne Tumoren hervorbringen kann. Um welchen Zelltyp handelt es sich?

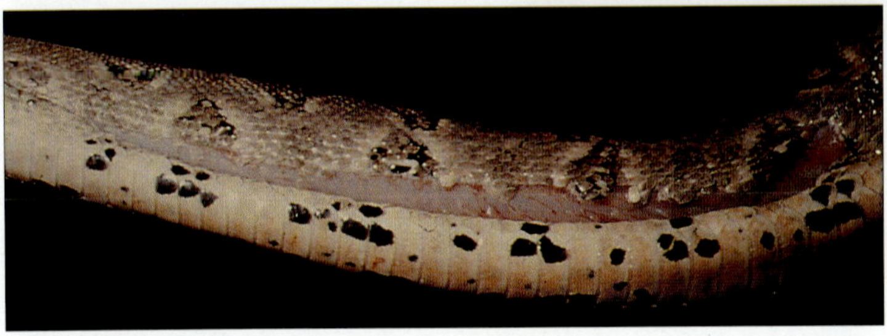

133 Diese juvenile Abgottschlange wurde mit lebenden Ratten gefüttert, die zuvor über etwa sechs bis acht Stunden nüchtern gehalten worden waren. Während des Verschlingens einer dieser Ratten zerriß plötzlich die Haut auf der linken Halsseite der Schlange.
a) Wie lautet Ihre Diagnose?
b) Warum ist es wichtig zu wissen, daß die Beute der Schlangen für einige Stunden keine Nahrung erhalten hatte?
c) Wie würden Sie diesen traumatischen Hautriß behandeln?
d) Welche Maßnahmen sollten ergriffen werden, um eine Wiederholung dieses Vorfalls zu vermeiden?

134 Auf dem Rostrum dieser Schildkröte befindet sich eine Zubildung, die seit einigen Jahren langsam wächst.
a) Wie lautet Ihre Diagnose?
b) Welche Behandlung schlagen Sie vor?

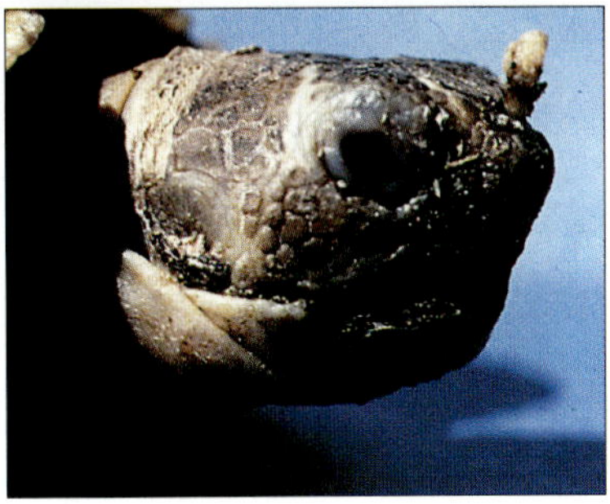

131 a) Hypopyon.
b) Parenterale Gabe eines bakteriziden Breitspektrumantibiotikums und topische Instillation einer kortikosteroidhaltigen Augensalbe mit geeignetem Antibiotikum.

132 Chromatophoren. Die Zellen mit schwarzem oder braunem Pigment werden Melanophoren genannt, rote Pigmentzellen heißen Erythrophoren; Xanthophoren enthalten gelbe Pigmentgranula; jene, die für eine weiße oder silbrige Färbung verantwortlich sind, werden Iridophoren genannt. Kombinationen von zwei oder mehreren Chromatophorentypen bedingen lohfarbene sowie Orange-, Rosa-, Grün- und andere Schattierungen.

133 a) Spontanes Einreißen der Haut, möglicherweise aufgrund einer Vitamin-C-Hypovitaminose.
b) Unter natürlichen Bedingungen ernähren sich Schlangen von Beutetieren, die normal gefressen haben; dadurch profitieren die Schlangen auch vom Magen-Darm-Inhalt ihrer Beute. Obwohl die meisten Schlangen Vitamin C in unterschiedlichen Mengen selbst synthetisieren können, kommt es gelegentlich vor, daß diese Mengen nicht zur Deckung einer besonderen Stoffwechselbedarfslage ausreichen. Die Vitamin-C-Synthese findet bei Nagetieren im Darm statt. Deshalb fehlt diesen Nagern, die vor dem Verfüttern nicht gefressen haben, die für die Schlange lebenswichtige Vitamin-C-haltige Ingesta.
c) Nach einem Wunddebridement muß der traumatische Riß genäht werden. Außerdem muß die Schlange über einige Tage parenteral mit Vitamin C versorgt werden.
d) Wenn Schlangen frisch getötete Beutetiere angeboten werden, sollten diese vorher gefüttert worden sein. Alternativ kann in tiefgefrorenen und wieder aufgetauten Nagern eine entsprechende Menge an Vitamin C in Form einer Natriumascorbinsäureinjektion oder von Vitamin-C-Tabletten deponiert werden. Die Schlangen können dieses Vitamin C beim Verdauen ihrer Beute absorbieren.

134 a) Hauthorn.
b) Aufgrund ihrer Tendenz, maligne Neoplasmen der Haut zu entwickeln, sollten diese Zubildungen exzidiert werden. Es ist darauf zu achten, daß die Exzisionsränder in der gesunden Haut liegen.

135 Hier sehen Sie den Situs einer Zöliotomie bei einer adulten weiblichen Wüsten-Gopherschildkröte.

a) Identifizieren Sie die dunkle Struktur, auf die das Skalpell deutet.

b) Ist diese Struktur lebenswichtig für die Schildkröte?

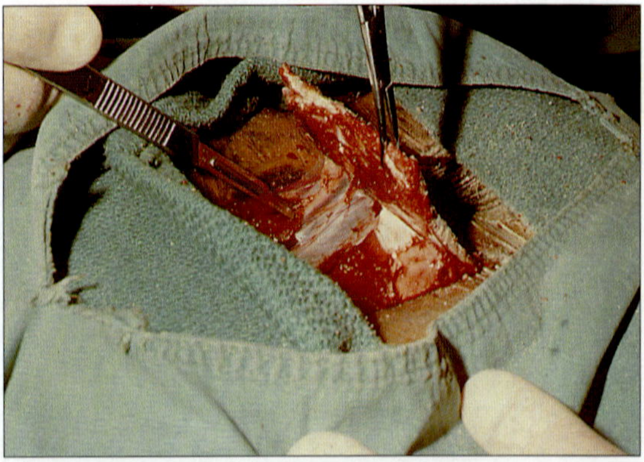

136 Dieser juvenile Pazifik-Waran leidet unter einem *unilateralen* Blepharospasmus. Der Waran läßt weder eine Untersuchung noch eine Behandlung des betroffenen Auges zu. Wie würden Sie in diesem Fall vorgehen?

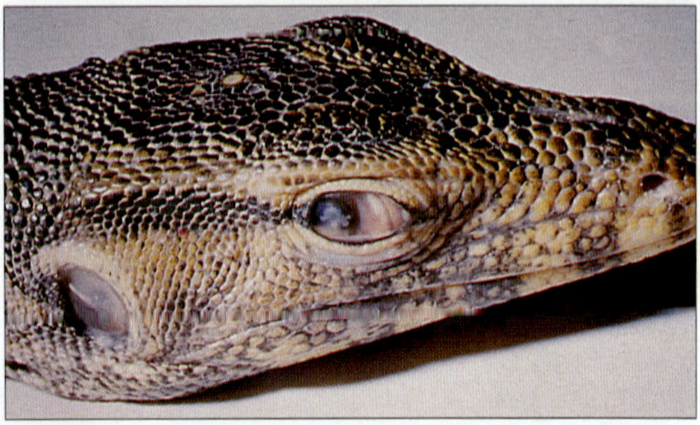

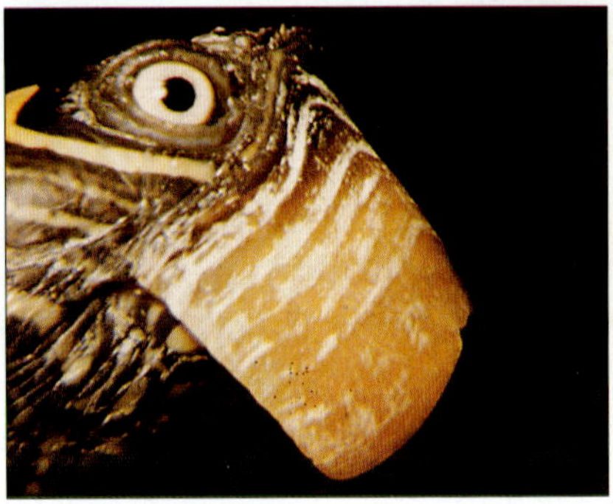

137 Diese Schildkröte weist eine Erkrankung des maxillaren Teils des Maulbereiches auf.

a) Wie lautet Ihre Diagnose?

b) Welche Behandlung schlagen Sie vor?

c) Welche Maßnahmen sollten ergriffen werden, um ein erneutes Auftreten dieses Problems zu vermeiden?

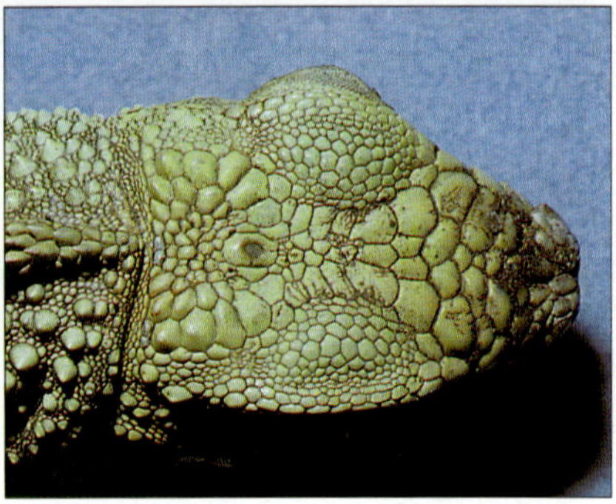

138 Bei einigen Echsen und bei den Tuatara (Brückenechsen) sind die beiden lateral liegenden Augen durch ein zusätzliches Sinnesorgan ergänzt (**oben**).

a) Um welches Sinnesorgan handelt es sich?

b) Welche Aufgabe erfüllt es?

135 a) Eine der beiden ventralen Abdominalvenen.
b) Nein. Sollte es unbedingt erforderlich sein, können beide Venen sogar doppelt ligiert und durchtrennt werden, ohne dem Patienten dadurch zu schaden. Wenn möglich, sollten sie jedoch geschont werden.

136 Eine sorgfältige Untersuchung des Konjunktivalsackes, des periokulären Gewebes und des Auges kann nur unter Anästhesie vorgenommen werden. Sobald das Tier anästhesiert ist, werden die Augenlider geöffnet und der Konjunktivalsack untersucht. Das eingedickte Exsudat, das sich unter dem unteren Augenlid befindet und den Lidschluß verhindert, sollte mit einem Strahl steriler Kochsalzlösung herausgespült werden. Nach dem Entfernen des eingetrockneten Exsudats wird der Besitzer angewiesen, über einen Zeitraum von einer Woche 3 × täglich eine antibiotische Augensalbe in den Bindehautsack zu instillieren.

137 a) Malokklusion.
b) Um wieder einen normalen Kieferschluß zu ermöglichen, muß das überstehende maxilläre Horn mittels einer elektrischen Trennscheibe gekürzt werden. Der Schnabelrand sollte mit einer Schleifscheibe relativ scharf zugefeilt werden.
c) Die Nahrung sollte harte Bestandteile, wie zum Beispiel Mollusken mit Schalen, enthalten. Alternativ dazu kann die Fütterung der Schildkröte auch auf einem rauhen Untergrund, zum Beispiel Beton, erfolgen; oder das Horn wird regelmäßig mit mittelgrobem Schleifpapier gekürzt.

138 a) Das Parietalauge.
b) Das Parietalauge registriert Licht und Schatten und erkennt daher eine potentielle Bedrohung durch einen Räuber. Außerdem dient dieses akzessorische, photosensible Organ als Lichtdosimeter und trägt zur Regulierung der diurnalen Aktivität des Sonnens bei.

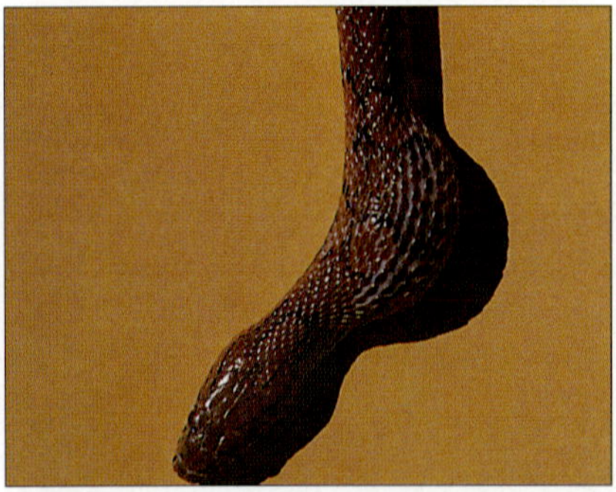

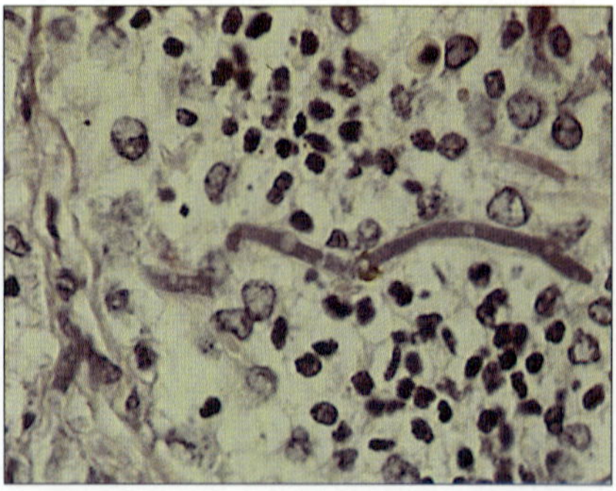

139 Unter der Haut dieser Kornnatter entwickelte sich eine weiche, fluktuierende Zubildung (**oben links**). In einem mit Hämatoxilin und Eosin angefärbten Bioptat stellten sich die **oben rechts** abgebildeten Strukturen dar.

a) Wie lautet Ihre Diagnose?

b) Welche Behandlung schlagen Sie vor?

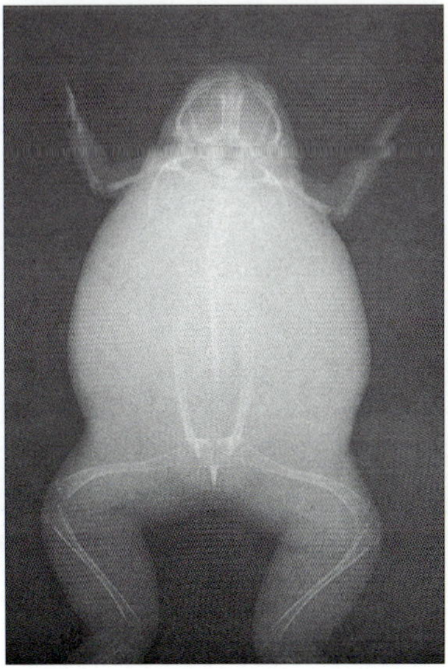

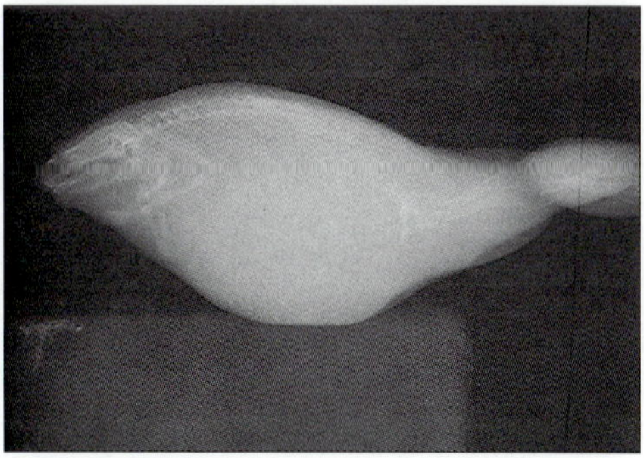

140 In der dorso-ventralen und in der linkslateralen Röntgenaufnahme eines adulten Glatten Krallenfrosches ist eine deutliche Erweiterung der Zölomhöhle erkennbar.

a) Wie lautet Ihre Diagnose?

b) Wie würden Sie diesen Frosch behandeln?

141 In der Gruppe der Reptilien gibt es eine Vielzahl unterschiedlicher Ernährungsformen und besonderer Anforderungen an die Nahrung. Welche essentiellen Vitamine werden von gesunden Reptilien nicht selbst synthetisiert und müssen daher entweder als Vorläufermoleküle oder als Provitamine aufgenommen werden?

139 a) Myzetom; Pilzgranulom.
b) Sobald der Biopsiebefund vorliegt, sollte die Schlange erneut narkotisiert und die Zubildung zusammen mit dem unmittelbar angrenzenden Gewebe entfernt werden. Die verbleibende Wundhöhle wird mehrmals mit verdünnter Polyvidon-Jod-Lösung gespült. Vor dem Verschluß der Wunde sollte eine Drainage gelegt werden. Über einen Zeitraum von fünf bis sieben Tagen muß 2 × täglich eine Spülung des Wundgebietes mit verdünnter Polyvidon-Jod-Lösung über die Drainage erfolgen. Bei dieser Kornnatter war die Wunde nach 12 Tagen per primam abgeheilt; ein Rezidiv trat nicht auf. Beachten Sie das große, unverzweigte, septierte Myzel und die verschiedenen Entzündungszellen, meist mononukleäre Leukozyten, die charakteristisch für diese granulomatöse Entzündung sind.

140 a) Aszites und Hydrops.
b) Injektion von Furosemid (5 mg/kg täglich, verteilt auf zwei Dosen). Obwohl sich der Zustand des Frosches geringfügig besserte, wurde er auf Wunsch seines Besitzers euthanasiert. Bei der Obduktion wurde ein beidseitiges renales Adenokarzinom diagnostiziert.

141 Vitamin A und K.

142 Bei der mikroskopischen Untersuchung der Fäzes eines Schwarzweißen Tejus wurden diese langgestreckten Organismen gefunden. Die Probe wurde in einer Kaliumdichromatlösung suspendiert.

a) Wie lautet Ihre Diagnose?

b) Wie würden Sie den Teju aufgrund des Befundes behandeln?

c) Welche Anweisungen sollten Sie dem Besitzer geben?

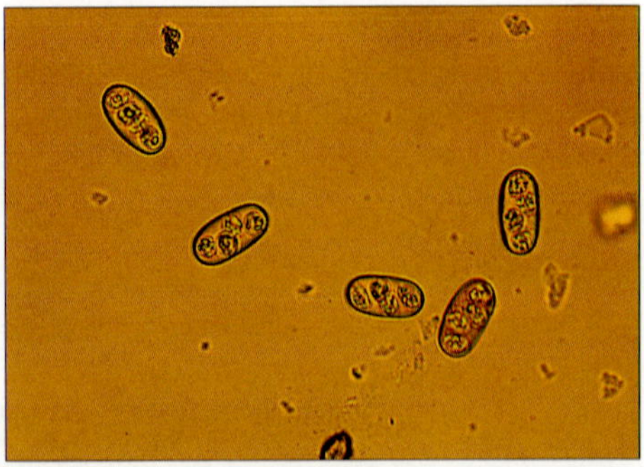

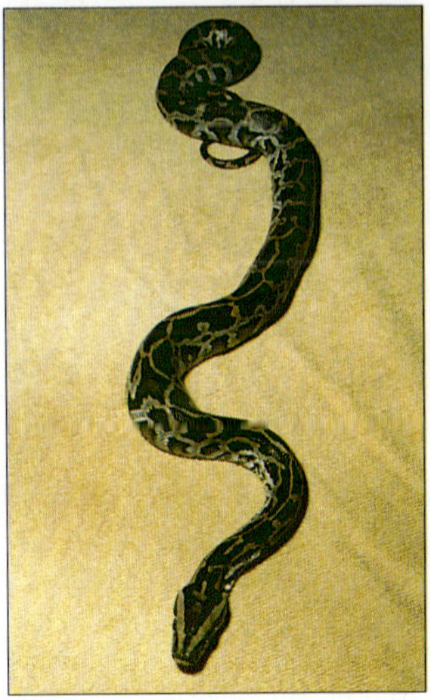

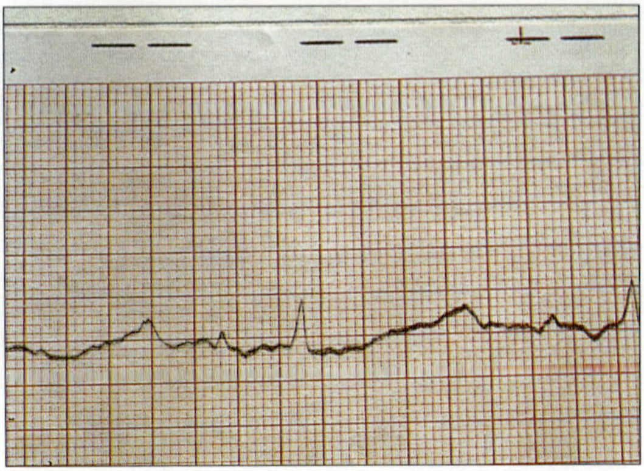

143 Ein juveniler Burmesischer Tigerpython (**oben links**) wird aufgrund eines sich stetig vergrößernden Herzens, das sich deutlich abzeichnet, sobald sich die Schlange in Ruhe befindet, vorgestellt. Ein EKG wird angefertigt (**oben rechts**).

a) Welche bedeutende Abweichung erkennen Sie an diesem EKG?

b) Nennen Sie eine mögliche Herzveränderung, die mit diesem EKG-Befund einhergeht.

144 Weibliche Reptilien haben mitunter Probleme bei der Eiablage oder beim Gebären ihrer Feten. Dieser Zustand wird Dystokie genannt. Nennen Sie einige Ursachen dafür.

142 a) *Eimeria* spp.
b) Über eine Woche täglich 10–20 mg/kg Trimethoprim-Sulfamethoxyzol oder Trimethoprim-Sulfadiazin peroral; oder Sulfaquinoxylin, Sulfamethazin, Sulfamerazin oder Sulfadimethoxin (60 – 90 mg/kg am ersten Tag, dann 45 mg/kg an den folgenden sechs Tagen).
c) Um eine Reinfektion mit Oozyten, die die erste Behandlungsphase überlebt haben, zu vermeiden, muß Kot stets sofort entfernt werden.

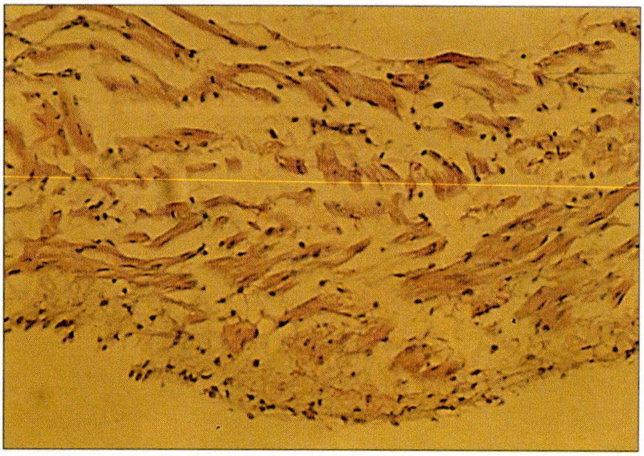

143 a) Herzblock ersten Grades.
b) Verschiedene Herzveränderungen sowie andere endogene und exogene Einflüsse können zu Überleitungsstörungen führen. Normalerweise liegt die Ursache im Atrium. Der Python in diesem Fall hatte eine Entwicklungsstörung, die sich in einer Hypoplasie des Myokards beider Vorhöfe und der einzelnen Herzkammer äußerte (**oben**). Andere Ätiologien für diese Art von Herzblock sind: Vergiftungen durch einige Chemikalien und Pflanzen, Hypoxie, Hypoglykämie, Kaliummangel, Thyreotoxikose (Hyperthyreose), ektopische Erregungszentren im Vorhof, Vorhofflimmern, Ischämie des Myokards, kongestive Herzinsuffizienz und verschiedene endogene Kardiomyopathien.

144 (1) Erkrankungen des Eileiters, wie zum Beispiel Infektionen, Adhäsionen oder Stenosen.
(2) Nekrotische Eier oder Embryonen (oder Feten).
(3) Zerbrochene Eischalen.
(4) Außergewöhnlich große oder ungewöhnlich geformte Eier, Embryonen oder Feten.
(5) Außergewöhnlich enger Beckendurchmesser (bei allen Reptilien mit Ausnahme von Schlangen und beinlosen Echsen).
(6) Hypokalzämie.
(7) Fehlen eines geeigneten Eiablageplatzes.
(8) Streß durch Störungen.

145 a) Identifizieren Sie diese basophile Zelle.
b) An welche klinischen Zustände müssen Sie denken, wenn Sie im Blut eines Reptils zahlreiche derartige Zellen finden?

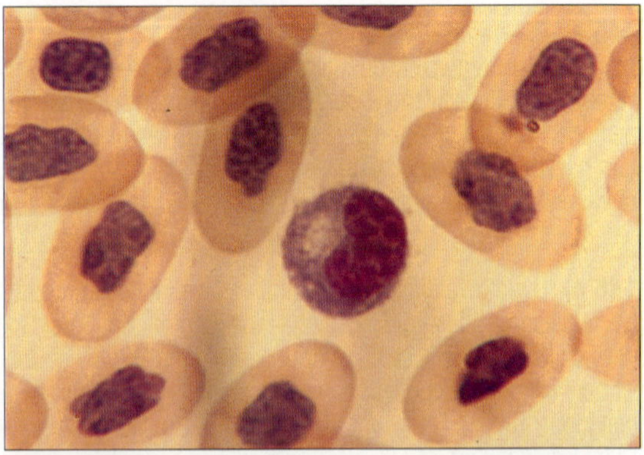

146 Diese zwei adulten Galapagos-Riesenschildkröten (**rechts**) wurden über einen Zeitraum von über einem Jahr mit verschiedenen Gemüsesorten, vorwiegend aber mit Kohl gefüttert. Bei allen Exemplaren der Gruppe, die das gleiche Futter erhielten, sind jetzt dieselben Symptome zu beobachten.
a) Wie lautet Ihre Diagnose?
b) Wodurch wird dieser Zustand ausgelöst?
c) Welche Behandlungsmöglichkeiten gibt es?
d) Welche Präventivmaßnahmen können ergriffen werden?

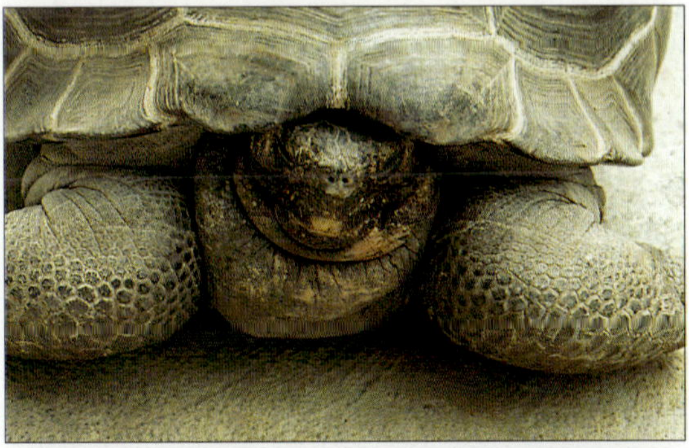

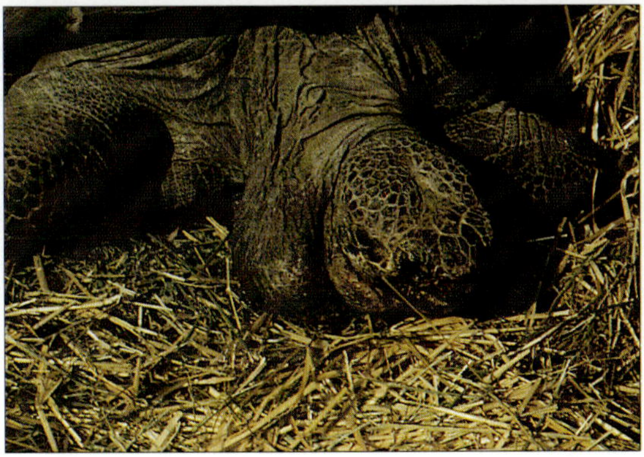

145 a) Plasmazelle (Plasmozyt).
b) Bei einer Immunantwort auf einen antigenen Reiz (zum Beispiel eine chronische Infektion) können vereinzelt Plasmazellen (während ihres Transports vom Ursprungs- zum Zielort) im peripheren Blut gefunden werden. Außerdem sollte eine von einem Plasmazellklon ausgehende Neoplasie in Erwägung gezogen werden. Durch eine Elektrophorese des Serums kann eine plasmazellige Myeloproliferation anhand einer abnormen Verteilung der Globulinfraktion aufgedeckt werden.

146 a) Hypothyreoidismus mit Bildung eines fibrösen Kropfes.
b) In diesem Fall hat die einseitige Fütterung mit Kohl (der Goitrogene enthält) zu einer Herabsetzung der Schilddrüsenfunktion und damit der Bildung und Freisetzung von Thyroxin geführt. Dieser Zustand ist bei herbivoren Reptilien, deren natürliches Habitat Vulkaninseln sind, weit verbreitet. Dort überwiegen (Jod-, Chlor-, Fluor- und Brom-) halogeneinlagernde Pflanzen gegenüber solchen, deren Gewebe keine Halogene enthält.
c) Alle fünf bis sieben Tage sollte Jod verabreicht werden, zum Beispiel über eine Natrium- oder Kaliumjodidlösung (0,25–0,50 mg/kg intravenös oder peroral) oder Lugolsche Lösung (0,5–2,0 mg/kg peroral).
d) Ergänzen Sie die Nahrung durch Seetangtabletten; diese Art der Jodverabreichung kann kaum zu einer Überdosierung führen, da Seetang nicht toxisch ist, wenn er als Ergänzungsfuttermittel für Riesenschildkröten dient. Je nach Jodgehalt können einer 150–200 kg schweren Schildkröte drei bis fünf Tabletten pro Woche verabreicht werden.

147 Dieser Parasit wurde aus dem Unterhautgewebe einer Spitzkopfnatter gezogen.
a) Worum handelt es sich?
b) Welche Behandlung schlagen Sie in diesem Fall vor?
c) Welchen Entwicklungszyklus durchläuft diese Parasitenart?

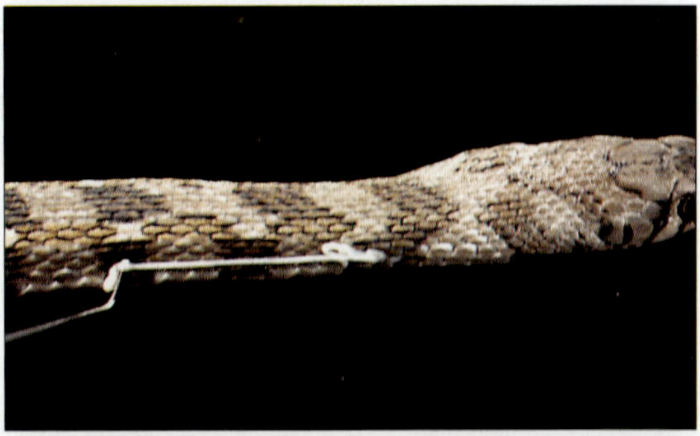

148 An der linken Vordergliedmaße dieser Pazifik-Wasserschildkröte fällt eine besonders augenfällige Läsion auf.
a) Wie lautet Ihre Diagnose?
b) Welche Ursache liegt dieser Läsion zugrunde?
c) Welche Bedeutung hat dieser Zustand?
d) Was sollten Sie dem Besitzer raten?

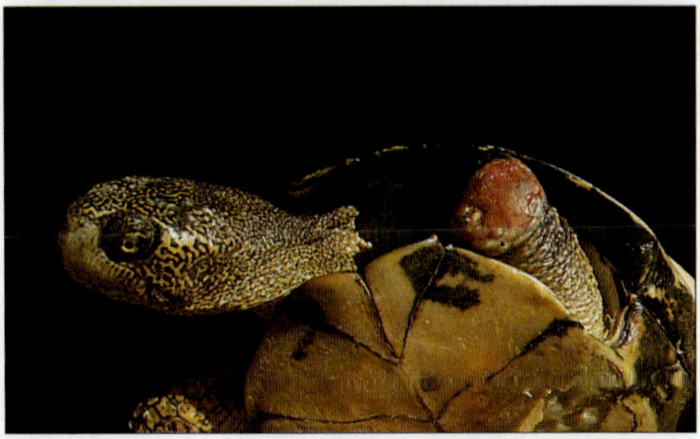

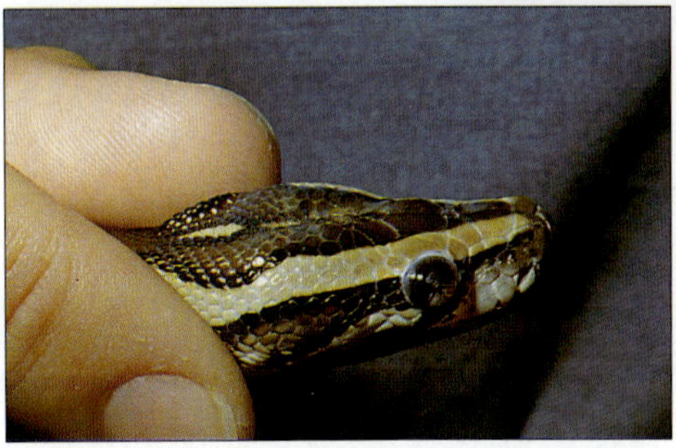

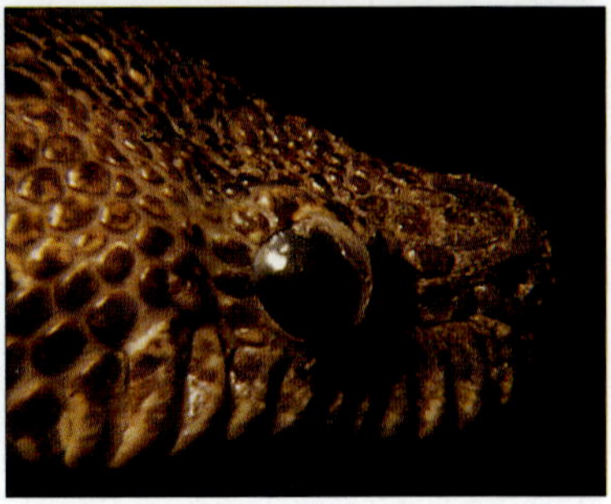

149 Der juvenile Königspython (**oben links**) und die Madagaskar-Hundskopfboa (**oben rechts**) leiden unter der gleichen ophthalmologischen Erkrankung.
a) Wie lautet Ihre Diagnose?
b) Welche Behandlung schlagen Sie vor?

147 a) Plerozerkoid (Infektionslarve) von *Spirometra* spp.

b) Entfernen Sie die Zysten mit den unreifen Zestodenstadien aus dem Unterhautgewebe. Verabreichen Sie 2 × im Abstand von zwei Wochen 5–8 mg/kg Praziquantel intramuskulär. Verfüttern Sie ausschließlich Lebendfutter, das nachweislich frei von Parasiten ist oder, sofern dies nicht möglich ist, Futter, das mindestens 30 Tage tiefgefroren wurde.

c) Die über den Kot ausgeschiedenen Eier werden von Kleinkrebsen aufgenommen; diese werden von Fischen oder Amphibienlarven gefressen, welche wiederum von Reptilien verzehrt werden. Die so infizierten Reptilien werden die Beute von Säugetieren, in denen die adulten Würmer ihre Fortpflanzungsfähigkeit erlangen.

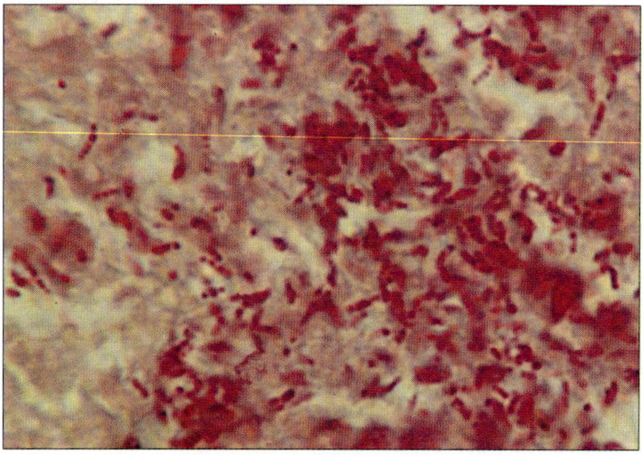

148 a) Lepraartige Veränderungen aufgrund einer Mykobakteriose.

b) Infektion mit *Mycobacterium* spp. Beachten Sie die zahlreichen säurefesten Bazillen (**oben**).

c) Verschiedene Spezies säurefester Mikroorganismen werden in Zusammenhang mit ähnlichen Läsionen bei semiaquatischen Schildkröten gebracht. Viele davon, wenn nicht die meisten, sind humanpathogen. Deshalb stellt diese Schildkröte eine Gefahr für die öffentliche Gesundheit dar.

d) Alle Schildkröten mit dem Verdacht einer Mykobakterieninfektion sollten euthanasiert werden.

149 a) Bullöse Spektakulopathie (Auftreibung der Brille). Hinter den betroffenen Brillen dieser Schlangen hat sich Flüssigkeit angesammelt und wölbt diese unter Spannung hervor.

b) In einigen Fällen kommt es zu einer Selbstheilung solcher Läsionen. Sofern der Zustand unverändert bleibt oder sich verschlechtert, kann eine kreisförmige Exzision der gedehnten Brille am Übergang zur Haut entlang des Orbitalrings erfolgen. Die nun freigelegte Kornea muß bis zur vollständigen Abheilung mit einer kortikosteroid- und antibiotikahaltigen Augensalbe behandelt werden. Gewöhnlich kommt es noch vor der nächsten Häutung zur Bildung einer neuen Brille.

150 a) Welchen Parasiten erkennen Sie in dieser mikroskopischen Aufnahme eines histologischen Schnittes? Hinweis: Beachten Sie das Fehlen von Zölomhöhle und Verdauungstrakt.
b) Welche Behandlung schlagen Sie vor?

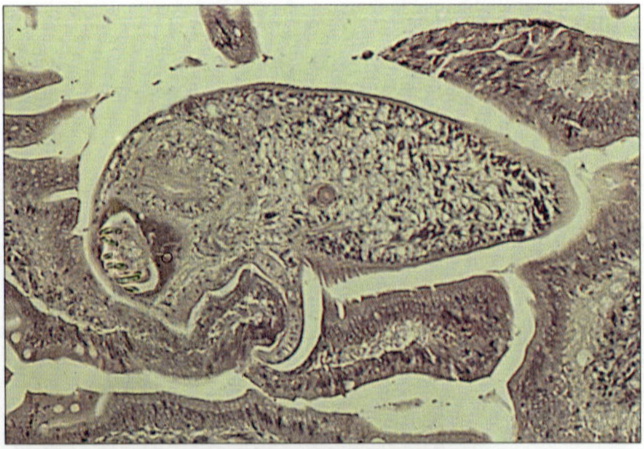

151 Bei diesem adulten Laubfrosch sind Pramaxilla und Palatum verändert.
a) Wie lautet Ihre Diagnose?
b) Wie würden Sie diesen Frosch behandeln?
c) Wie lautet die Prognose?

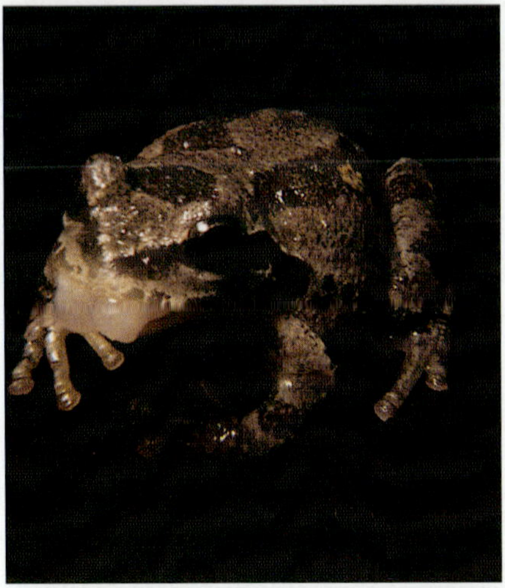

152 Worum handelt es sich bei den paarigen, gelappten Strukturen im kaudalen Drittel der Zölomhöhle dieser Schlange?

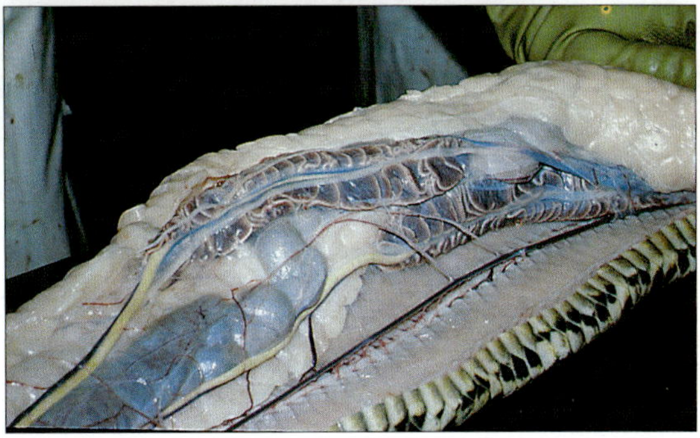

150 a) Helminth aus dem Stamm der Acanthocephala. Beachten Sie die lichtbrechenden, dornartigen Haken am Rostralende.
b) Ivermectin (0,2 mg/kg intramuskulär oder peroral, 2 × im Abstand von zwei Wochen).

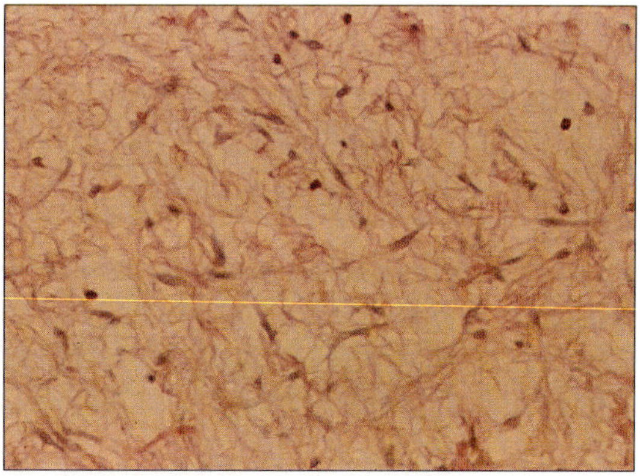

151 a) Der Frosch hat ein Myxom. Dabei handelt es sich um eine bei Laubfröschen häufig zu beobachtende proliferative Neoplasie.
b) Da solche Tumoren den betroffenen Fröschen meistens große Schwierigkeiten beim Fangen und Verzehren von Insekten bereiten, sollte der Tumor unter Narkose exzidiert werden.
c) Günstig. Obwohl solche gutartigen, myxomatösen Tumoren nach einer unvollständigen Exzision häufig rezidivieren, wachsen sie jedoch so langsam, daß die meisten Laubfrösche aufgrund ihrer relativ kurzen Lebenszeit nach der Exzision solcher Myxome ein weitgehend normales Leben führen können.
Der histologische Schnitt des Tumors (**oben**) zeigt die charakteristischen multipolaren Zellen, die in eine schwach angefärbte, feinstrukturierte, fibrilläre, mukoide Grundsubstanz eingebettet sind (HE-Färbung, 76fache Originalvergrößerung).

152 Es handelt sich um die Nieren.

153 Hier sehen Sie eine ophthalmologische Veränderung bei einer Wüsten-Gopherschildkröte. Die Aufnahme entstand zu Frühjahrsbeginn, kurz nachdem die Schildkröte ihren Winterschlaf beendet hatte.

a) Wie lautet Ihre Diagnose?
b) Wie würden Sie diesen Zustand behandeln?
c) Wie sieht die Prognose aus?

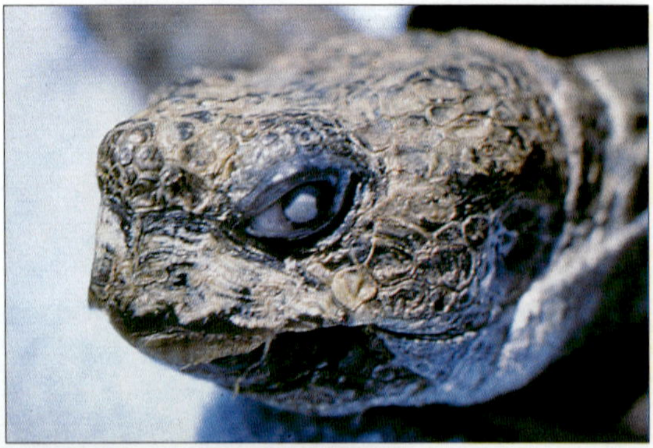

154 Wie würden Sie die in der Röntgenaufnahme erkennbare Femurfraktur dieses adulten Leguans behandeln?

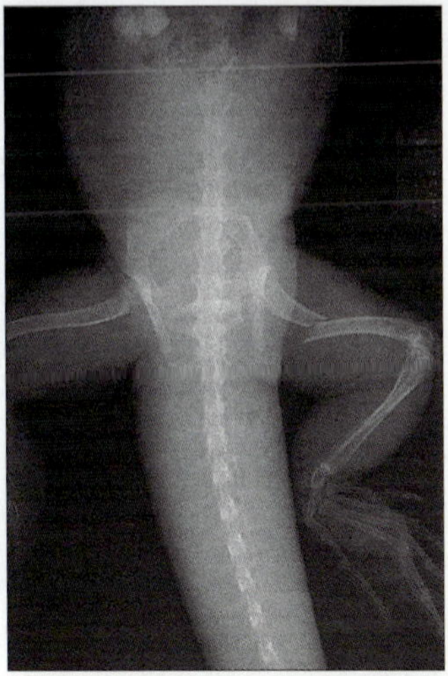

155 Dieses Parasitenei wurde im Kot eines Timor-Warans gefunden.

a) Um welchen Parasiten handelt es sich?
b) Welche Behandlung schlagen Sie zur Bekämpfung dieses Parasiten vor?
c) Welche Zwischenwirte benötigt er für seine Entwicklung?

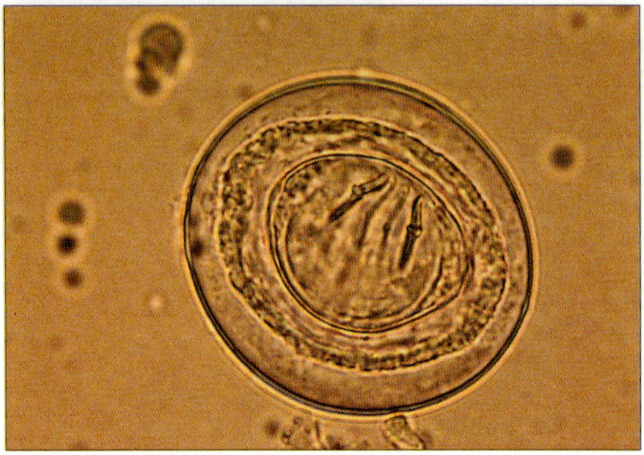

153 a) Proteinkoagulatauflagerungen der Kornea nach dem Winterschlaf.
b) Diese Veränderungen sprechen sehr gut auf die topische Instillation (2–3 × täglich) einer proteolytischen Augensalbe an. Gewöhnlich sind diese Korneaveränderungen nach sieben Behandlungstagen vollständig abgeheilt.
c) Die Prognose ist günstig. Allerdings erleiden einige Schildkröten, die während ihres Winterschlafs extrem niedrigen Temperaturen ausgesetzt sind, zusätzlich neurologische Schäden. Selbst nach Abheilung der Korneaveränderungen können diese Tiere aufgrund von Nervenschädigungen blind bleiben.

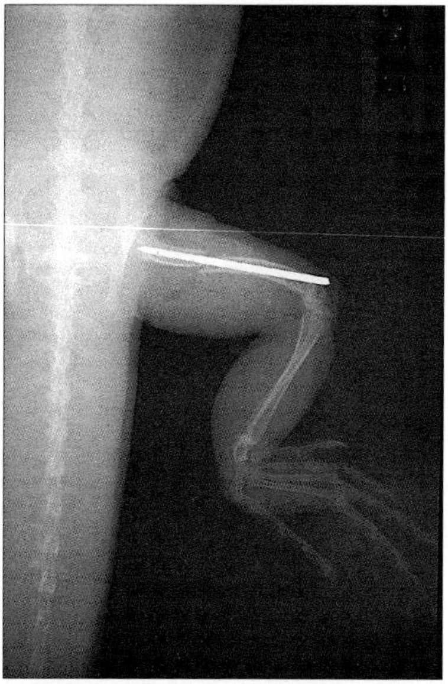

154 Einsetzen eines Steinmann-Marknagels entsprechender Größe (**oben**). Beachten Sie, daß die Ursache dieser Fraktur in einem unfallbedingten Trauma liegt und nicht etwa in einer stoffwechselbedingten Knochenerkrankung. Die gut mineralisierte Kortikalis erscheint stark genug, um dem Marknagel einen stabilen Halt zu geben und damit die intramedulläre Fixation zu gewährleisten.

155 a) Ein Zestodenei (Bandwurm).
b) Praziquantel (8 mg/kg peroral, 2 × im Abstand von zwei Wochen).
c) Mögliche Zwischenwirte sind Arthropoden und Nager.

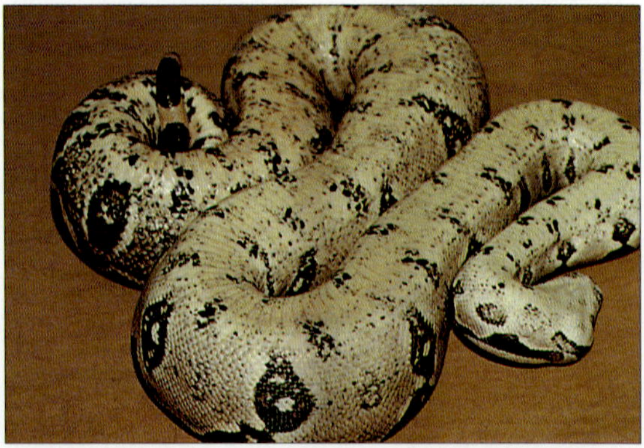

156 Diese Abgottschlange stammt aus einem Zuchtbestand. Alle Schlangen dieses Bestandes zeigten abnormes Verhalten. Wenn sie in Rückenlage gebracht wurden, blieben die meisten Schlangen über längere Zeit so liegen. Viele erschienen klinisch blind. Einige wiesen verschiedene Infektionen der Atemwege und der Maulhöhle auf, bevor sie diese bizarren Verhaltensmuster an den Tag legten. Die Symptome traten plötzlich auf, nachdem eine adulte männliche Boa, die als Zuchttier verliehen worden war, in den Bestand zurückgekehrt war.

a) Wie lautet Ihre Diagnose?
b) Wie sieht die Prognose aus?
c) Welche Kontrollmaßnahmen sollten ergriffen werden, um diese Problematik zu vermeiden?

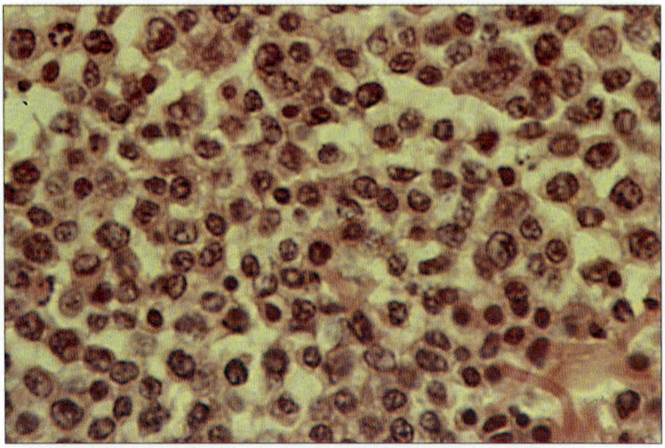

157 Dieser Blutausstrich (Wright-Färbung) stammt von einer adulten weiblichen Kettenviper, deren Gesundheitszustand sich binnen sechs Wochen rapide verschlechtert hat. Wie interpretieren Sie diesen Blutausstrich?

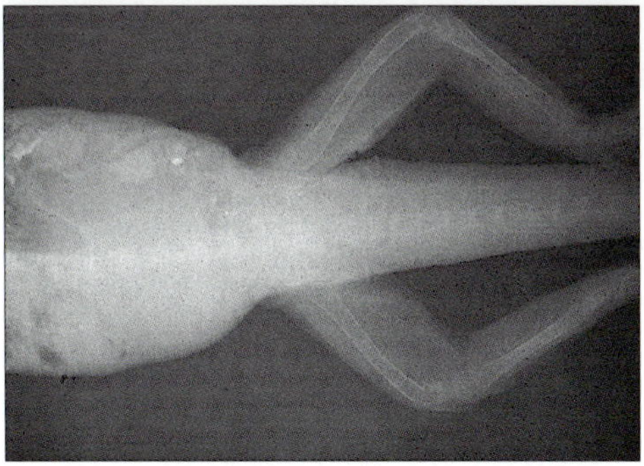

158 a) Was fällt Ihnen in dieser Röntgenaufnahme (**rechts**) der Hintergliedmaßen und Thorakolumbalwirbel dieses jungen adulten Leguans auf?
b) Wie würden Sie diesen Zustand behandeln?

156 a) Enzephalitis, wahrscheinlich infektiöser Ätiologie. Folgende Viren kommen als auslösende Agenzien in Frage: Lentivirus, Reovirus, Paramyxovirus oder Herpesvirus.
b) Vorsichtig bis schlecht.
c) Alle befallenen Schlangen sollten euthanasiert und obduziert werden. Wenn möglich, sollten Proben für eine virologische und elektronenmikroskopische Untersuchung gesammelt werden. Alle Terrarien und ihre Einrichtungsgegenstände müssen sorgfältig desinfiziert werden, um sämtliches verbliebenes infektiöses Material zu entfernen. Keine Schlange darf den Bestand verlassen. Dies gilt auch für symptomfreie Tiere. Neuerworbene oder für die Zucht geliehene Schlangen sollten nicht ohne vorhergehende strenge Quarantäne, während der sorgfältig auf mögliche Erkrankungen zu achten ist, in den Bestand eingesetzt werden.

157 Myeloische Leukose. Beachten Sie die zahlreichen atypischen und anaplastischen Leukozyten, von denen einige Kerne besitzen, die sich in Mitose befinden. Wäre dieser Patient ein Säugetier oder eine ungiftige Schlange, wäre eine Chemotherapie in Betracht gezogen worden. Da es sich jedoch um eine schon lange in Gefangenheit gehaltene, hochgiftige Schlange handelte, wurde sie euthanasiert und einer Obduktion unterzogen.

158 a) Wulstfraktur des Popliteusgebietes des linken, distalen Femurs und eine die Kortikalis der langen Röhrenknochen umfassende, generalisierte Osteopenie.
b) Diese Frakturen heilen gewöhnlich ohne Fixation. Die Ernährung sollte so umgestellt werden, daß der Kalziumgehalt in Relation zum Phosphorgehalt steigt. Der Leguan sollte in regelmäßigen Abständen ungefiltertem Sonnenlicht oder künstlicher Vollspektrum-UV-Beleuchtung ausgesetzt werden. Alternativ dazu kann die Nahrung mit Vitamin D_3 angereichert werden.

159 Diese Diamantschildkröte leidet unter einer Veränderung im Maulbereich.
a) Wie lautet Ihre Diagnose?
b) Wie würden Sie diesen Zustand behandeln?
c) Welche Maßnahmen können ergriffen werden, um ein erneutes Auftreten dieses Zustandes zu verhindern?

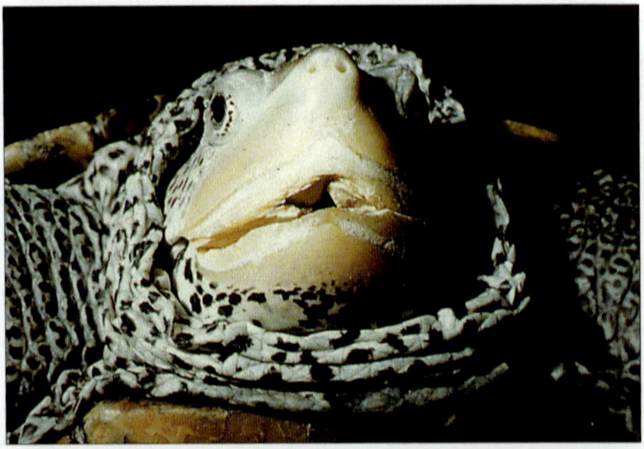

160 Dieser Schmuckhornfrosch war scheinbar gesund, bis er eines Morgens in dem abgebildeten Zustand aufgefunden wurde.
a) Wie lautet Ihre Diagnose?
b) Nennen Sie die zweckmäßigste Methode, um diesen Zustand zu korrigieren.
c) Welche Maßnahmen würden Sie in diesem Fall ergreifen, um einem erneuten Auftreten des Problems vorzubeugen?

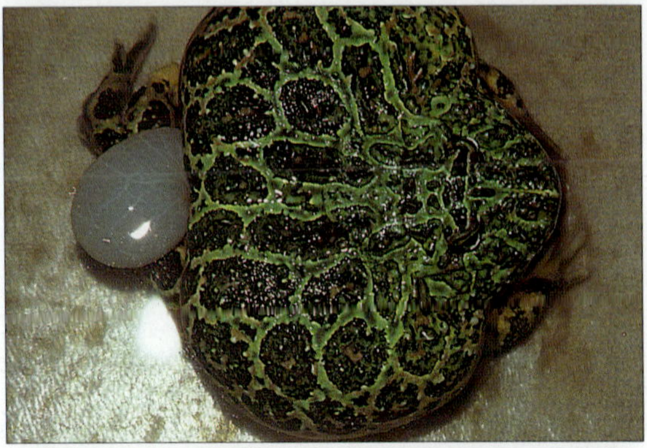

161 a) Welche Erkrankung erkennen Sie beim Betrachten der kaudalen Körperregion dieser juvenilen Abgottschlange?
b) Nennen Sie die wahrscheinliche Ätiologie dieses Zustandes.
c) Welche Behandlung würden Sie durchführen?

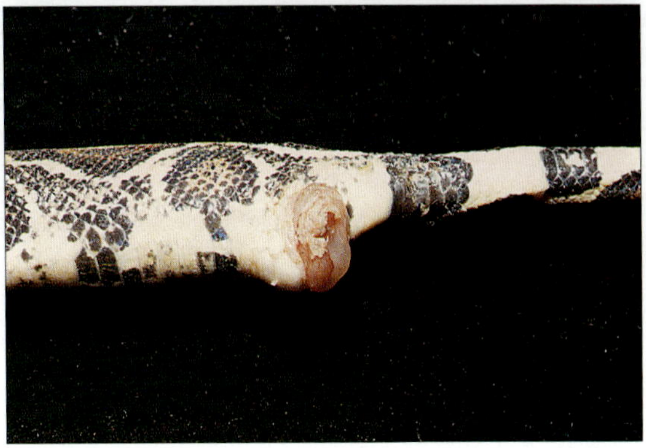

159 a) Malokklusion, verursacht durch die Anhäufung von Keratindetritus.
b) Öffnen Sie das Maul der Schildkröte mit manueller Gewalt und entfernen Sie den Detritus mit einem kleinen Zahnbehandlungsinstrument. Diese Ablagerungen lassen sich leicht von dem darunterliegenden, unveränderten Gewebe entfernen.
c) In Freiheit besteht die Nahrung dieser Schildkröte hauptsächlich aus kleinen Meeresmollusken, wie zum Beispiel Strandschnecken, und anderen schneckenartigen, wirbellosen Schalentieren. Während des Verzehrs dieser Mollusken wird das orale Gewebe durch deren harte Schalen abgeraspelt und dadurch die Ablagerung größerer Mengen von Keratindetritus verhindert. Die Nahrung von in Gefangenschaft gehaltenen Schildkröten sollte unter anderem stets härtere Bestandteile enthalten, um einen kontinuierlichen Abrieb des Keratins zu gewährleisten. Besonders geeignet sind kleine Meeresschnecken, handelsübliches Schildkrötenfutter (z. B. »Schildkröten-Futtersticks«) oder Forellenfutter.

160 a) Eversion und Prolaps der Harnblase.
b) Das vorgefallene Gewebe sollte mit einer nicht zytotoxischen, antiseptischen Lösung, wie zum Beispiel 0,75prozentigem Chlorhexidin, gesäubert werden. Nach der Aspiration des Harnblaseninhaltes kann der Prolaps mit Hilfe eines glatten Instruments oder eines Wattestäbchens reponiert werden.
c) Führen Sie eine perkutane Zystopexie durch, indem Sie die Harnblase zur Orientierung mit einem kleinen Instrument oder einem Wattestäbchen sondieren und die Blasenwand mit zwei bis drei, alle Schichten erfassenden Heften an der inneren Auskleidung der Bauchwand fixieren.

161 a) Prolaps der Kloakenschleimhaut.
b) Jede Reizung, die zu vermehrtem Pressen führt, kann einen Prolaps verursachen: Obstruktionen oder Obstipationen, Darmparasiten, Kloakenentzündung und Fremdkörper, die an der während der Defäkation exponierten Schleimhaut haften bleiben.
c) Säubern Sie die exponierte, feuchte Schleimhaut mit einem geeigneten, nicht zytotoxischen Antiseptikum und tragen Sie ein Gleitmittel auf. Reponieren Sie nun die Kloakenschleimhaut mit Hilfe eines Wattestäbchens o. ä., das gleichzeitig als temporärer Verschluß der Kloake dient, bis Sie eine Tabaksbeutelnaht rund um die Kloakenöffnung gesetzt haben. Dabei sollten Sie sich vergewissern, daß die Naht eng genug ist, um einen erneuten Vorfall zu verhindern, eine Kot- und Urinpassage aber noch zuläßt. Die Tabaksbeutelnaht kann nach 10 bis 14 Tagen gezogen werden. Sollte es erneut zu einem Prolaps kommen, können Sie eine perkutane Proktopexie nach der in Antwort **160** beschriebenen Methode durchführen.

162 Dieses Ei wurde bei der mikroskopischen Untersuchung von Kot eines Schwarzweißen Tejus gefunden.
a) Von welchem Parasiten stammt es?
b) Wie gehen Sie gegen diesen Parasiten vor?

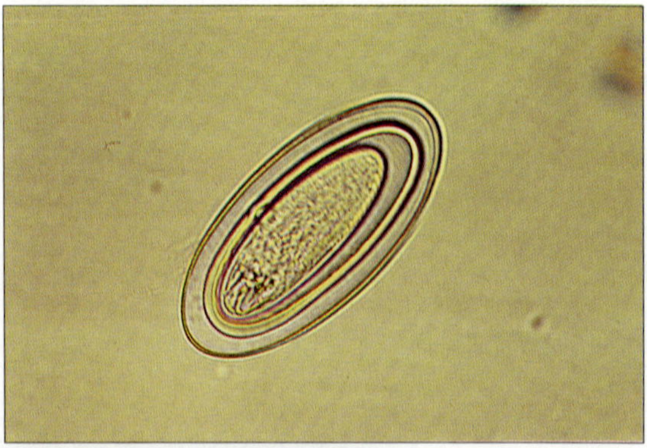

163 a) Wie interpretieren Sie die Röntgenaufnahmc dieses Pazifik-Warans?
b) Welche Ursache hat dieser Zustand wahrscheinlich?
c) Wie würden Sie diesen Waran behandeln?
d) Wie kann dieser Zustand vermieden werden?

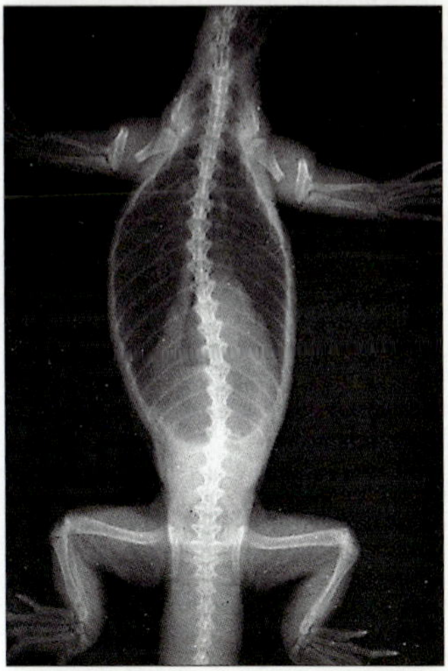

164 Dieser runde Parasit wurde im Kot einer Königsnatter gefunden, der es augenscheinlich gut ging, die aber seit einigen Monaten nichts mehr gefressen hatte.
a) Um welchen Parasiten handelt es sich?
b) Wie würden Sie die Schlange gegen diesen Parasiten behandeln?

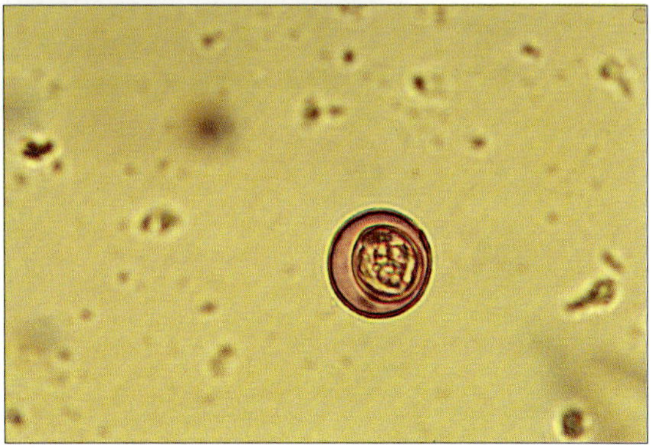

162 a) Es handelt sich um einen Helminthen aus dem Stamm der Acanthocephala. Beachten Sie die dreischichtige Wand des Eis und die Fortsätze auf dem Rostrum der Larve.
b) Behandlung mit Ivermectin (0,2 mg/kg peroral oder i. m., 2 × im Abstand von zwei Wochen). Der Kot sollte so schnell wie möglich aus dem Terrarium entfernt werden, um eine Reinfektion zu vermeiden.

163 a) Beidseitige Schaftfraktur des Humerus.
b) Da das Skelett eine ausreichende Mineralisierung aufweist, dürfte die Ursache der bilateralen Frakturen eher in einem Trauma liegen als in einer mangelhaften Ernährung. In diesem Fall war die Echse an den Karpalgelenken so festgehalten worden, daß diese sich über ihrem Rücken berührten. Durch diese Zwangsmaßnahme wurden die Humeri einer unphysiologischen Belastung ausgesetzt, die schließlich zu deren Frakturierung führte.
c) Die Frakturen wurden in End-zu-End-Apposition immobilisiert und mit Fingerplatten und Knochenschrauben aus der Humanmedizin fixiert.
d) Fixieren Sie das Tier im proximalen Bereich der Vordergliedmaßen, ohne diese dabei dorsal über den Hals-Schulter-Bereich hinauszudrehen. So kann die Echse nicht zappeln und weder sich noch den Tierarzt verletzen.

164 a) *Isospora* spp. (nicht sporuliert).*)
b) Die Behandlung erfolgt mit Trimethoprim-Sulfadiazin oder Trimethoprim-Sulfamethoxazol (10–20 mg/kg täglich über zwei Wochen) oder anderen sulfatgruppenhaltigen Kokzidiostatika. Nitrofurane zum Beispiel sind ebenso wirksam.

*) Es könnte sich auch um *Caryospora* spp. (sporuliert) handeln.

Fachbücher Veterinärmedizin für Studium und Berufspraxis

Ja, bitte liefern Sie mir/uns folgende Titel auf Rechnung:

Expl.	Autor(en)	Titel	ISBN 3-87706-	Preis DM	 öS	 sFr.
	Barnett/Lavach	**Augenkrankheiten beim Pferd** Erscheint 2. Halbjahr 1997 Subskripstionspreis bis Erscheinen danach	492-2	ca. 198,– 228,–	1445,– 1664,–	176,– 202,–
	Beynon/Cooper	**Kompendium der Heimtiere** Erscheint 1. Quartal 1997 Subskriptionspreis bis 3 Monate nach Erscheinen danach	468-X	198,– 248,–	1445,– 1810,–	176,– 220,–
	Beynon/Cooper	**Kompendium der Reptilien-krankheiten** Subskriptionspreis bis 31. 3. 1997 danach	460-8	158,– 188,–	1153,– 1372,–	140,– 167,–
	Frye/Williams	**Reptilien und Amphibien** Erscheint 1. Quartal 1997	497-3	ca. 78,–	569,–	71,–
	Gabrisch/Zwart	**Krankheiten der Heimtiere**	325-X	258,–	1883,–	229,–
	Gabrisch/Zwart	**Krankheiten der Wildtiere**	045-5	198,–	1445,–	176,–
	Gourley/Gregory	**Atlas der Weichteiloperationen bei Hund und Katze**	400-0	238,–	1737,–	211,–
	Hutchison	**Kompendium der Endokrinologie**	470-1	158,–	1153,–	140,–
	Kähn	**Atlas und Lehrbuch der Ultraschalldiagnostik**	336-5	198,–	1445,–	176,–
	Keller/Schulze	**Vertrag über die tierärztliche Untersuchung eines Pferdes**	–	28,–	204,–	26,–
	Morgan/ Wolvekamp	**Röntgenatlas der Traumatologie bei Hund und Katze**	424-8	168,–	1226,–	149,–
	Neumann	**Zahn- und Kiefererkrankungen bei kleinen Haustieren** Erscheint 2. Halbjahr 1997 Subskriptionspreis bis Erscheinen danach	493-0	ca. 148,– ca. 168,–	1080,– 1226,–	131,– 149,–
	Poulsen Nautrup/ Tobias	**Atlas und Lehrbuch der Ultraschalldiagnostik bei Hund und Katze**	387-X	298,–	2175,–	265,–
	Schmidt/Kurzbein	**Anleitung zur EKG-Auswertung bei Hund und Katze**	460-4	48,–	350,–	44,50
	Stades/Neumann/ Veterinärmed. Fakultät der Univ. Utrecht	**Praktische Augenheilkunde für den Tierarzt**	401-9	168,–	1226,–	149,–
	White	**Kompendium der Onkologie** Erscheint 2. Quartal 1997	417-X	228,–	1664,–	202,–
	Wilkinson/ Harvey	**Farbatlas der Hauterkrankungen bei kleinen Haustieren** Subskriptionspreis bis 31. 3. 1997 danach	464-7	198,– 228,–	1445,– 1664,–	176,– 202,–
	Zohmann/Kasper	**Neuraltherapie in der Veterinärmedizin**	388-8	198,–	1445,–	176,–

165 Die Haut dieses adulten männlichen Jackson's Dreihornchamäleons weist multiple, knotenartig erhabene Läsionen auf.
a) Wie lautet Ihre Verdachtsdiagnose?
b) Welche Tests würden Sie zur Absicherung Ihrer Diagnose durchführen?
c) Wie würden Sie behandeln?

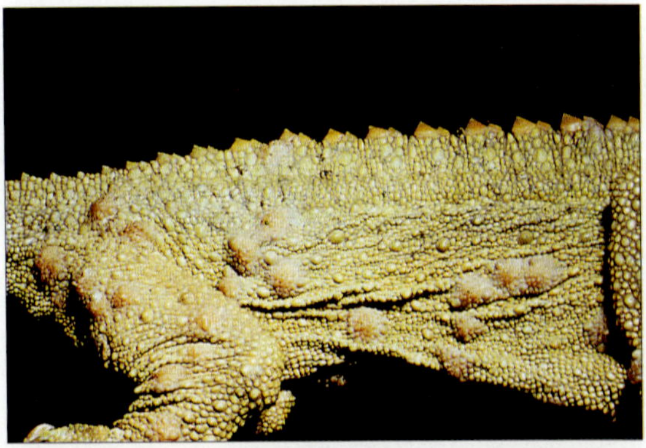

166 a) Welche ophthalmologische Veränderung erkennen Sie am Auge dieser Pantherschildkröte?
b) Welche Bedeutung hat dieser Zustand?

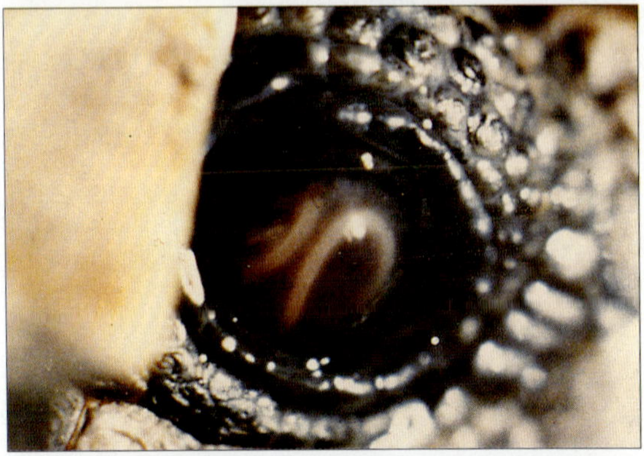

167 a) Welche akute Läsion ist bei dieser juvenilen Weichschildkröte (eine vorwiegend aquatische Art) dargestellt?
b) Nennen Sie mögliche Ätiologien für diesen Zustand.
c) Welche Behandlung schlagen Sie vor?

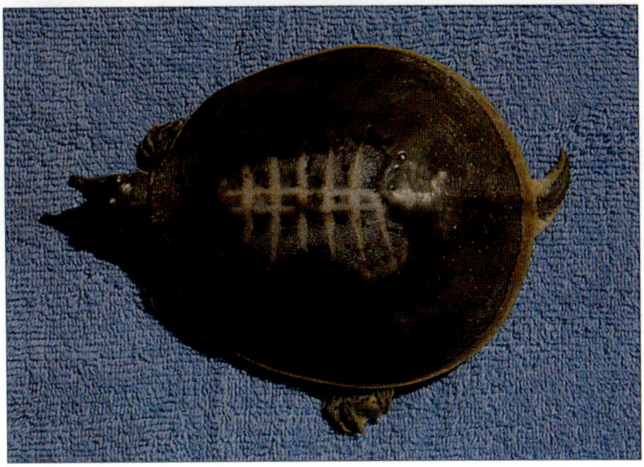

165 a) Mykotische Dermatitis.
b) Exzisionsbiopsie einer typisch veränderten Hautstelle für eine histopathologische Untersuchung und eine bakteriologische und mykologische Kultur mit Resistenztest. In diesem Fall wurde eine Infektion mit *Aspergillus* spp. diagnostiziert.
c) Bis zur Abheilung der Läsionen verabreichen Sie täglich Ketokonazol peroral (10–30 mg/kg) und tragen örtlich Ketokonazolsalbe auf. Jackson's Dreihornchamäleons brauchen eine relativ hohe Umgebungsfeuchtigkeit. Deshalb müssen ihre Terrarien peinlichst sauber gehalten werden, um eine Ausbreitung pathogener Keime zu unterbinden.

166 a) In der vorderen Augenkammer befindet sich ein Helminth. Diese wildgefangene Pantherschildkröte leidet unter einer Filarieninfektion. Eine infektiöse Larve ist in das Auge gewandert und hat sich hier bis zum adulten Stadium entwickelt.
b) Die Schildkröte kann zwar gegen den Filarienbefall behandelt werden, das Auge wird jedoch permanent geschädigt bleiben.

167 a) Akute nekrotisierende Dermatitis.
b) (1) Verbrennung durch eine über dem Terrarium montierte Heizvorrichtung; (2) hochgradige, akute oder subakute Dermatitis.
c) Das freiliegende Gewebe sollte entweder mit einem antiseptischen, wasserabweisenden Sprühverband oder einer antibiotischen Salbe abgedeckt werden. In diesem Fall wäre der wasserabweisende Sprühverband vorzuziehen, da diese Schildkrötenspezies hauptsächlich im Wasser lebt.

168 Diese mikroskopische Aufnahme stammt von angefärbtem Leguanblut.
a) Identifizieren Sie die blaß angefärbte Zelle in der Mitte der Abbildung.
b) Welche Funktion hat sie?

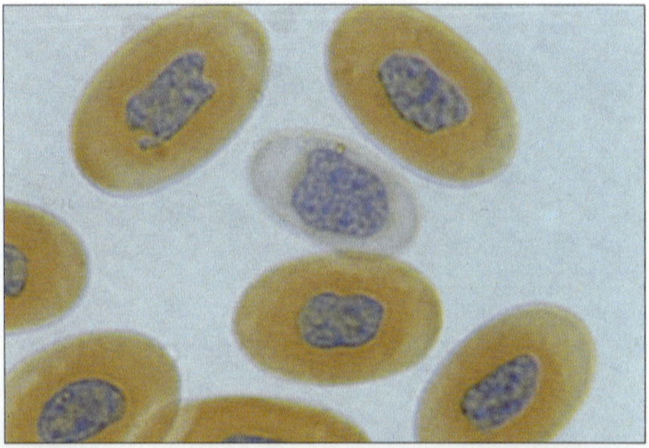

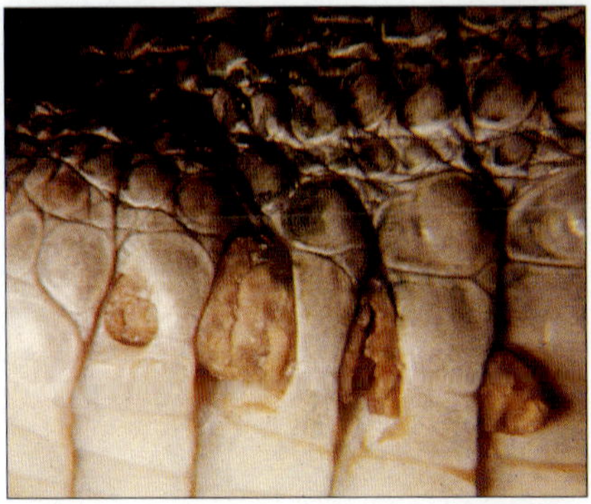

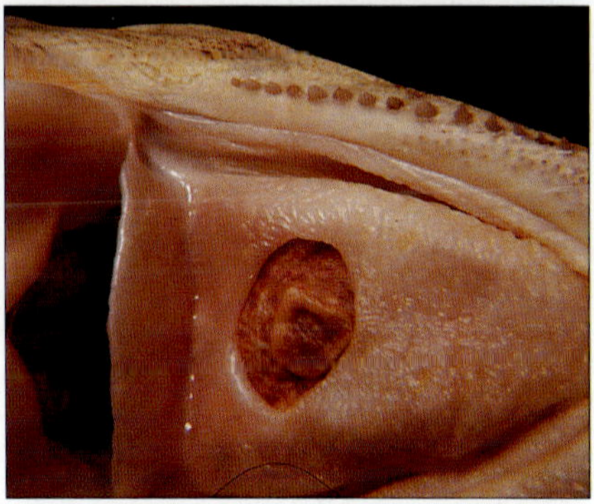

169 Bei der Untersuchung eines juvenilen Brillenkaimans werden einige Hautläsionen mit fokalen Nekrosen entdeckt (**oben links**). Das nach dem Entfernen des nekrotischen Materials zum Vorschein kommende subkutane Gewebe erscheint unverändert. Bei Berührung des Rostrums öffnet der Kaiman sein Maul und läßt eine zirkuläre, nekrotische Läsion an der Zungenbasis erkennen (**oben rechts**). Der Schwanz erscheint bei digitaler Palpation ungewöhnlich derb. Die Nahrung des Kaimans besteht ausschließlich aus aufgetautem, tiefgefrorenem Hering.
a) Wie lautet Ihre Diagnose?
b) Wie sieht die Prognose aus?
c) Wie kann dieser Zustand vermieden werden?

170 Dieses Ei wurde in den Fäzes eines Buntpython gefunden.
a) Identifizieren Sie das Ei.
b) Wie würden Sie diese Schlange behandeln?

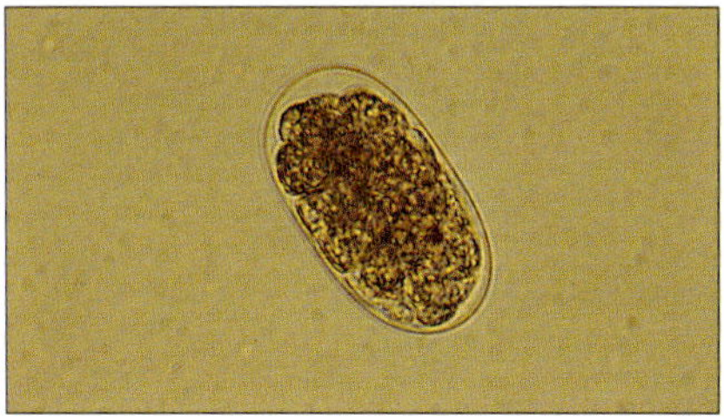

168 a) Es handelt sich um einen Thrombozyten.
b) Thrombozyten sind entscheidend an der Blutgerinnung beteiligt. Daneben sind sie zur Phagozytose befähigt und pluripotent (sie können sich zu Erythrozyten umwandeln).

169 a) Steatitis aufgrund einer Vitamin-E-Hypovitaminose.
b) Die Prognose ist vorsichtig zu stellen, da möglicherweise lebenswichtige viszerale Gewebe und Organe stark mitbetroffen sind. Aufgrund der mit dieser Erkrankung einhergehenden granulomatösen Entzündung kann es zu substantiellen Gewebsschädigungen und daraus resultierenden Dysfunktionen kommen.
c) Durch das ausschließliche Verfüttern von Frischfutter mit geringem Gehalt an gesättigten Fettsäuren.

170 a) *Ophiostrongylus* spp.
b) Ivermectin (0,2 mg/kg i. m. oder peroral, 2 × im Abstand von zwei Wochen) oder Pyrantelpamoat (5 mg/kg peroral, 2 × im Abstand von zwei Wochen) oder Fenbendazol (50–100 mg/kg peroral, 2 × im Abstand von zwei Wochen).

171 Eine weibliche amelanistische (albinoide) Kalifornische Königsnatter, die zehn Jahre lang in der Öffentlichkeit zur Schau gestellt worden war, wird wegen einer derben Zubildung, die sich ventrolateral am Übergang der Bauchschuppen zu den lateralen Schuppen befindet, vorgestellt. Welche Tests oder Maßnahmen würden Sie durchführen, um zu einer Diagnose zu gelangen?

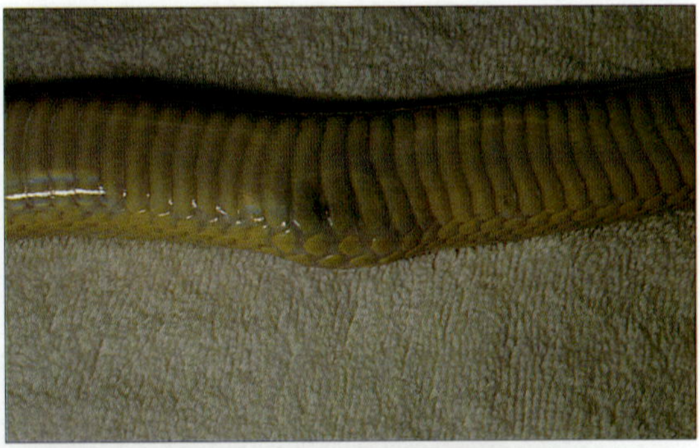

172 Hier sehen Sie eine dorsoventrale Röntgenaufnahme des Kopfes eines Python.
a) Wie interpretieren Sie diese Röntgenaufnahme?
b) Wie würden Sie Ihre Diagnose absichern?
c) Wie würden Sie diesen Python behandeln?

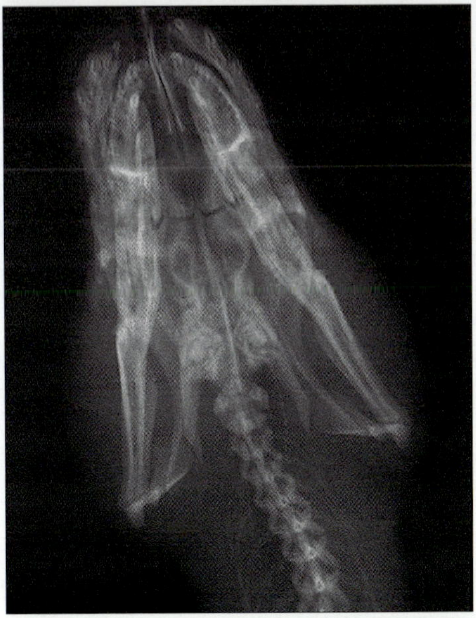

173 a) Identifizieren Sie diese von einer Wüsten-Gopherschildkröte stammende Zelle.
b) Welche biologische Funktion hat sie?

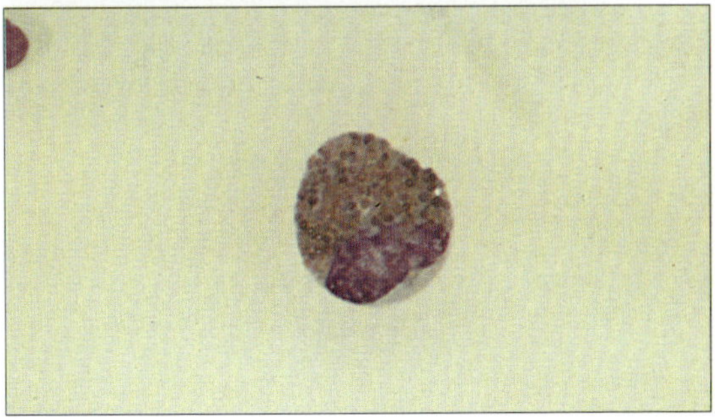

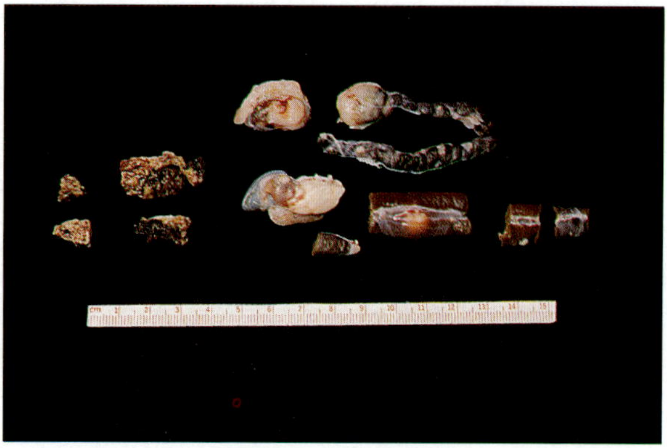

171 Biopsie (Feinnadel- oder Exzisionsbiopsie), histopathologische Untersuchung und mikrobiologische Kultur mit Resistenztest. In diesem Fall wurde eine Exzisionsbiopsie durchgeführt. Es war sofort erkennbar, daß sich diese Zubildung durch die darunterliegende Körperwand bis in die Zölomhöhle hinein ausgebreitet hatte. Das Tier wurde euthanasiert. Bei der Obduktion zeigte sich, daß das Gewebe der meisten größeren viszeralen Organe (einschließlich Leber, Pankreas, Milz und beider Nieren) zum Teil durch homogene Massen eines weichen, weißen, rahmigen Gewebes ersetzt worden war. Die histopathologische Untersuchung ergab, daß es sich dabei um histiozytäre Granulome handelte (**oben**).

172 a) Peridentale mandibuläre Osteomyelitis, die verschiedene Zahnalveolen im linken Unterkieferast einschließt.
b) Feinnadelbiopsie aus der mutmaßlichen Infektionsstelle; zytologische und/oder histopathologische Untersuchung; mikrobiologische Kultur mit Resistenztest.
c) Débridement und Spülung des veränderten Gebietes mit 0,75prozentiger Chlorhexidinlösung. Einleitung einer parenteralen Behandlung mit bakteriostatischen Breitspektrumantibiotika und einer Flüssigkeitsersatztherapie.

173 a) Eosinophiler Granulozyt. Beachten Sie die stark eosinophilen, kugelförmigen Granula und den exzentrischen, nicht gelappten Kern.
b) Eosinophile Granulozyten werden durch Fremdproteine und Antigene (z. B. Parasiten und andere Immunogene), die zur Bildung von IgE führen, angelockt. Durch Degranulierung setzen diese Zellen IgE und antihistaminerge Substanzen in das umgebende Gewebe ab, in welches sie über Chemotaxis eingewandert sind.

174 Bei der Untersuchung der Fäzes eines Gila-Tieres wurden diese beiden Eier gefunden.
a) Von welchem Parasiten stammt das dickwandige, runde Ei?
b) Von welchem Parasiten stammt das dünnwandige, längliche Ei?
c) Welche Behandlung setzen Sie zur Bekämpfung dieser Parasiten ein?

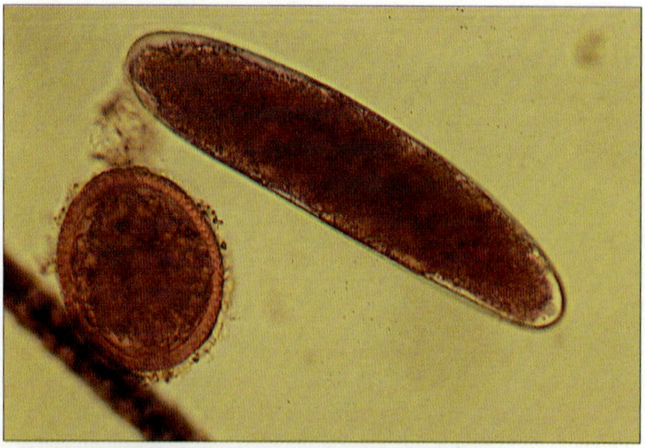

175 Eine juvenile Schnappschildkröte wird zur Untersuchung vor gestellt, weil sie kein Wachstum mehr zeigt. Eine dorso-ventrale Röntgenaufnahme wird angefertigt.
a) Wie lautet Ihre Diagnose?
b) Wie würden Sie diesen Zustand behandeln?
c) Welche Ätiologie liegt zugrunde?
d) Welche Maßnahmen sollten auf längere Sicht durchgeführt werden?

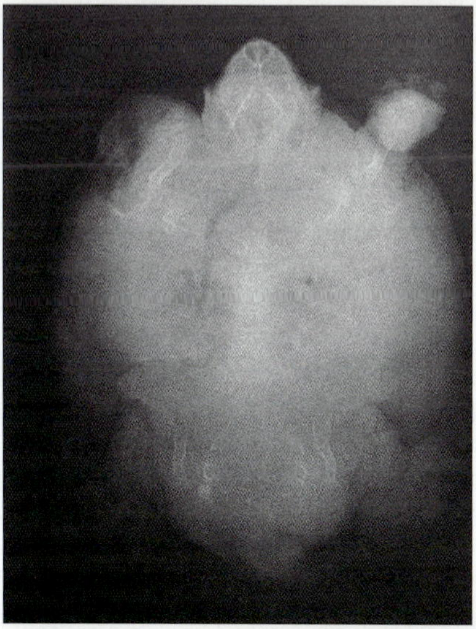

176 Dieser juvenile Königspython ist gesund. In der Abbildung fällt jedoch eine bedeutende Läsion auf.
a) Wie lautet Ihre Diagnose?
b) Hat dieser Zustand eine Bedeutung für die Lebensfähigkeit oder Lebenserwartung des Python?
c) Welchen spezifischen Ratschlag würden Sie dem Besitzer dieses Python geben?

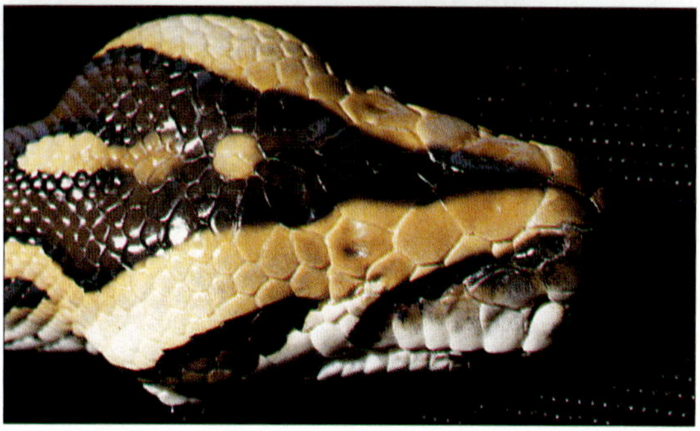

174 a) Ein Nematode (Askaride).
b) Ein Madenwurm (*Oxyuris ventricularis*).
c) 5 mg/kg Pyrantelpamoat oder 50 – 100 mg/kg Fenbendazol oder 0,2 mg/kg Ivermectin i. m. oder peroral, jeweils 2 × im Abstand von zwei Wochen. Um eine Reinfektion zu vermeiden, sollte der Kot unverzüglich aus dem Terrarium entfernt werden.

175 a) Hochgradige Osteopenie, metabolische Knochenerkrankung (Rachitis bzw. Osteodystrophia fibrosa), sekundärer ernährungsbedingter Hyperparathyreoidismus.
b) Verabreichen Sie Vitamin D_3 peroral und 10prozentige Kalziumglukonatlösung parenteral. *Cave:* Schnappschildkröten können aufgrund ihrer enormen Körpergröße und ihrer mächtigen Kiefer gefährlich werden. Es ist deshalb ratsam, Behandlungen möglichst mit parenteral applizierbaren Pharmaka durchzuführen. Vitamin D_3 ist jedoch bei peroraler Verabreichung ausreichend wirksam (da es nur ein- bis zweimal wöchentlich in kleinen Mengen verabreicht werden muß, ist die Verletzungsgefahr nicht allzu groß!). Nach der Initialbehandlung reicht als weiterführende Behandlung oftmals eine Verbesserung der Ernährung aus.
c) Ätiologisch liegt diesem Zustand in der Regel eine Fehlernährung mit kalziumarmen und phosphorreichen Futtermitteln, wie zum Beispiel knochenlosem Fleisch und Fischfilets, zugrunde.
d) Ändern Sie den Ernährungsplan und sorgen Sie vor allem für eine Versorgung mit leicht verfügbarem Kalzium in Form von Knochen. Lebende Fische und knochenhaltiges Fleisch können den Kalzium- und Magnesiumbedarf decken. Da fast alles, was diese Schildkrötenart frißt, Phosphor enthält, ist ein Phosphormangel bei in Gefangenschaft gehaltenen Schildkröten in der Regel nicht zu erwarten.

176 a) Anophthalmie.
b) Nein. Augenlose und aus anderen Gründen blinde Schlangen können ohne wesentliche Einschränkungen überleben. Sie besitzen die Fähigkeit, Beutetiere entweder allein durch chemische Reize wahrzunehmen oder, im Falle von Grubenottern und vielen Boas und Pythons, durch Thermorezeptoren, die Körperwärme registrieren.
c) Da Anophthalmie in einigen Inzuchtlinien relativ häufig auftritt, sollte diese Schlange nicht zur weiteren Zucht verwendet werden.

177 Dieses Röntgenbild zeigt die mehrfach deutlich geknickte Wirbelsäule einer Hakennasenschlange.
a) Wie interpretieren Sie diese Röntgenaufnahme?
b) Wie lautet Ihre Verdachtsdiagnose?
c) Wie würden Sie Ihre Diagnose absichern?
d) Welche Behandlung ist bei dieser Störung angezeigt?

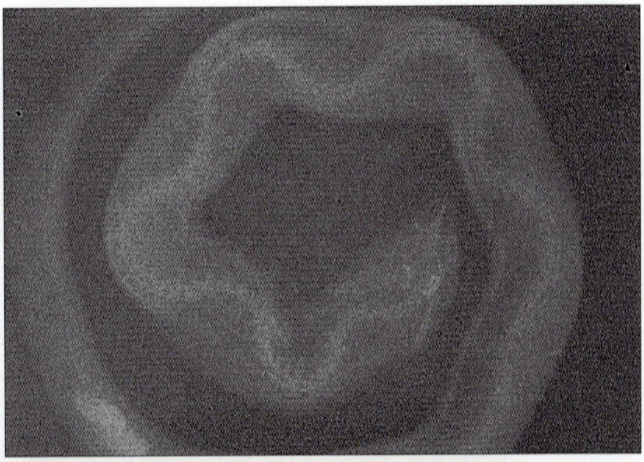

178 a) Worum handelt es sich bei dem glänzenden, schwarzen Objekt in der Nähe der Mittellinie der Plastronoberfläche dieser Rotwangen-Schmuckschildkröte?
b) Welche Behandlung schlagen Sie vor?

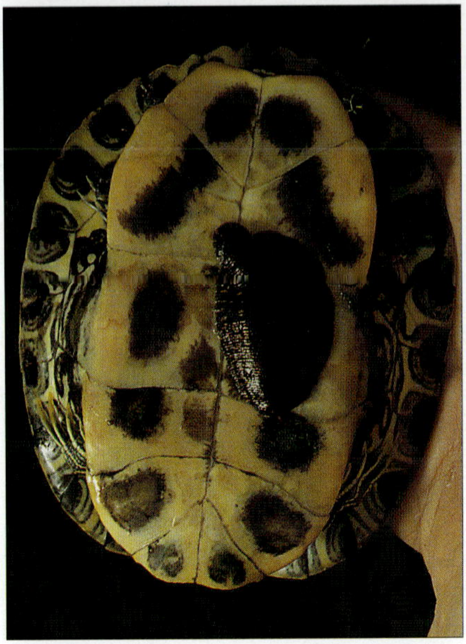

179 Dieses EKG (dritte Ableitung) stammt von einer Gelbrand-Scharnierschildkröte, die mit Eisbergsalat, frischem Obst, Rinderherz und Fischfilet ernährt wurde.
a) Wie interpretieren Sie dieses EKG?
b) Welche Ätiologie liegt diesem Zustand zugrunde?
c) Wie würden Sie diesen Zustand behandeln?

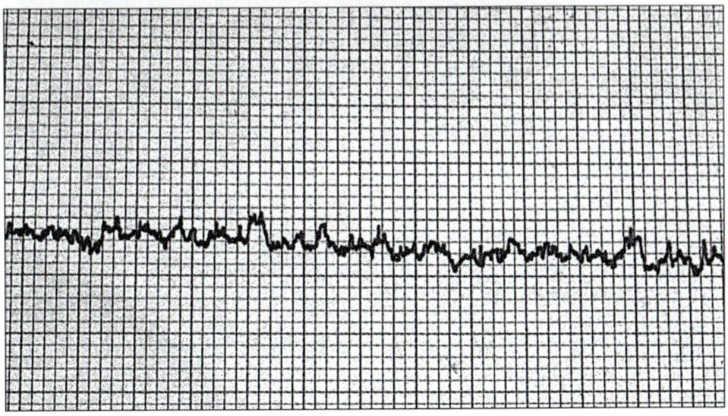

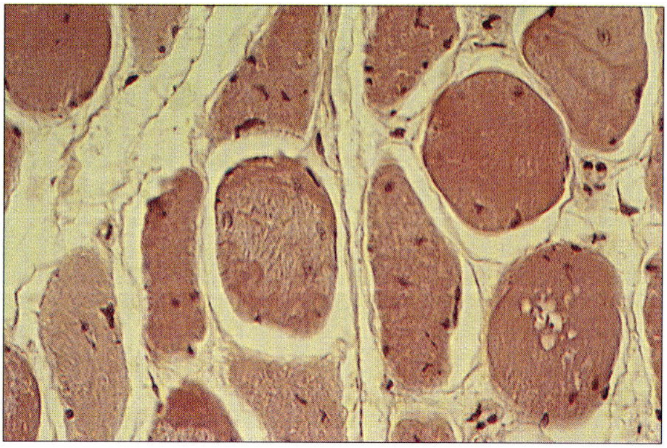

177 a) Die zahlreichen Unregelmäßigkeiten in der Wirbelsäule sind eher die Folge einer erworbenen Myopathie als einer primären Osteopathie. Beachten Sie, daß die Wirbel und die Rippen keine Auflagerungen, Zubildungen oder Knochenveränderungen aufweisen. Die winkelförmige Fehlstellung wurde durch unphysiologische Muskelkontraktionen verursacht.
b) Myopathie. Die mikroskopische Aufnahme (**oben**) zeigt die charakteristische Mottenfraßstruktur von einigen der betroffenen Fasern der epaxialen Muskeln dieser Schlange.
c) Durch eine Muskelbiopsie.
d) Abhängig vom Typ der Myopathie kann ein Behandlungsversuch mit Vitamin E (alpha- und gemischte Tokopherole) und Selen durchgeführt werden.

178 a) Ein Blutegel (*Placobdella* spp.).
b) Setzen Sie die Schildkröte für einige Minuten in einen flachen Behälter mit kohlensäurehaltigem Wasser. Dadurch wird der Blutegel veranlaßt, die Schildkröte loszulassen, und kann leicht entfernt werden.

179 a) Vorhofflimmern und Herzblock ersten Grades.
b) Hypokalzämie (Hinweise geben die Ernährung und die EKG-Befunde).
c) 10prozentige Kalziumglukonat- oder Kalziumlaktatlösung parenteral (2,5 mg/kg in die Zölomhöhle); Vitamin D_3 (2 × wöchentlich 1–4 IE/kg peroral). Umstellung auf eine kalziumreichere Ernährung mit Knochen, Kalziumkarbonat und Blättern ausgewählter Kohlsorten*), Rüben oder Senfkraut, so daß die Nahrung 1 Prozent Kalzium enthält.

*) Nicht alle Kohlsorten haben ein günstiges Kalzium-Phosphor-Verhältnis.

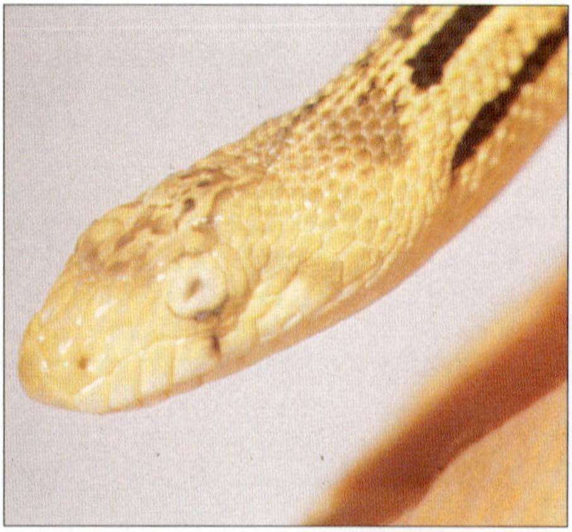

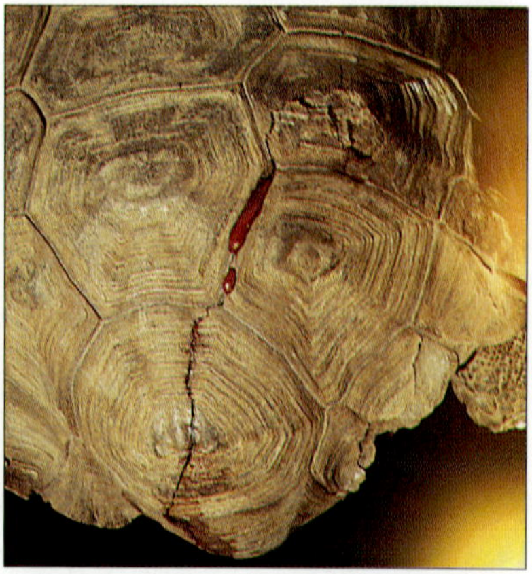

180 Bei dieser adulten Ketten-Bullennatter (die englische Bezeichnung dieser Farbvariante lautet »lined-phase gopher snake«) fällt eine beide Augen gleichermaßen betreffende Veränderung auf.
a) Wie lautet Ihre Diagnose?
b) Welche Ätiologie liegt dieser ophthalmologischen Veränderung zugrunde?

181 Diese Abbildung zeigt eine verletzte Wüsten-Gopherschildkröte.
a) Welche wichtigen Organe sind möglicherweise verletzt?
b) Welche Sofortmaßnahmen sind notwendig?
c) Welche weiterführenden Behandlungsmaßnahmen schlagen Sie vor?

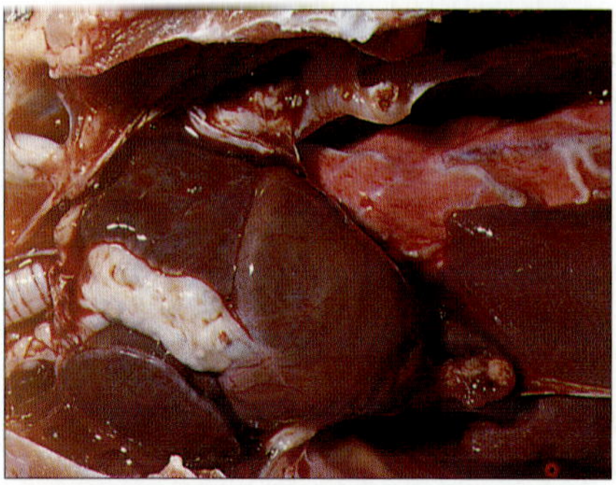

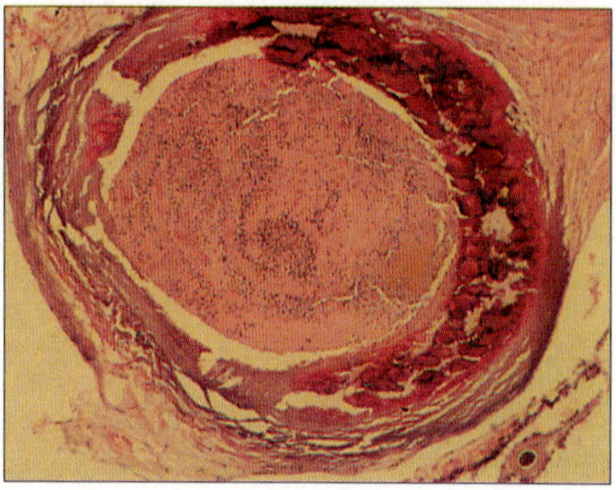

182 Der Kadaver eines adulten Grünen Leguans wurde zur Obduktion eingeschickt. Die Nahrung bestand fast ausschließlich aus kommerziellem Dosenhundefutter und in Wasser aufgeweichten Keksen für Affen. Alle größeren Arterien, die Luftröhre und die Bronchien waren hart und verformt (**oben links**). Bei der histopathologischen Untersuchung von HE-gefärbten Gewebeschnitten kamen große Mengen rot angefärbten Materials in den betroffenen Weichteilgeweben zutage (**oben rechts**).
a) Wie lautet Ihre Diagnose?
b) Welche Pathogenese liegt diesem Zustand zugrunde?
c) Welche Empfehlungen würden Sie dem Besitzer dieses Tieres geben, um diesen Zustand bei seinen anderen Leguanen zu verhindern?

180 a) Dermatisation der Kornea und der Brille.
b) Ein erblicher, autosomal-dominanter genetischer Defekt; betroffene Schlangen sollten deshalb nicht zur Zucht herangezogen werden.

181 a) Lungen, Nieren, Gonaden und Nebennieren.
b) Achten Sie auf einen traumatischen Schock, und behandeln Sie diesen gegebenenfalls durch eine Infusion einer physiologischen Lösung (z. B. Ringerlaktatlösung, intravenös oder in die Zölomhöhle). Falls erforderlich, können zusätzlich Kortikosteroide und ein Breitspektrumantibiotikum parenteral verabreicht werden. Säubern Sie die Wunde sorgfältig mit 0,75prozentiger Chlorhexidinlösung, und stabilisieren Sie den Carapax nach dem Trocknen mit Klebeband oder selbsthaftenden, elastischen Kunststoffbinden.
c) Legen Sie ein stabilisierendes Schienenpflaster aus einer oder mehreren Schichten eines schnellpolymerisierenden Epoxidharzes und dampfsterilisierter Fiberglasgaze an.

182 a) Mineralisierung des glatte Muskulatur enthaltenden Weichteilgewebes.
b) Die meisten kommerziellen Hunde-, Katzen- und Primatenfuttermittel haben einen hohen Vitamin-D_3-Gehalt. Eine Überversorgung von Reptilien mit Vitamin D_3 (bzw. dessen Vorläufersubstanzen) und Kalzium führt häufig zu einer Vitamin-D_3-Hypervitaminose und zu Hyperkalzämie. Wenn zusätzlich die Kalziumausscheidung über Urin und Kot vermindert ist, kann es zur klinischen Manifestation kommen: Die Minerale reichern sich an und lagern sich häufig in Weichteilgeweben mit glatten Muskelfasern ab. Davon sind meistens der Herz-Kreislauf-Apparat, der Magen-Darm-Trakt und der Urogenitaltrakt betroffen, aber auch die Haut, die Skelettmuskulatur sowie das endokrine und zentralnervöse System.
c) Leguane haben, als fakultative Blattfresser, anatomische und physiologische Mechanismen zum Aufschließen und Verdauen von Pflanzenfasern entwickelt. Dies geschieht vor allem durch die Fermentation der Zellulose und anderer Pflanzenbestandteile im Dickdarm. Die Nahrung sollte aus größeren Mengen Blattpflanzen hoher Qualität sowie aus geringeren Mengen Obst und tierischen Proteins zusammengesetzt sein. Ein- bis zweimal wöchentlich sollte man den Leguan ungefiltertem Sonnenlicht aussetzen oder das Terrarium mit einer entsprechenden Vollspektrum-UV-Lichtquelle ausstatten, um die endogene Vitamin-D_3-Synthese in Gang zu setzen.

183 Bei der Betrachtung dieser schwimmenden Schildkröte fällt auf, daß eine Körperseite tiefer im Wasser liegt als die andere.
a) Wie lautet die Diagnose des für dieses Schwimmverhalten verantwortlichen Zustandes?
b) Welche einfache diagnostische Maßnahme könnte Ihre Diagnose bestätigen?
c) Wie würden Sie diesen Patienten behandeln?

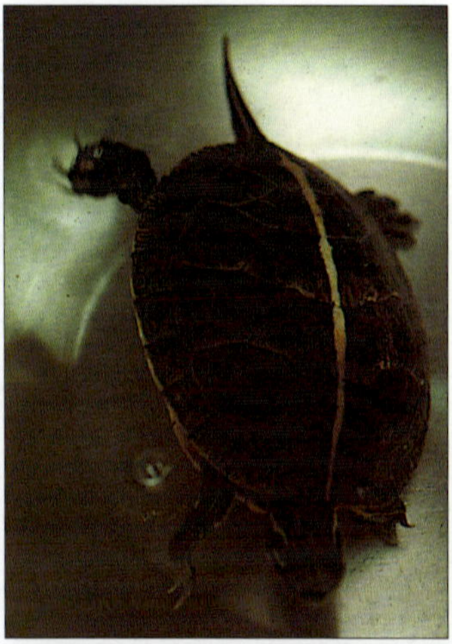

184 Dieses Röntgenbild zeigt die laterale Ansicht einer Rosenboa.
a) Welche Verdachtsdiagnose stellen Sie?
b) Wie können Sie Ihre Diagnose absichern?

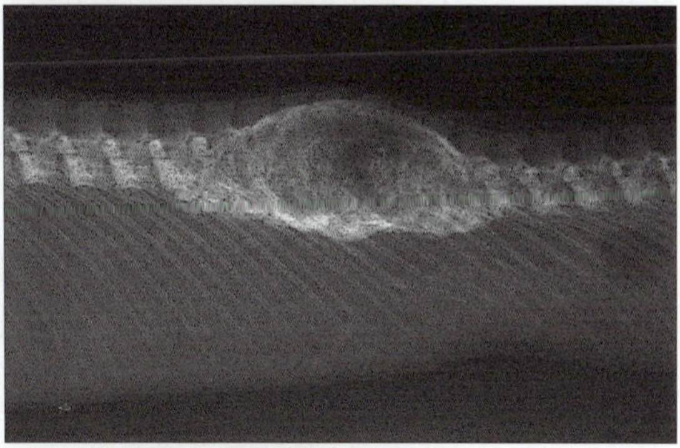

185 Bei dieser Warzenschlange (Kurung) handelt es sich um eine Spezies, die in Brackwassergebieten heimisch ist. Ihre Brillen und Hornhäute wurden plötzlich binnen 24 Stunden fortschreitend trüb, nachdem die Schlange in ein zur Hälfte mit Leitungswasser gefülltes Aquarium gesetzt worden war.
a) Wie lautet Ihre Diagnose?
b) Welche Ätiologie liegt diesem Zustand zugrunde?
c) Wie sollte er behandelt werden?
d) Wie sieht die Prognose aus?

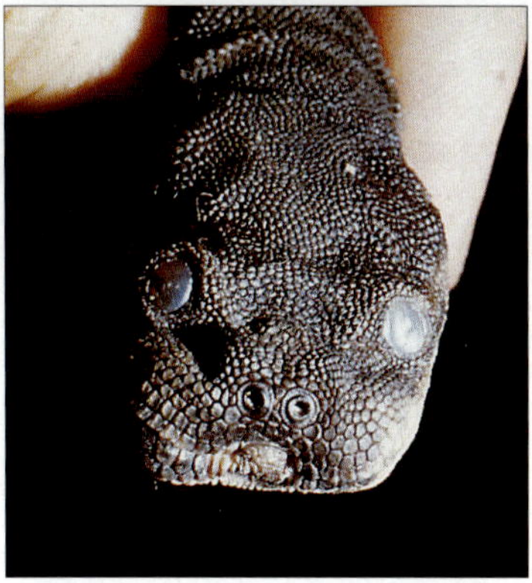

183 a) Unilaterale Pneumonie. Da der linke Lungenflügel, im Gegensatz zum rechten, nicht mehr ventiliert ist, schwimmt die Schildkröte mit abgesenkter linker Körperseite.
b) In einer Röntgenaufnahme wird der röntgendurchlässige, belüftete rechte und gleichzeitig der röntgendichte linke Lungenflügel zu erkennen sein.
c) Nach der Entnahme einer Sputumprobe aus dem Pharynx sollte die Schildkröte mit einem bakteriziden Breitspektrumantibiotikum behandelt werden. Um Anstrengungen zu vermindern und Erschöpfungszustände zu vermeiden, sollte die Schildkröte, außer zur Wasser- und Nahrungsaufnahme, aus dem Wasser genommen werden. Oftmals heilen verdichtete Lungen bei Schildkröten unter Narbenbildung ab und werden nicht mehr ventiliert.

184 a) Reife Knochenzyste und Osteolyse von elf Wirbelkörpern und -fortsätzen.
b) Führen Sie unter Narkose eine Feinnadelbiopsie aus der Knochenzubildung durch und untersuchen Sie die Probe histologisch. Bei diesem Fall wurde festgestellt, daß es sich bei der zystischen Veränderung um einen osteomyelitischen Herd handelte, der durch eine Hülle aus reifem, sklerotischem Knochengewebe gut abgekapselt war.

185 a) Hornhautödem.
b) Diese Schlangen sind an Brackwasser angepaßt. Nachdem sie in Süßwasser gesetzt worden war, versagte die physiologische Natriumpumpe. Die Gewebsschichten der Brillen und Hornhäute nahmen zuviel Wasser auf und bekamen dieses trübe, wolkige Aussehen.
c) Setzen Sie die Schlange in physiologische Kochsalzlösung.
d) Die Brillen und die Hornhäute erlangen schnell wieder ihre Elektrolytbalance und werden spontan klar, normalerweise binnen 24 Stunden (**unten**).

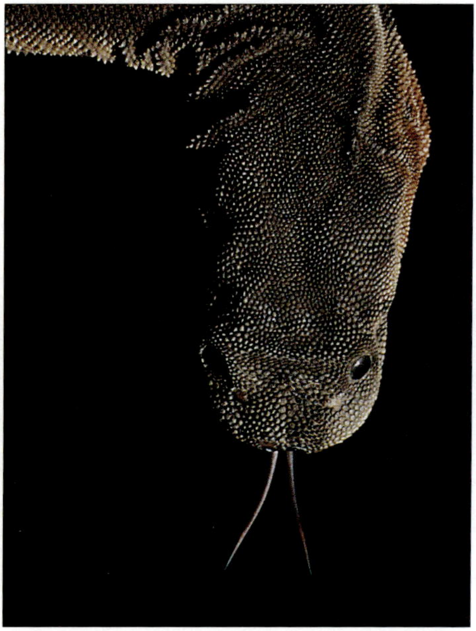

186 Hier sehen Sie ein Sektionspräparat von einer in Sagittalschnitte zerlegten Vordergliedmaße einer Schildkröte, die nicht mehr laufen wollte.
a) Wie lautet Ihre Diagnose?
b) Wie würden Sie diesen Zustand bei einer lebenden Schildkröte behandeln?

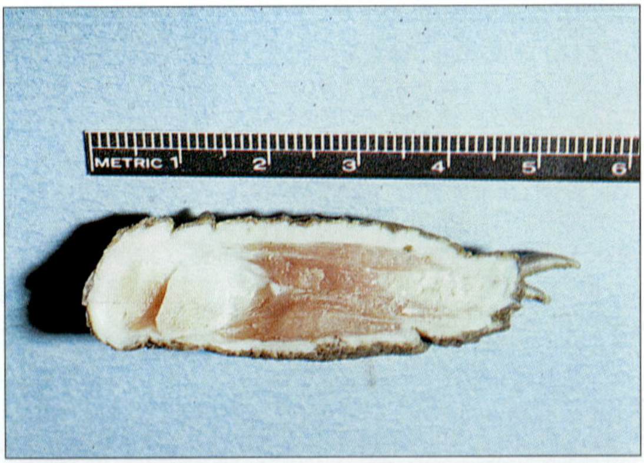

187 a) Wie lautet Ihre Diagnose der bei dieser frisch geschlüpften Kalifornischen Königsnatter erkennbaren Veränderung?
b) Welche Ätiologie liegt diesem Zustand wahrscheinlich zugrunde?
c) Wie würden Sie behandeln?

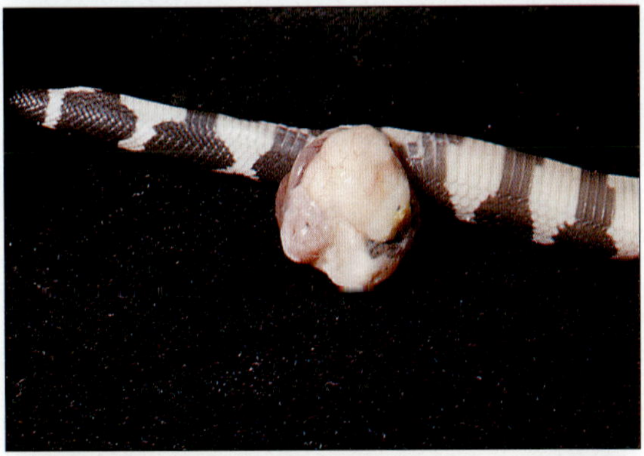

188 Hier sehen Sie eine Kartenschildkröte während der Sektion.
a) Welchen Eindruck haben Sie von der Leber der Schildkröte?
b) Welche Umstände können zu dieser Art von Leberveränderung führen?

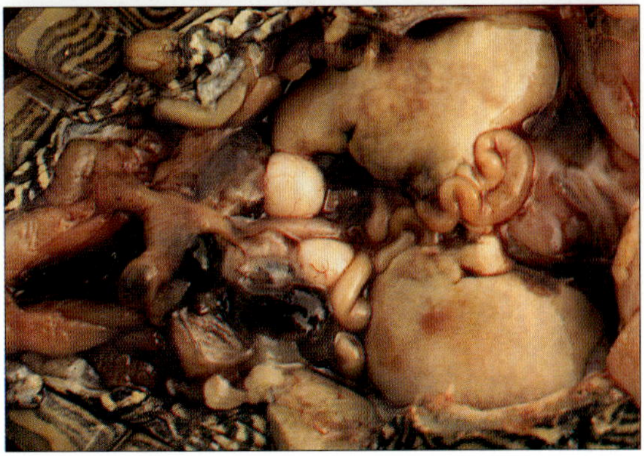

186 a) Periartikuläre Gicht.
b) Erhöhen Sie die Flüssigkeitsaufnahme der Schildkröte, indem Sie ihr feuchtigkeitsreiches Futter, zum Beispiel weiches Obst, anbieten. Verringern Sie den Gehalt an tierischem Protein in der Nahrung. Verabreichen Sie täglich 10–15 mg/kg Allopurinol peroral. Durch Allopurinol wird nur die Menge der von der Leber produzierten Urate reduziert, nicht jedoch die bereits in und um Gelenke und an anderen Stellen abgelagerten Urate. Die durch Gicht hervorgerufenen Schmerzen können durch perorale Verabreichung geringer Mengen Aspirins (0,10–0,75 mg/kg) etwas gelindert werden. Dabei besteht allerdings die Gefahr, daß gastrointestinale Störungen und Blutungen ausgelöst werden.

187 a) Prolaps von Nabel, Dottersackresten und Zölomfett. Zu einem Prolaps kommt es am häufigsten, wenn der frische Nabel an einer trockenen Oberfläche haften bleibt.
b) Kurz nach dem Schlüpfen wurde die Schlange in ein mit Papier ausgelegtes Terrarium gesetzt. Beim Versuch zu kriechen zog sich der Schlüpfling das prolabierte Gewebe zum Teil selbst aus der Zölomhöhle, da der frische Nabel auf der Papierunterlage haftete.
c) Säubern Sie das vorgefallene Gewebe, setzen Sie eine Ligatur, exzidieren Sie das vorgefallene Gewebe und verschließen Sie die Nabelöffnung mit zwei Heften.

188 a) Hydropische Degeneration.
b) Verschiedene Stoffwechselstörungen und chronische Intoxikationen können diese schwere, aber reversible Leberveränderung herbeiführen. Hydropische Degenerationen sind gewöhnlich Begleiterscheinungen eines chronischen, unbehandelten Diabetes mellitus.

189 Die Brille, die die Hornhaut bedeckt und schützt, ist auf ihrer Außenseite von einer Schicht verhornenden Plattenepithels bekleidet. Normalerweise wird bei einer Häutung auch diese Hornschicht der Brille abgestoßen. **Rechts** sehen Sie das Auge einer Schlange, bei dem mehrere Schichten verschiedener Häutungen über der Brille haften geblieben sind. Dies führte zu verminderter Sehschärfe. Außerdem können die verbliebenen Gewebeschichten der Brille als idealer Lebensraum für parasitierende Milben dienen.

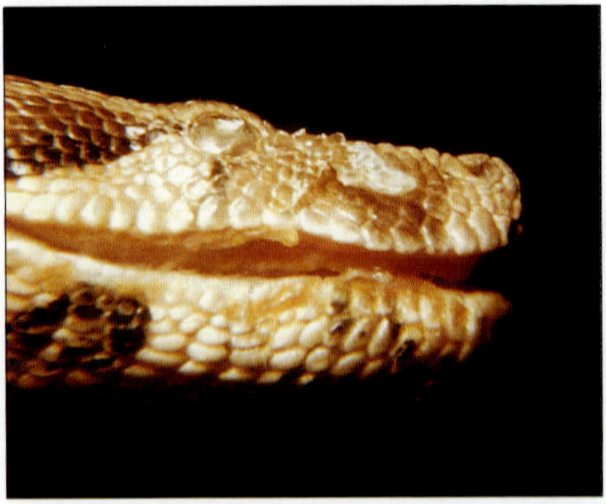

a) Wie würden Sie diesen Zustand behandeln?

b) Welche Maßnahmen können Sie dem Halter empfehlen, um einen Beitrag zur Verhinderung dieses Zustandes zu leisten?

190 Diese mikroskopische Aufnahme (**rechts**) zeigt einen mit Merthiolat angefärbten Abstrich von der über eine Magenspülung gewonnenen Magenflüssigkeit einer Schlange. **Unten rechts** ist ein HE-gefärbter histologischer Schnitt aus dem Magenfundus derselben Schlange dargestellt.

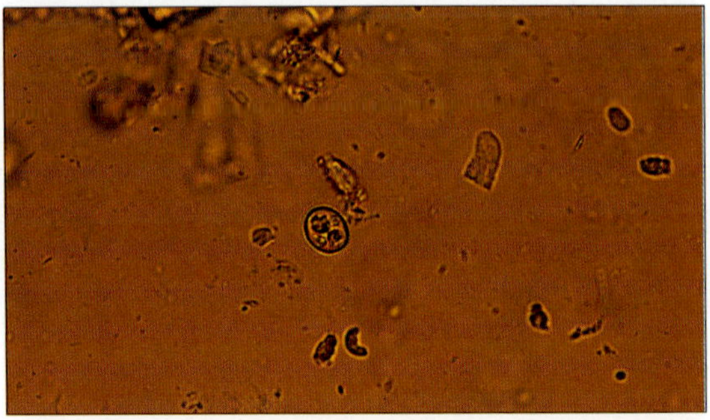

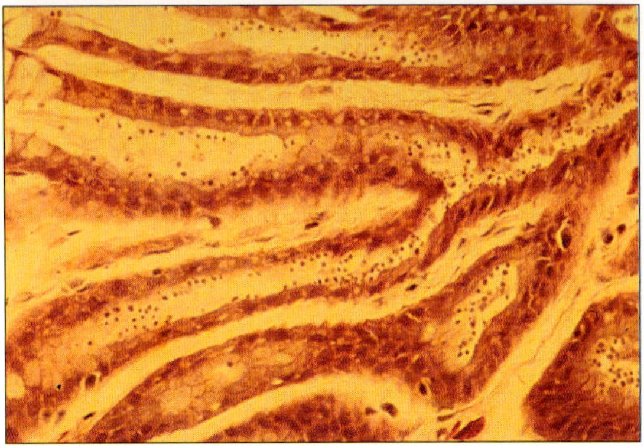

a) Worum handelt es sich bei dem kleinen Organismus, der in der Mitte des mikroskopischen Feldes in der ersten Abbildung zu erkennen ist? Dieselben Organismen finden sich in der zweiten Abbildung in sehr großer Zahl an der Oberfläche der Magengruben.

b) Wie lautet die Prognose?

c) Wie würden Sie diese Erkrankung in einem Schlangenbestand behandeln?

189 a) Baden Sie die Schlange für mindestens 30 Minuten in lauwarmem Wasser. Tragen Sie ein bis zwei Tropfen einer Lösung für harte Kontaktlinsen auf und versuchen Sie, das angefeuchtete Brillengewebe durch vorsichtiges Schaben mit einer Drahtöse (Ohrreiniger) am Rand der Brille im Fornixbereich zu lösen. Anschließend versuchen Sie, das gelockerte Gewebe mit einer feinen Pinzette abzuheben. Diese Maßnahmen sollten unbedingt ohne die Anwendung allzu großer Gewalt durchgeführt werden.
b) Erhöhen Sie die relative Luft- und Umgebungsfeuchtigkeit im Schlangengehege. Richten Sie die Terrarien so ein, daß die Schlangen die Möglichkeit haben, sich zu Beginn ihrer Häutung an geeigneten Gegenständen zu reiben, um die alte Epidermis zu lockern. Beobachten Sie die Schlangen regelmäßig, so daß Sie rechtzeitig eingreifen können, bevor kleinere Probleme ernst und chronisch werden können.

190 a) *Cryptosporidium serpentis.*
b) Sehr vorsichtig bis schlecht, da bis heute keine wirksame Behandlungsmethode gegen diese schwere Parasitose bei Reptilien bekannt ist. Die in der Humanmedizin gegen Kryptosporidien angewandten Medikamente erwiesen sich bei Reptilien als unwirksam.
c) (1) Stellen Sie fest, welche Tiere infiziert sind, und töten Sie diese. (2) Verhindern Sie jede Freigabe aus dem infizierten Bestand, damit potentielle Überträgertiere nicht zu einer Bedrohung für andere Bestände werden. (3) Leiten Sie eine gründliche Desinfektion der Terrarien ein und erstellen Sie einen Hygieneplan. (4) Richten Sie eine Quarantäne ein, während der durch geeignete Kontrollen ein Erkennen und Eliminieren von Überträgertieren möglich ist. (5) Überprüfen Sie die Wasser- und Futtervorräte des Bestandes, um sicherzustellen, daß sie frei von Kryptosporidien sind.

191 Dieser Organismus wurde im Gewebe einer Suppenschildkröte gefunden.
a) Worum handelt es sich?
b) Worin liegt die wesentliche biologische (und klinische) Bedeutung?

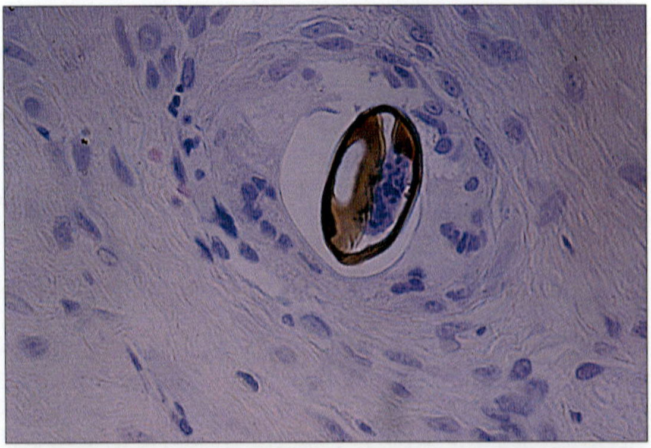

192 Diese Abbildung zeigt die Plastronoberfläche einer Köhlerschildkröte.
a) Welches Geschlecht hat diese Schildkröte?
b) Welche Funktion hat die dargestellte »Verformung« des Plastrons?

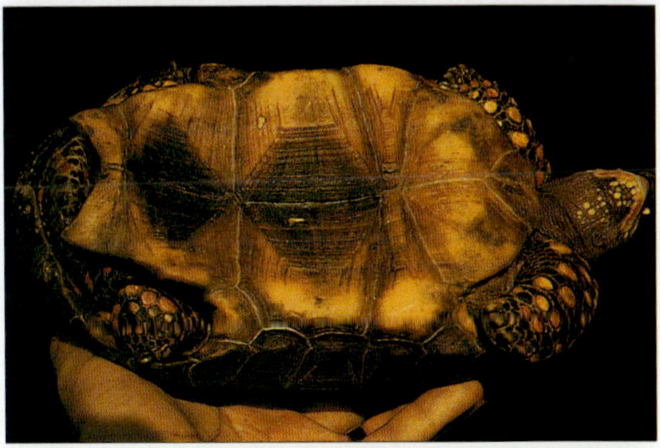

193 Eine Vollblutprobe (Wright-Färbung) eines wildgefangenen Grünen Leguans wurde mikroskopisch untersucht. Zahlreiche Erythrozyten enthielten ovale, blaßblau gefärbte Strukturen.
a) Wie lautet Ihre Diagnose?
b) Welche Bedeutung haben diese intrazellulären Einschlüsse?

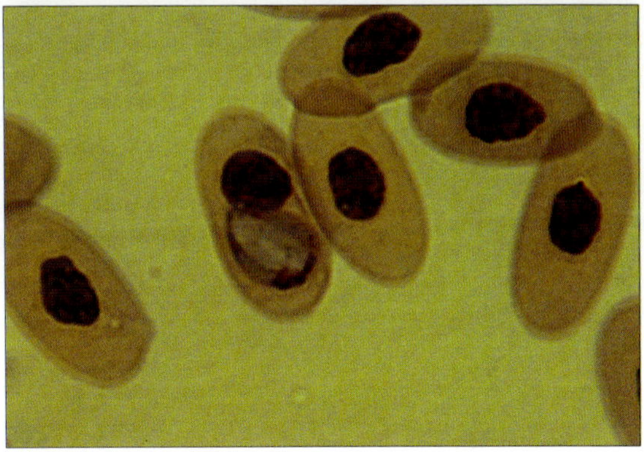

191 a) Ein Trematodenei.
b) Das Auftreten dieser Trematodeneier wurde mit fibropapillomatösen Tumoren bei Seeschildkröten in Verbindung gebracht. Die häufig stark wuchernden neoplastischen Zubildungen können bei diesen stromlinienförmig gebauten Schildkröten zu Veränderungen der hydrodynamischen Eigenschaften führen. Wenn die Augenlider befallen werden, können diese Tumoren Sehstörungen verursachen und zu Schwierigkeiten bei der Futtersuche führen.*)

192 a) Männlich.
b) Der tiefe, konkave Ausschnitt des Plastrons dieser männlichen Schildkröte paßt zu dem konvexen Gegenstück des kaudalen Carapax der weiblichen Artgenossen. Damit ist sichergestellt, daß das Männchen bei der Kopulation nicht zur einen oder anderen Seite fällt.

193 a) Infektion mit *Schellackia* spp.
b) Obwohl es sich bei diesen Hämatoprotozoen um Parasiten handelt, sind sie nur wenig pathogen, wenn der Leguan nicht unter einer Immunsuppression leidet oder starkem Streß ausgesetzt ist. Schellackia-Infektionen werden deshalb normalerweise nicht behandelt.

*) Seit einigen Jahren ist bekannt, daß derartige Hautwucherungen bei Meeresschildkröten auf Herpesvirusinfektionen zurückzuführen sind.

194 Diese mit Zilien ausgestatteten Protozoen (**oben rechts** und **Mitte rechts**) wurden im Kot einer Griechischen Landschildkröte gefunden.
a) Wie lautet Ihre Diagnose?
b) Ist das Auftreten dieser Organismen von Bedeutung?
c) Wenn ja, wie sieht die korrekte Behandlung aus?

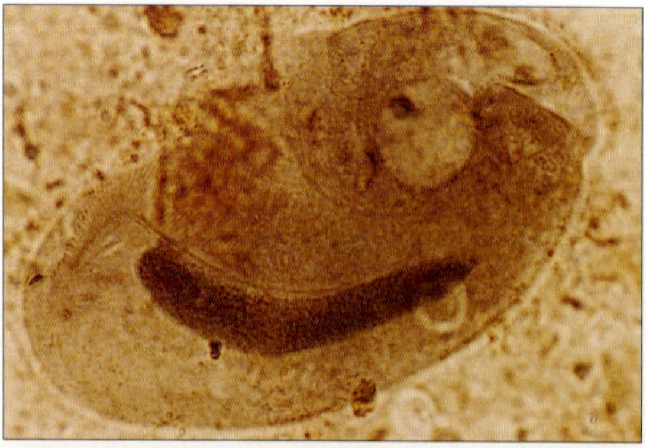

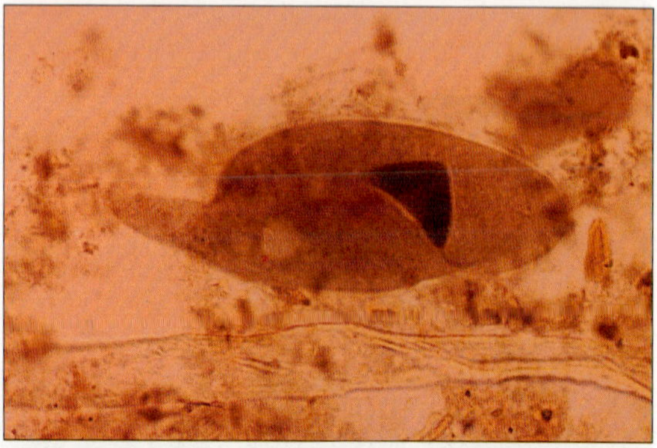

195 Diese Strumpfbandnatter (Unterart *Thamnophis sirtalis terrestris*) weist bereits seit fast einem Jahr zahlreiche erhabene und verkrustete Hautläsionen auf.
a) Wie lautet Ihre Diagnose?
b) Mit welcher/n anderen Störung/en könnte diese Läsion verwechselt werden?
c) Welche Tests würden Sie durchführen, um die Diagnose einzugrenzen und abzusichern?

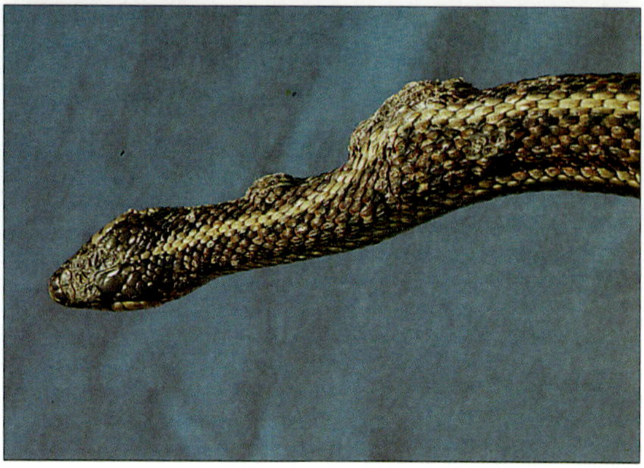

194 a) *Nyctotherus kyphoides* (**erste Abbildung**) und *Balantidium eleacus* (**zweite Abbildung**).
b) Von beiden Organismen wird angenommen, daß es sich um Kommensalen handelt, die für den Umbau von Zellulose in einfache Zucker und Fettsäuren von wesentlicher Bedeutung sind.
c) Da sie Teil der kommensalischen Mikroflora sind, sind diese Organismen keine Parasiten. Daher ist eine Behandlung nicht nur unnötig, sondern sogar kontraindiziert.

195 a) Neoplasien.
b) Dermatomykose; eingekapselte subkutane Parasiten; pemphigoide Dermatitis.
c) Eine tiefe Hautbiopsie und mikrobiologische Kultur mit Resistenztest. In diesem Fall war die Diagnose malignes Chromatophorom (gemischtes Melanom/Erythrophorom). Die Abbildung **unten links** zeigt Exzisionsproben, die die unterschiedlichen Färbungen dieser Tumoren, von orange über rot bis hin zu schwarz, demonstrieren. **Unten rechts** sehen Sie eine mikroskopische Aufnahme eines angefärbten Schnittes eines typischen Bereiches des Chromatophoroms dieser Schlange. Beachten Sie die langgestreckten, pigmentreichen Tumorzellen.

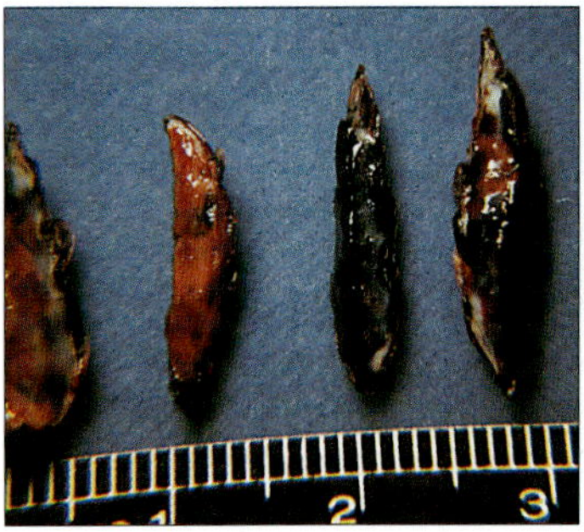

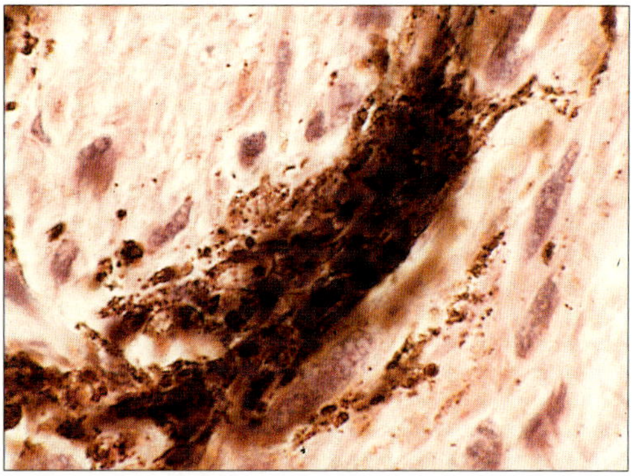

196 Dieser angefärbte Blutausstrich stammt von einer Nashornviper.
a) Worum handelt es sich bei den beiden Zellen im Mittelpunkt der Abbildung?
b) Welche Funktionen haben die beiden Zelltypen?

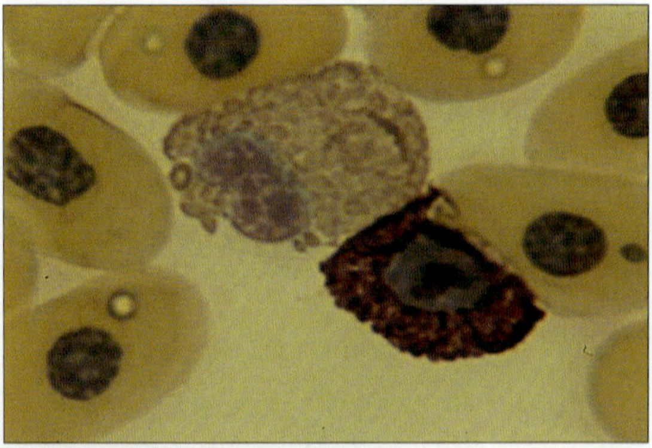

197 Sie sehen das geöffnete Maul eines Leguans.
a) Welche bedeutende klinische Veränderung wird dargestellt?
b) Mit welchem Organ oder welchen Organen könnte diese Störung zusammenhängen?
c) Wie würden Sie Ihre Diagnose absichern?

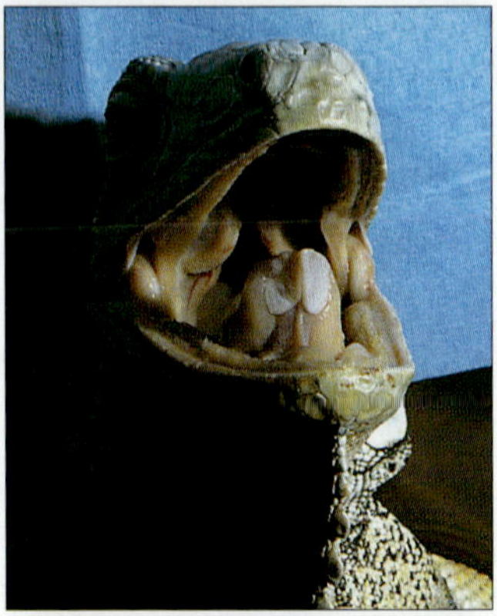

198 Diese Röntgenaufnahme einer Wüsten-Gopherschildkröte zeigt drei röntgendichte Strukturen.
a) Worum handelt es sich?
b) Wie würden Sie diese Schildkröte behandeln?

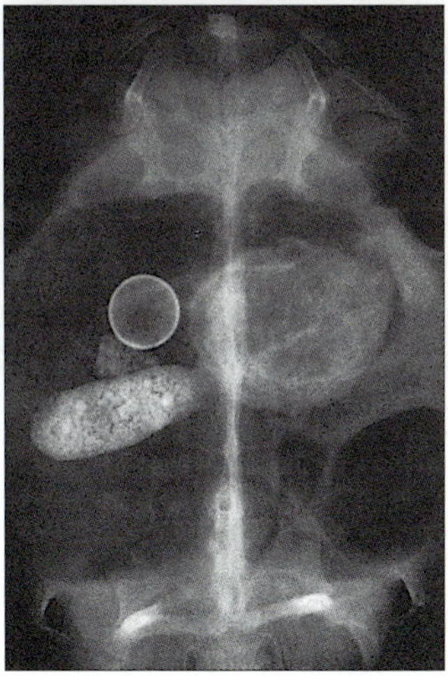

196 a) Ein heterophiler und ein basophiler Granulozyt. Beachten Sie die Gestalt und die Farbe der Granula der beiden Zellen.

b) Die Heterophilen der Reptilien entsprechen funktionell den polymorphkernigen Neutrophilen der Säugetiere; so degranulieren sie zum Beispiel und setzen bakteriolytische Enzyme frei. Basophile setzen Heparin und andere bioaktive Substanzen als Antwort auf Komplement während der Aktivierung des Komplementsystems frei.

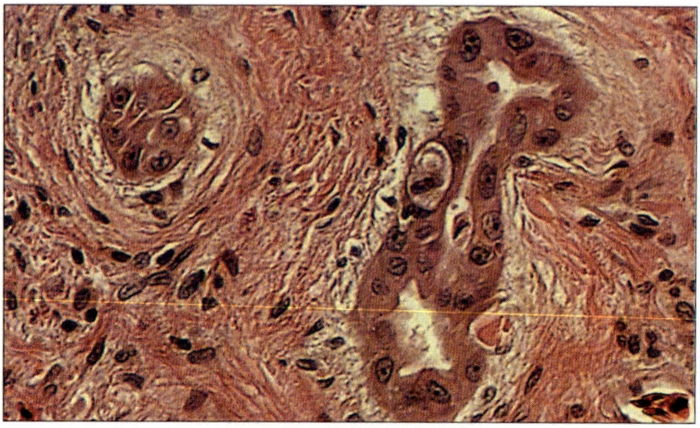

197 a) Ikterische Maulschleimhaut. Beachten Sie: Die paarigen, weißen Auflagerungen sind physiologische knorpelige Strukturen.

b) Mit dem hepatischen, renalen, hämatopoetischen und retikuloendothelialen System.

c) Durch eine klinisch-biochemische Untersuchung wären Dysfunktionen von Leber, Niere sowie verschiedener anderer Organe feststellbar. Ein vollständiges Blutbild könnte Erkenntnisse über das Ausmaß des Ikterus, die Erythrozytenindizes und das Auftreten von Erythrophagozytose liefern. In diesem Fall war das Lebergewebe hochgradig fibrotisch (**oben**). Nur ein paar isolierte Lebergewebsstränge hatten die Kompression und die daraus folgende Atrophie überlebt.

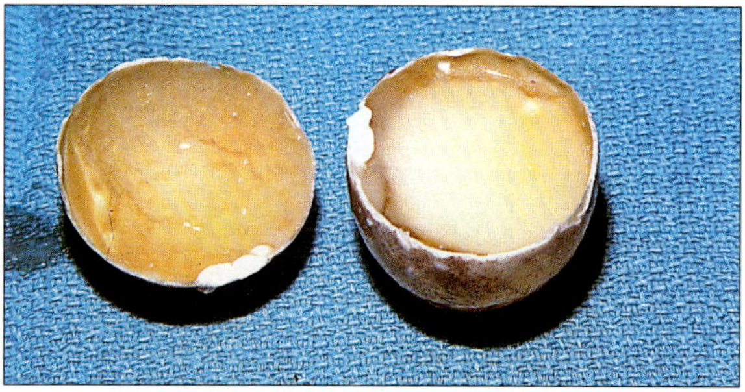

198 a) Großer Urolith in der Harnblase; intraluminales, kugelförmiges Objekt mit röntgendichter Wand; intraluminale, kiesförmige Fremdkörper im Intestinum.

b) Probezöliotomie, Urozystotomie und Enterotomie, um diese röntgendichten Fremdkörper zu entfernen. Bei der Urozystotomie wurden ein großer Harnblasenstein und ein nekrotisches Ei (**oben**) entfernt.

199 Hier sehen Sie ein Exemplar aus einer Gruppe von juvenilen Rotwangen-Schmuckschildkröten, die über einige Monate in einer Zoohandlung gehalten worden waren. Alle Schildkröten verweigerten plötzlich die Nahrungsaufnahme. Bei einer Untersuchung wurde festgestellt, daß ihre Augen angeschwollen waren und kleine Bläschen aus Maul und Nasenlöchern austraten.

a) Wie lautet Ihre Diagnose?

b) Welche Haltungsbedingungen haben wahrscheinlich zu dieser Störung geführt?

c) Wie sollte die Behandlung aussehen?

d) Welche Möglichkeiten einer Prophylaxe gibt es?

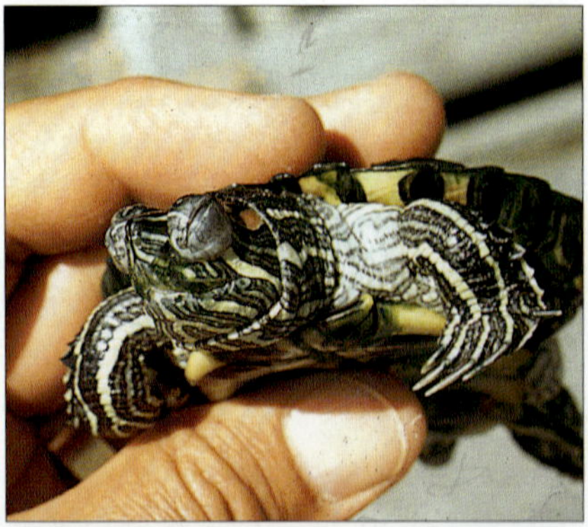

200 a) Worum handelt es sich bei der weißen, watteartigen Substanz am Kiefer und am Panzer dieser Schildkröte?

b) Wie würden Sie diesen Zustand behandeln?

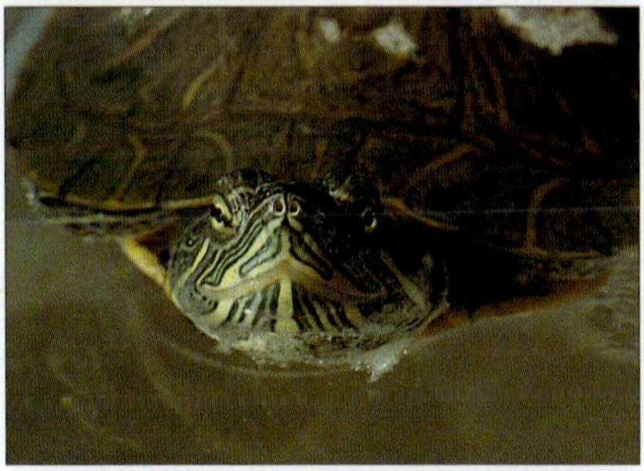

201 Dieses Sektionspräparat stammt von der Leber einer lange Zeit in Gefangenschaft gehaltenen Wüsten-Gopherschildkröte, deren Futter zu nahezu gleichen Anteilen aus Hundedosenfutter und frischem Gemüse bestand.

a) Wie lautet(en) Ihre Diagnose(n)?

b) Welche Ätiologie liegt dieser Störung zugrunde?

c) Welche Möglichkeiten einer Prophylaxe gibt es?

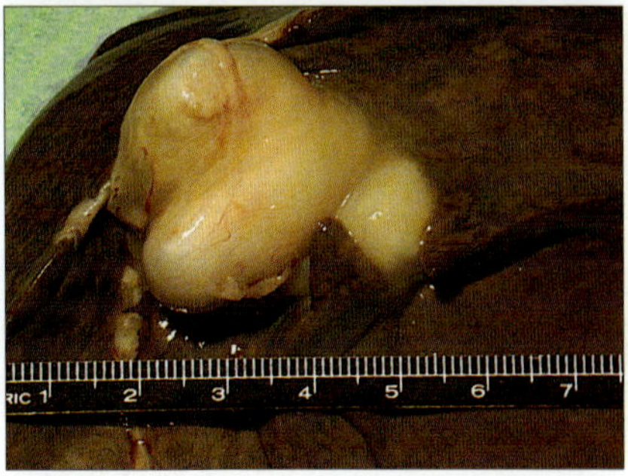

199 a) Blepharitis aufgrund einer Vitamin-A-Hypovitaminose.

b) Eine Ernährung mit einem Überschuß an tierischem Protein und einem Mangel an Betakarotin, Provitamin A, Retinol oder Retinylester.

c) Vitamin A oder Betakarotine sollten peroral zugeführt werden. Die Dosierung richtet sich nach dem Grad der Erkrankung, ihrer Chronizität und danach, ob die Vorstufen (Retinolester oder Retinylester) oder Betakarotine zur Anwendung kommen.

d) Bei Schildkröten, die sich im Wachstum befinden, kann einem Vitamin-A-Mangel entweder mit natürlichen Betakarotinquellen (zum Beispiel orangefarbenes, gelbes oder grünes Blattgemüse oder lebende Algen) vorgebeugt werden, oder aber, die Nahrung wird mit speziell auf die Bedürfnisse semiaquatischer Schildkröten ausgerichteten kommerziellen, Provitamin-A-haltigen Produkten angereichert.

200 a) Saprolegniasis.

b) Baden Sie die betroffenen Schildkröten an fünf bis sieben aufeinanderfolgenden Tagen mindestens 30 Minuten täglich in einer einprozentigen Chlorhexidinlösung oder in einer verdünnten Malachitgrün/Formalinlösung. Halten Sie die Schildkröten, außer zur Wasser- und Nahrungsaufnahme, während der empfohlenen Behandlungsdauer trocken. Während dieser Zeit sollte die trockengehaltene Haut der Schildkröten mit einer konzentrierten Polyvidon-Jod-Lösung eingepinselt oder eingesprüht werden. Anschließend läßt man diese Lösung auf der Haut trocknen.

201 a) Cholezystolithiasis (**unten links**) und Cholezystitis (**unten rechts**). Durch massive Bindegewebszubildung infolge einer chronischen Entzündung ist die Gallenblasenwand verdickt und deutlich verändert.

b) Gopher-Wüstenschildkröten sind überwiegend fakultative Herbivoren; in natürlicher Umgebung besteht ihre Nahrung hauptsächlich aus pflanzlicher Kost. Werden herbivore Reptilien regelmäßig mit fettreichen Komponenten, wie zum Beispiel Dosenfutter für Hunde, gefüttert, so kann diese unnatürliche Ernährung mit übermäßigem Gehalt an tierischem Protein und Lipiden zu einer Entzündung der Gallenblase und zur Entstehung von Gallensteinen führen. Außerdem enthalten viele kommerziellen Hunde-, Katzen- und Primatenfuttermittel hohe Dosen Vitamin A und D_3. Daher werden bei diesen fehlernährten, herbivoren Reptilien nicht selten Veränderungen in Form von Mineralisierungen der glatten Muskulatur gefunden.

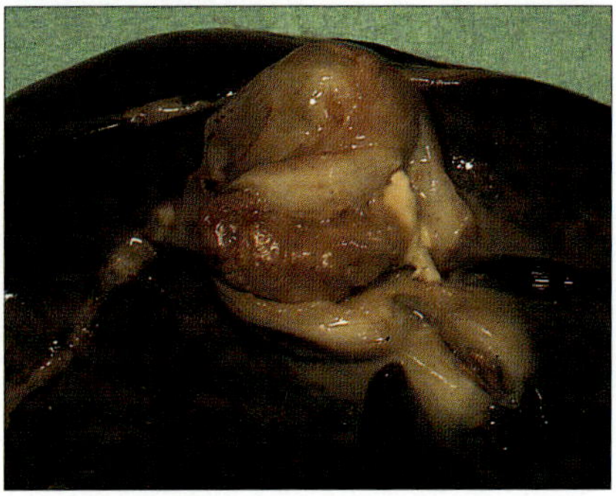

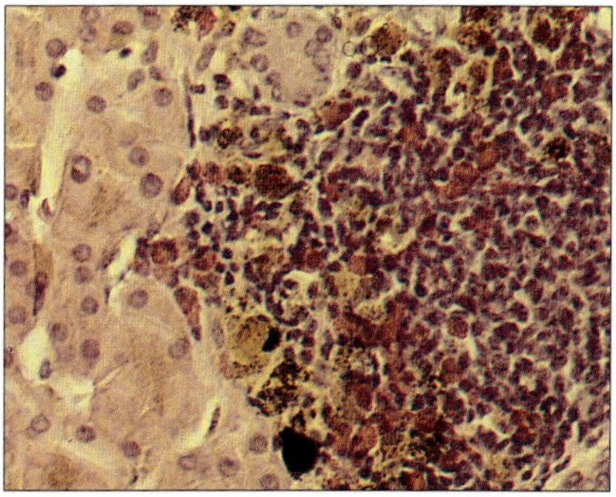

202 a) Welche Erkrankung der Maulhöhle ist bei diesen beiden Abgottschlangen (**oben rechts** und **Mitte rechts**) dargestellt?
b) Welche Ätiologie liegt diesem Zustand zugrunde?
c) Welche Behandlung schlagen Sie vor?

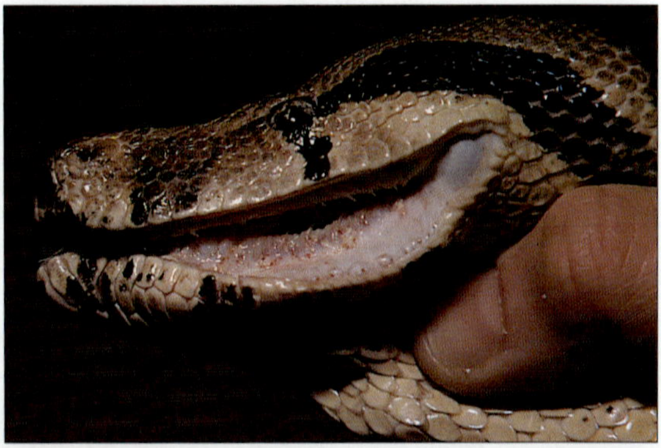

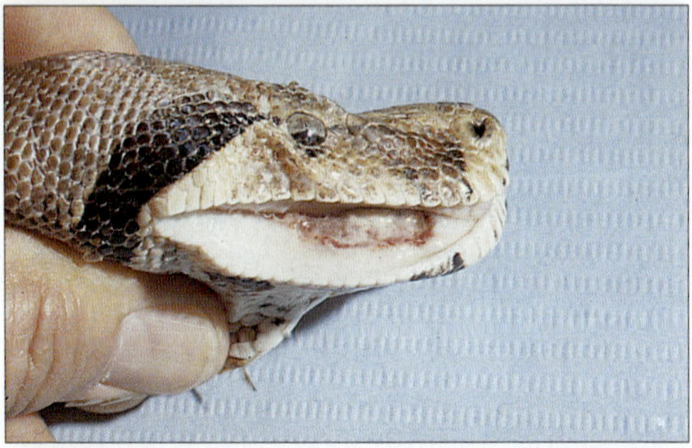

203 Hier sehen Sie vier Sektionspräparate des Dickdarms einer Abgottschlange.
a) Wie lautet Ihre Diagnose in Anbetracht der makroskopisch sichtbaren Veränderungen?
b) Welcher ubiquitäre protozoische Parasit hat diese Veränderungen höchstwahrscheinlich verursacht?
c) Welche Chemotherapeutika versprechen bei rechtzeitiger Diagnosestellung eine erfolgreiche Behandlung?

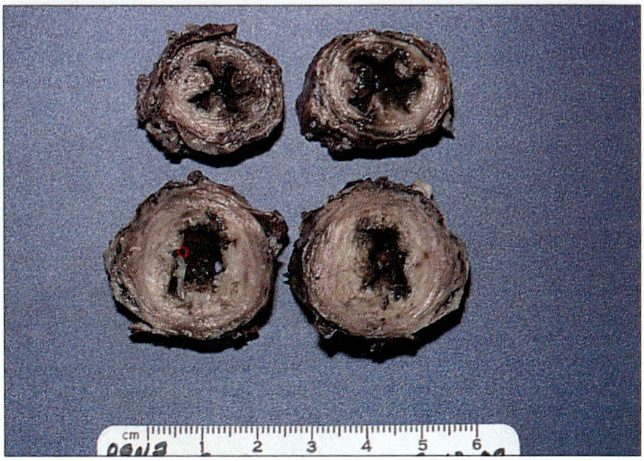

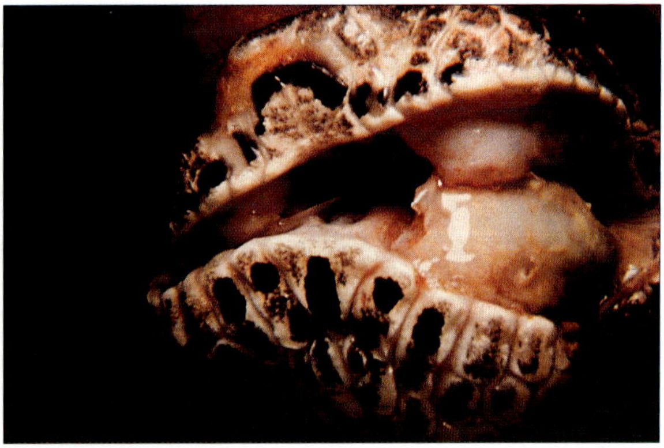

202 a) Ulzerative Stomatitis (»Mundfäule«).

b) Obwohl meistens gramnegative Mikroorganismen isoliert werden, können auch eine ganze Reihe von grampositiven Erregern beteiligt sein. Bei der in der ersten Abbildung gezeigten Schlange wurde *Aeromonas hydrophila* isoliert, bei der Schlange in der zweiten Abbildung *Klebsiella* spp. **Oben** ist ein weiter fortgeschrittener Fall einer ulzerativen (und pyogranulomatösen) Stomatitis dargestellt. Hier wurden *Morganella morgani* und *Proteus vulgaris* in großen Mengen isoliert.

c) Die Maulschleimhaut sollte vorsichtig mit verdünnter Wasserstoffperoxid-, Chlorhexidin- oder Polyvidon-Jod-Lösung gesäubert werden. Nach Entfernung des Exsudats sollten die betroffenen Schleimhäute mit einer geeigneten antibiotischen Salbe abgedeckt werden. Daneben sind parenterale Antibiotika zu verabreichen. Um den Flüssigkeitshaushalt und die renale Perfusion aufrechtzuerhalten und nicht zuletzt um eine Anreicherung potentiell toxischer Antibiotika zu verhindern, müssen täglich 20–25 ml/kg einer physiologischen Flüssigkeit zugeführt werden.

203 a) Amöbiasis des Darms.

b) *Entamoeba invadens.*

c) Schlangen aus der Familie der Nattern sollten 2 × im Abstand von zwei Wochen mit Metronidazol (40 mg/kg) behandelt werden; Boas, Vipern und Elaphen benötigen eine Dosierung von 125–250 mg/kg. Eine antibiotische Behandlung, eine Flüssigkeitsersatztherapie und eine aufopferungsvolle, unterstützende Pflege sind bei dieser schweren Protozoeninfektion unerläßliche Maßnahmen, weil mit *E. invadens* infizierte Schlangen (und andere Reptilien) oft schwer krank und labil sind.

204 a) Welche ophthalmologische Erkrankung erkennen Sie am Auge dieser juvenilen Moschusschildkröte?
b) Wie würden Sie diesen Zustand behandeln?
c) Wie unterscheidet sich diese Behandlung von der eines identischen Problems bei einem Hund oder einer Katze?

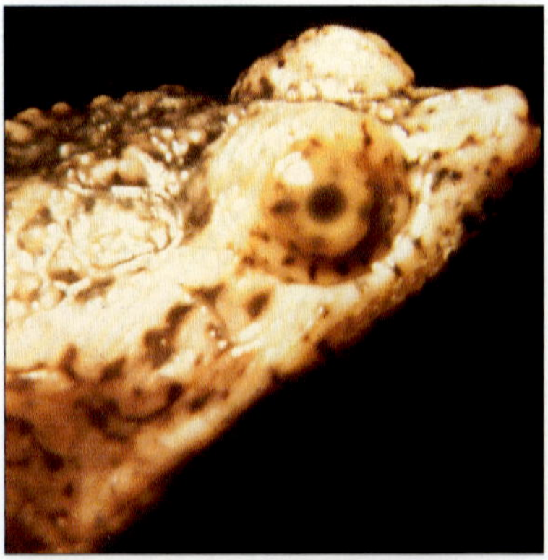

205 Hier sehen Sie den Sektionssitus einer weiblichen Sumpfschildkröte.
a) Wie lautet Ihre Diagnose?
b) Welche Ätiologie liegt diesem Zustand wahrscheinlich zugrunde?

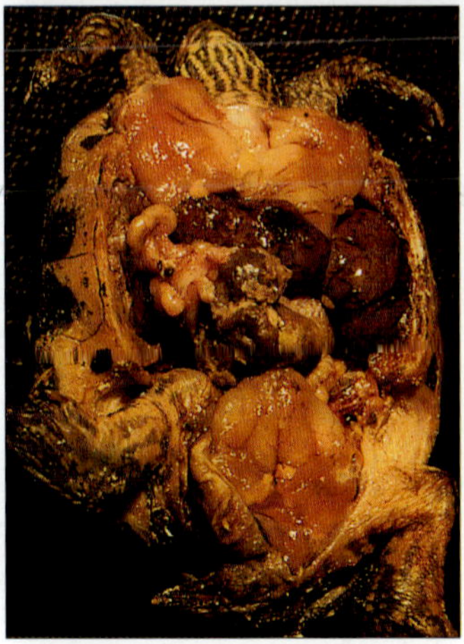

206 Diese weibliche Salzkröte erlitt eine Quetschverletzung an der linken Hintergliedmaße, die zu einer offenen Splitterfraktur des Femur und einer erheblichen Traumatisierung und Mazeration des Weichteilgewebes führte.
a) Wie würden Sie an diesen Fall herangehen?
b) Wäre es zu verantworten, diese Kröte nach der Behandlung freizulassen?

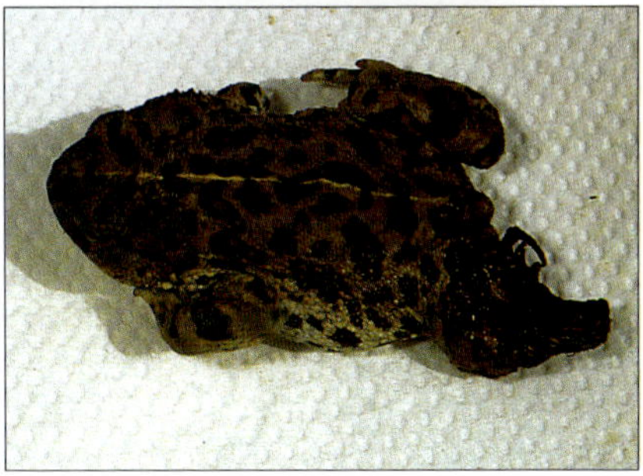

204 a) Uveitis anterior.
b) Lokale Instillation eines Mydriatikums und eines bakteriziden Breitspektrumantibiotikums mit Kortikosteroiden; falls notwendig, können zusätzlich Antibiotika parenteral verabreicht werden.
c) Da die Iris von Reptilien und Amphibien quergestreifte Muskulatur enthält, sollte anstatt Homatropin besser d-Tubocurarin zur Weitstellung der Pupille instilliert werden.

205 a) Hochgradige, chronische, dotterinduzierte Serozölomitis.
b) Die Zölomhöhle kam in Folge eines Risses oder einer Ruptur des Eileiters mit dem lipidreichen Eidotter in Berührung.

206 a) Die linke Hintergliedmaße ist irreparabel geschädigt und sollte amputiert werden. Das nekrotische und stark kontaminierte Gewebe könnte gesundes Gewebe schädigen, vor allem Organe, die in unmittelbarer Nähe der gequetschten Gliedmaße in der Zölomhöhle liegen. Es ist ratsam, den Femur im Hüftgelenk zu exartikulieren, um einen Amputationsstumpf, der sich aufscheuern und chronisch infizieren könnte, zu vermeiden. Die Operationswunde wird anschließend mit synthetischen, absorbierbaren Fäden verschlossen. Eine leichte Wundabdeckung mit einem wasserabweisenden Sprühverband hält die Wunde trocken und sauber und ermöglicht somit eine rasche und vollständige Abheilung (**unten**).

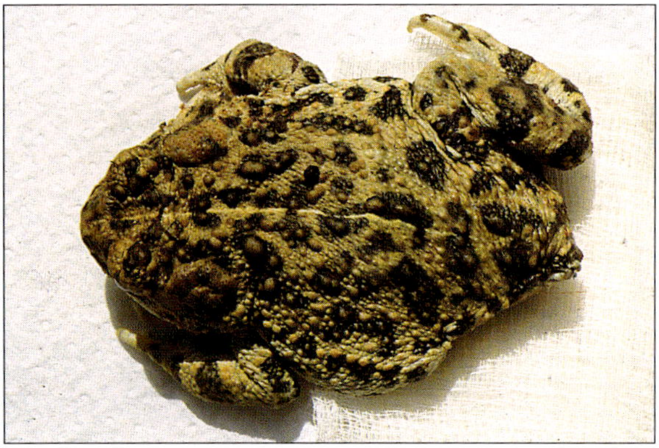

b) Es wäre absolut verantwortbar, diese Kröte nach Abheilung der Wunde freizulassen, da Kröten sich eher kriechend als hüpfend fortbewegen. Die Tiere stellen sich schnell auf das Kriechen mit drei Gliedmaßen ein. Außerdem haben diese Tiere aufgrund der Sekretion toxischer Substanzen über die Haut nur wenige Feinde zu fürchten.

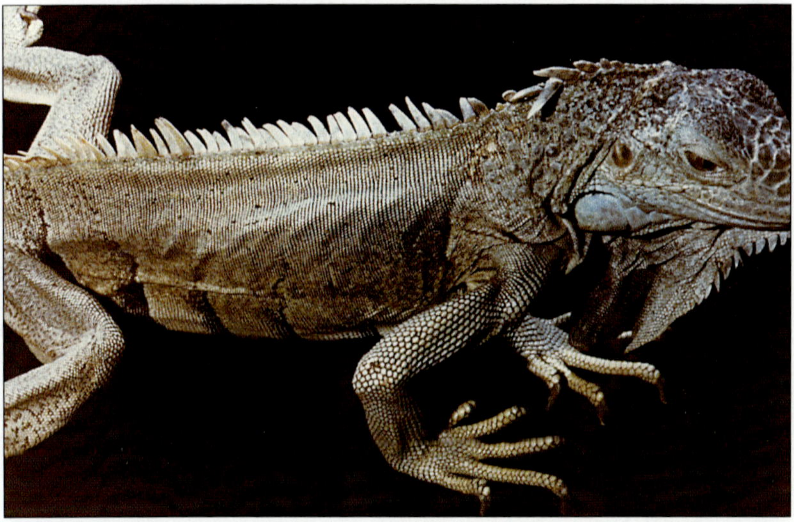

207 Ein adulter männlicher Grüner Leguan wurde mit einer Vorgeschichte von hochgradigem chronischem Gewichtsverlust und Muskelatrophie vorgestellt. Er zeigte immer noch Appetit und war mit kalziumreichem, phosphorarmem grünem Blattgemüse und mit reifem, frischem Obst gefüttert worden. Die Fäzes waren weich, aber meistens geformt; eine Kotuntersuchung auf Parasiten und Parasiteneier war negativ. Das Blutbild und die klinisch-biochemischen Laborwerte (außer Plasmaprotein) befanden sich innerhalb der für diese Spezies publizierten Normalbereiche. Der Blutglukosegehalt erreichte einen Wert von 122 mg/dl; im Urin konnte keine Glukose nachgewiesen werden. Der Plasmaproteingehalt lag bei 2,3 mg/dl (Globulin 1,8 mg/dl, Albumin 0,5 mg/dl). Das leberspezifische Enzymprofil war normal. Die Maulschleimhäute waren rosarot. Außer einer geringfügigen osteopenieartigen Veränderung am Skelett wurden keine abnormen Röntgenbefunde erhoben. Die Untersuchung des Blutflusses mittels Doppler-Ultraschallmessung ergab Herzgeräusche vierten und sechsten Grades im Bereich der Atrioventrikularklappen und der Aorta, die beidseitig bis in die Bereiche der Aa. brachiocephalicae, Aa. carotideae und Aa. subclaviae ausstrahlten. Da der Leguan sehr abgemagert und kachektisch war, wurde er euthanasiert und obduziert. Makroskopisch erkennbare pathologische Veränderungen bestanden aus einem vollständigen Mangel an Körperfett, diffus atrophischer Skelettmuskulatur, deutlich hervortretender Oberflächenstruktur von Dünndarm- und Dickdarmmukosa, einer sehr kleinen Leber, kleinen, weichen Hoden und recht weichen, sehr leicht inzidierbaren Schädelknochen. Nennen Sie einige Differentialdiagnosen.

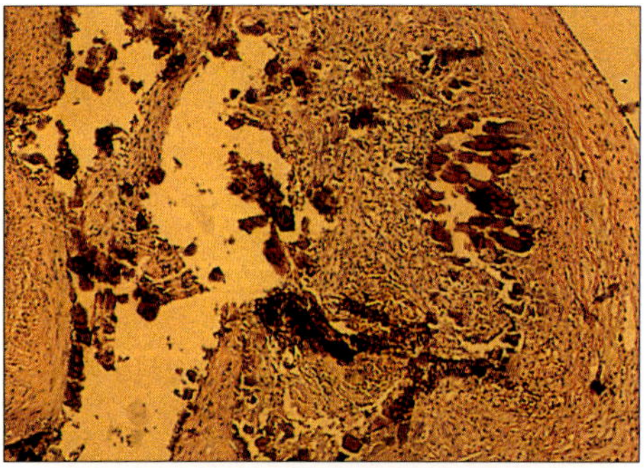

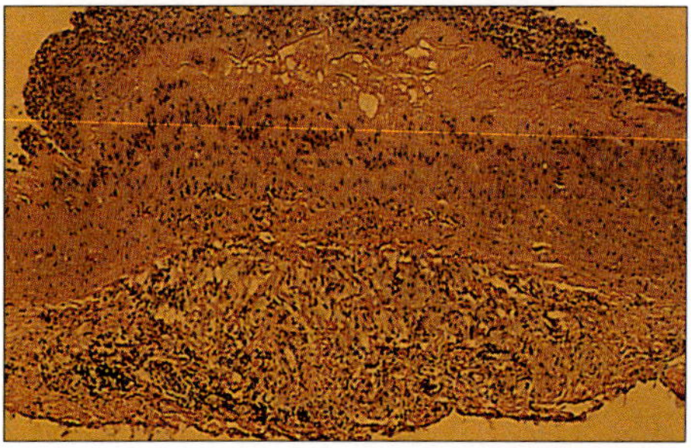

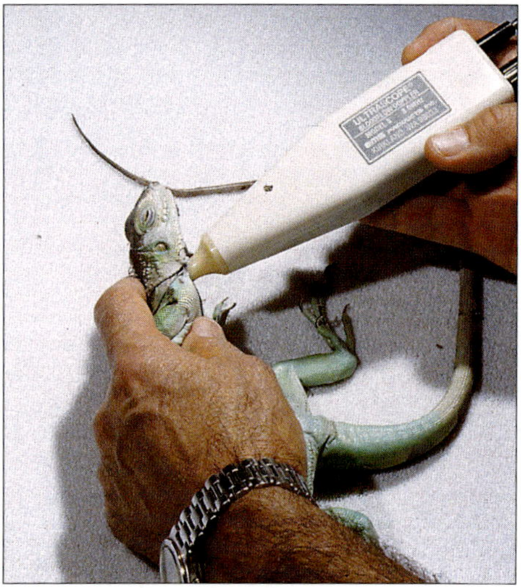

207 Die richtige Diagnose lautete Proteinverlustsyndrom (Proteinverlustenteropathie). Bei der histopathologischen Untersuchung wurden eine nichteitrige Enteritis, eine valvuläre Endokardiose und eine generalisierte Verkalkung der Media der Arterien diagnostiziert. Als Differentialdiagnosen ante mortem kommen in Frage: Chronische Pankreas- und/oder Leberinsuffizienz, Neoplasien in der Zölomhöhle, Muskeldystrophie, Nephrose, Intoxikation, Darminvagination, parasitäre Zyste(n), hochgradiger gastrointestinaler Parasitenbefall und Pyogranulomatose. Einige mögliche Diagnosen können ausgeschlossen werden, da die Untersuchungen auf (intraluminale) Darmparasiten, Hypo- und Hyperglykämie und Dysfunktionen der Leber keine pathologischen Abweichungen zeigten. Weder die klinische Untersuchung noch das klare, nicht gelbe Plasma des Leguans wiesen auf einen Ikterus hin. Die lauten Klappengeräusche wurden möglicherweise sowohl durch die ausgedehnte Endokardiose als auch durch die aufgrund der Hypoproteinämie relativ niedrige Viskosität des Blutes verursacht. Die Leber des Leguans war in der Lage, Proteine zu synthetisieren, aber die diffuse, entzündliche Darmerkrankung führte zum Verlust substantieller Proteinmengen (und anderer Nährstoffe) über den Kot. Beachten Sie, daß der Plasmaproteingehalt sehr niedrig war und die geringe Proteinmenge größtenteils der Globulinfraktion angehörte. Beachten Sie die extreme Abmagerung und Muskelatrophie des Leguans. Bei der Obduktion wurde ein hochgradig veränderter, dickwandiger, entzündeter, mit flüssigen Fäzes gefüllter Dickdarm vorgefunden. Die Abbildung **oben links** zeigt eine mikroskopische Aufnahme der massiv mineralisierten Aorta dieses Leguans (HE-Färbung, 27fache Originalvergrößerung). Die Abbildung in der **Mitte** zeigt eine der Herzklappen mit hochgradigen Entzündungserscheinungen. Die Abbildung **unten** demonstriert die Anwendung eines Doppler-Ultraschalldetektors zur Untersuchung des Blutflusses bei einem juvenilen Leguan.

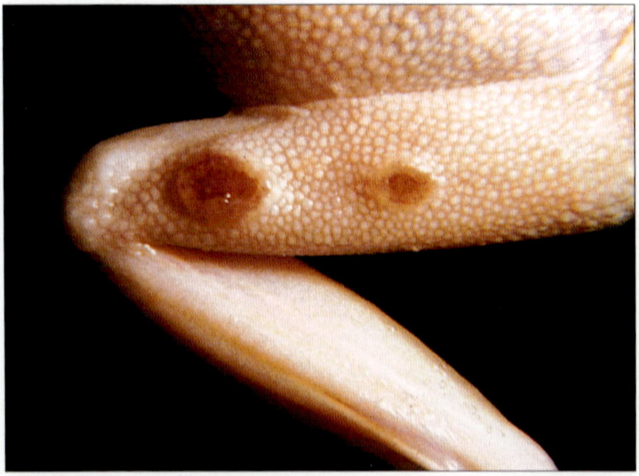

208 Dieser amelanistische (albinoide) Laubfrosch weist zwei Läsionen auf der Innenseite der rechten Hintergliedmaße auf.

a) Wie lautet Ihre Diagnose?

b) Welche Mikroorganismen kommen als Verursacher solcher Läsionen in Frage?

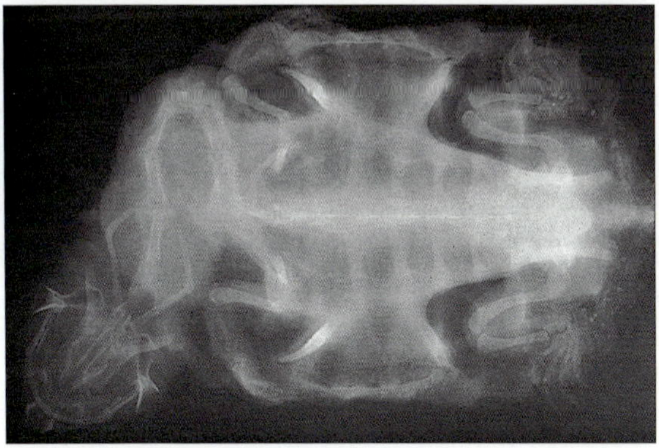

209 Worum handelt es sich bei den in dieser Röntgenaufnahme einer adulten weiblichen Fransenschildkröte beidseitig in der Zervikalregion erkennbaren spitzwinkligen knöchernen Strukturen?

208 a) Ulzerative Dermatitis, eine subakute Form der Redleg-Krankheit.
b) *Aeromonas hydrophila, A. aerogenes, A. aerophila, A. salmonicida, Pseudomonas* spp., *Klebsiella* spp., *Morganella* spp., *Proteus* spp. usw.

209 Diese spitzwinkligen Knochen sind Teil des Hyoidapparates, der die Zungenmuskulatur unterstützt und es dieser aquatischen Halswender-Schildkröte ermöglicht, ihre aus Fischen bestehende Nahrung wie durch eine Art Vakuum in ihr sehr großes Maul zu saugen. Die Abbildung **unten** zeigt eine lebende Fransenschildkröte. Beachten Sie den schnorchelartigen Rüssel, das breite Maul und die leuchtend rosafarbene Kinnhaut, die für diese sehr teure, große, aquatische Schildkröte charakteristisch sind.

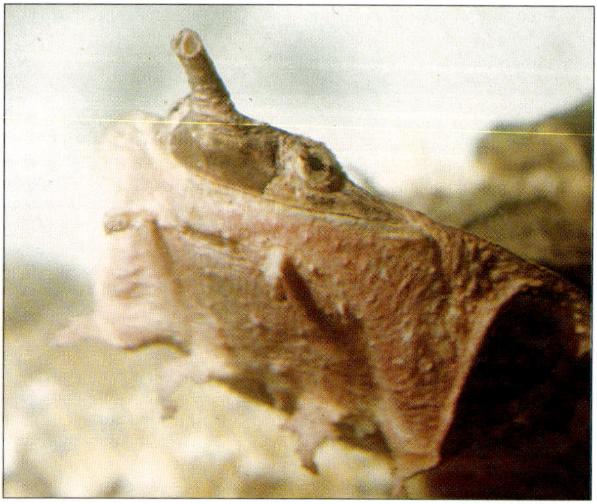

210 Dieser Arthropode wurde auf einer Kornnatter gefunden, die in einem mit »Espenwolle« ausgelegten Terrarium gehalten wurde.
a) Worum handelt es sich?
b) Handelt es sich dabei um einen Parasiten?
c) Welche Bedeutung hat dieser Arthropode?

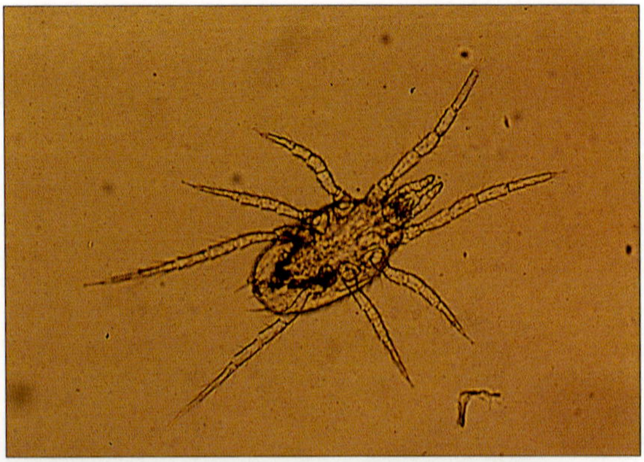

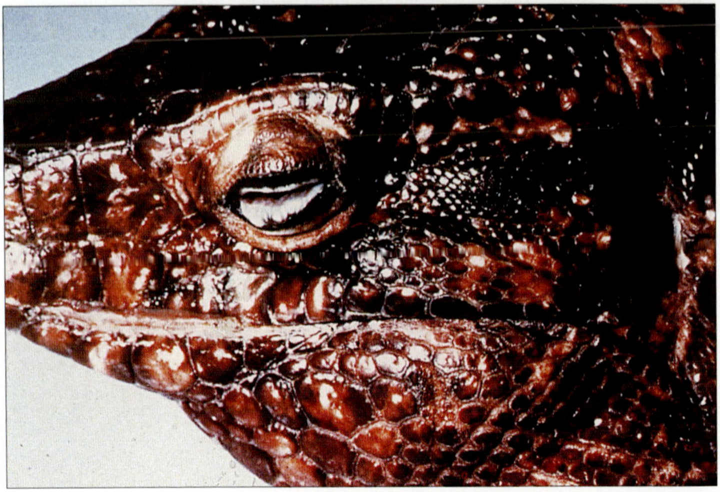

211 Dieser adulte Rote Teju (**oben**) wurde mit getöteten, tiefgefrorenen und wieder aufgetauten Mäusen und kleinen Ratten ernährt. Er wurde mit einem chronischen Hautproblem vorgestellt, das durch eine unvollständige Häutung charakterisiert war. Dies hatte zu stark verdickter und hyperkeratotischer Haut geführt, die selbst nach längerem Einweichen in warmem Wasser und wiederholter Applikation von keratolytischen Mitteln nicht abgeschält werden konnte.
a) Welche Faktoren führten zu diesem Zustand?
b) Wie wird dieser Zustand am erfolgreichsten behandelt?

210 a) Eine adulte Trombicula-Milbe.
b) Bei dieser Milbenspezies parasitiert nur das an seinen lediglich drei Beinpaaren leicht identifizierbare Nymphenstadium. Die adulten, nicht parasitierenden Tiere leben frei in der Umgebung und ernähren sich von organischen Staubpartikeln.
c) Die nicht adulten Stadien dieser Milben parasitieren auf den Wirbeltieren in ihrer Umgebung. Die Einstreu war schon kontaminiert, bevor sie im Terrarium ausgelegt wurde.

211 a) Die Vitamin-A-Hypovitaminose in diesem Fall wurde durch die proteinreiche Ernährung dieser normalerweise omnivoren Echsenspezies ausgelöst. In ihrer natürlichen Umgebung ernähren sich Tejus von kleinen Säugetieren, Vögeln, anderen Echsen, Eiern, Aas und reifen Früchten, die sie auf dem Boden finden. Vitamin A wird zur Metabolisierung von Proteinen und zum Schutz epithelialer Oberflächen benötigt.
b) Perorale Verabreichung von Vitamin A über eine Depotinjektion in die toten Mäuse oder Ratten (1000 IE/Beutetier). Der Teju wurde mit vier bis sechs Mäusen oder zwei mittelgroßen Ratten pro Woche gefüttert. Zusätzlich bekam er gekochten Brei gelber und orangefarbener Früchte, Kürbisse, süße Kartoffeln sowie frische Kiwis und Beeren. Durch das Bereitstellen eines zum Baden ausreichend tiefen Wasserbehälters kann man sicherstellen, daß die Haut stets ausreichend weich ist. Dadurch kann eine vollständige Häutung stattfinden, ohne daß Hautfetzen, vor allem an den Gliedmaßenenden und am Schwanz, zurückbleiben.

212 a) Welche Diagnose stellen Sie beim Betrachten dieser adulten männlichen Köhlerschildkröte?
b) Wie würden Sie diesen Zustand behandeln?

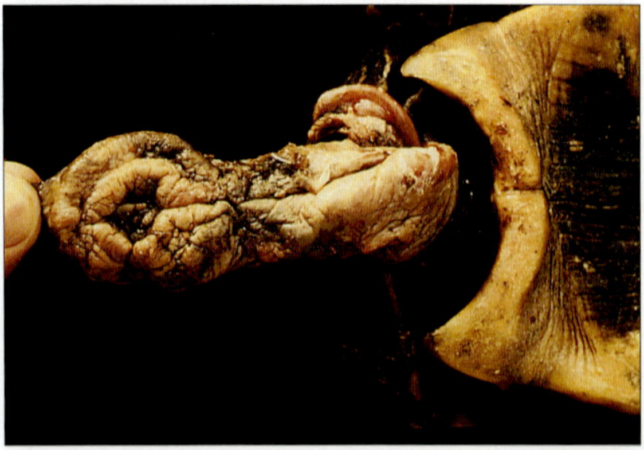

213 Diese 26 Jahre alte südamerikanische Abgottschlange wurde ihr ganzes Leben lang in einem kommerziell genutzten Bestand zur Schau gestellt. Sie frißt gut und verhält sich normal.
a) Welche ophthalmologischen Veränderungen erkennen Sie?
b) Wie würden Sie in diesem Fall vorgehen?

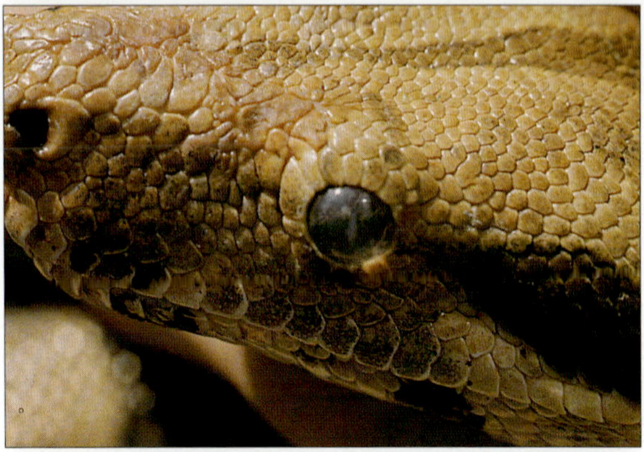

214 Eine Kupferkopfschlange wird zur Untersuchung vorgestellt, da sie nicht mehr normal kriecht. Die Vorgeschichte gibt keinen Hinweis auf ein Trauma. Was erkennen Sie in der Röntgenaufnahme?

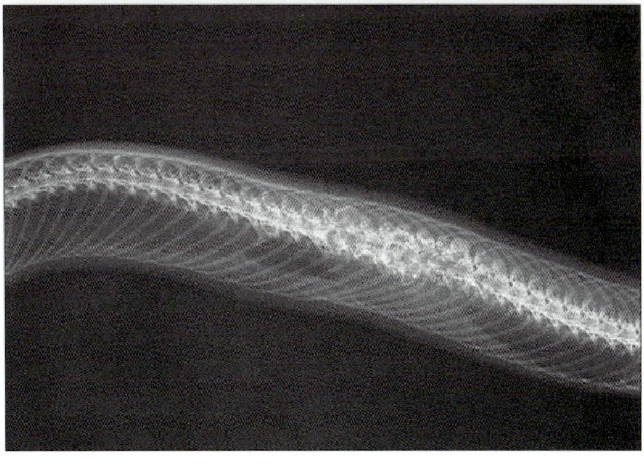

212 a) Älterer Prolaps und Nekrotisierung des Penis.
b) Das Gewebe ist offensichtlich nekrotisch, der Penis ist paralysiert. Anästhesieren Sie die Schildkröte, ziehen Sie den Penis heraus und setzen Sie im Gewebe fixierte Ligaturen, die alle Gewebeschichten erfassen. Amputieren Sie den Penis distal der Ligaturen und lassen Sie den Stumpf in die Kloake zurückgleiten.

213 a) Katarakt und Glaukom. Beide Linsen erscheinen opak. Bei einer ophthalmologischen Untersuchung mit einer Spaltlampe wurde ein Glaukom an einem Auge diagnostiziert.
b) Bei dieser Schlange wurde keine Behandlung vorgenommen, da keine der beiden Veränderungen zu einer Beeinträchtigung des Allgemeinbefindens oder vitaler Körperfunktionen geführt hatte. Außerdem ist eine lokale Behandlung mit Augentropfen oder -salben aufgrund der nichtpermeablen Brillen wenig sinnvoll. In Absprache mit dem Besitzer wird die Schlange solange am Leben gelassen, bis sie Beeinträchtigungen des Allgemeinbefindens oder vitaler Körperfunktionen zeigt.

214 Multifokale osteolytische und hyperostotische Veränderungen der Wirbelkörper, Spinalfortsätze sowie in geringerem Ausmaß der Rippen. Diese charakteristischen Befunde sprechen eher für eine Osteomyelitis und pyogranulomatöse Osteitis als für eine Osteitis deformans (Paget-Krankheit), die gewöhnlich durch stärker wuchernde Knochenproliferationen gekennzeichnet ist. In diesem Fall lautete die durch eine histopathologische Untersuchung abgesicherte Diagnose pyogranulomatöse (vorwiegend histiozytäre) bakterielle Osteitis und Osteomyelitis.

215 Dieser adulte Salomonen-Riesenskink weist seit drei Monaten eine vom Unterkiefer ausgehende, langsam wachsende, proliferative Zubildung auf.
a) Wie lauten Ihre Differentialdiagnosen?
b) Wie würden Sie Ihre Diagnose absichern?
c) Wie würde Ihre Behandlung aussehen?

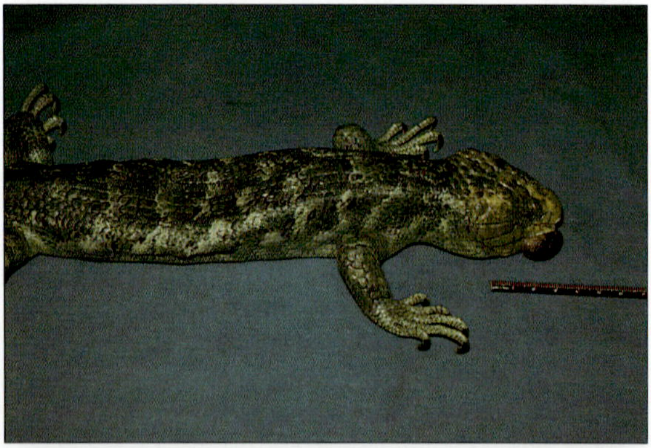

216 Hier sehen Sie die zwischen den Unterkicfcrästcn liegende Schlundregion eines Burmesischen Tigerpython.
a) Wie lautet Ihre Diagnose?
b) Welche Bedeutung hat dieser Zustand?

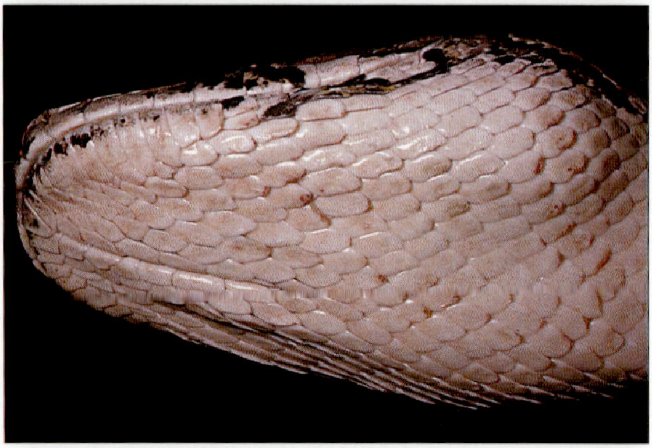

217 Was erkennen Sie in dieser lateralen Röntgenaufnahme der Wirbelsäule eines adulten Leguans?

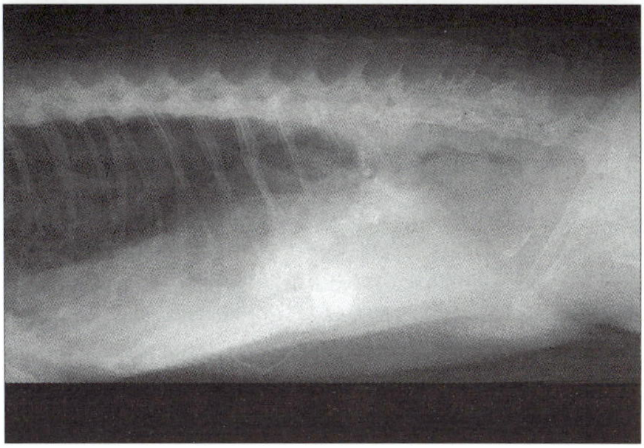

215 a) Neoplasie und chronische Entzündung.

b) Feinnadel oder Stanzbiopsie, mikrobiologische Kultur sowie zytologische und histopathologische Untersuchung eines angefärbten Gewebeschnittes.

c) Bei der Biopsie wurde ein mehrfach gekammertes Granulom, aus dem *Seratia marcescens* isoliert wurde, festgestellt. Nach der Exzision des stark vaskularisierten Gewebes wurde das freigelegte Gewebebett drei kryochirurgischen Behandlungszyklen, bestehend aus Tiefgefrieren (mit flüssigem Stickstoff) und Auftauen, unterzogen. Anschließend wurden täglich 7,5 mg/kg Enrofloxacin intramuskulär verabreicht.

216 a) Multiple subkutane Blutungen.

b) Septikämie. Diese Schlange litt unter einer schweren, generalisierten Klebsielleninfektion mit Beteiligung zahlreicher Organsysteme. Die Behandlung umfaßte die Verabreichung eines bakteriziden Antibiotikums, eine Flüssigkeitsersatztherapie und unterstützende pflegerische Maßnahmen.

217 Ossifizierende Spondylose der Thorakolumbalwirbel. Diese entzündlichen Veränderungen werden vergleichsweise oft bei in Gefangenschaft gehaltenen Grünen Leguanen festgestellt. Sofern es sich um vereinzelte Läsionen handelt, die nicht zu Frakturen führen, ist die klinische Bedeutung minimal. Es scheint sich um eine altersbedingte Erkrankung dieser langlebigen Echsen zu handeln.

218 Auf der Oberfläche der Haut dieses Halsbandleguans erkennen Sie eine rotorangefarbene Zubildung.

a) Wie lautet Ihre Diagnose?
b) Welche Bedeutung hat diese Zubildung?
c) Wie würden Sie diesen Zustand behandeln?

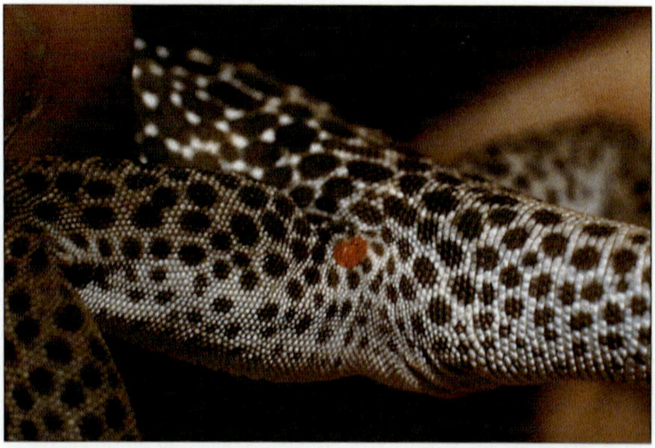

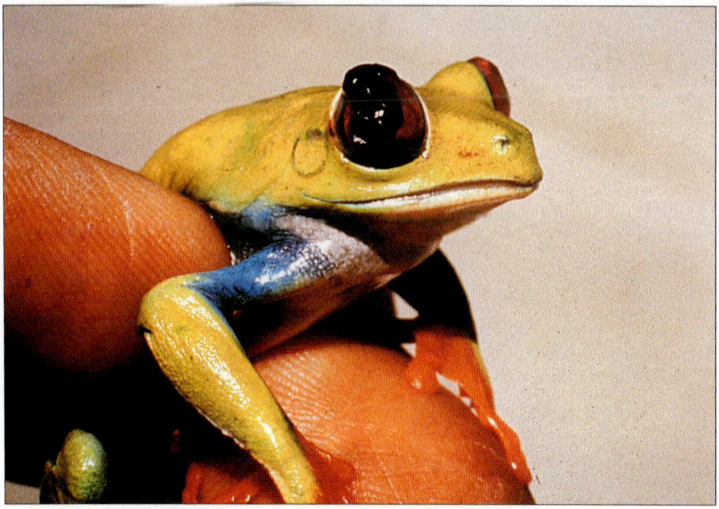

219 Die Abbildung zeigt einen von mehreren Rotaugenlaubfröschen, die aufgrund dieser aus tiefen multifokalen Rissen in der Kornea bestehenden Augenverletzungen vorgestellt wurden. In einigen Fällen führten diese Veränderungen zu Irisvorfällen. Die Frösche wurden in einem mit tropischen Pflanzen ausgestatteten Terrarium gehalten und mit einheimischen Grillen (»Hausgrillen«) ad libitum gefüttert. Die Grillen hatten auf der Suche nach Nahrung alle verfügbaren organischen Materialien in dem Terrarium verzehrt.

a) Wie lautet Ihre Diagnose?
b) Welchen Ratschlag würden Sie dem Besitzer erteilen, um solche Zustände zu vermeiden?

218 a) Befall mit der Trombicula-Milbe *Herstiella trombidiiformis*. Die spitze Protuberanz am kaudalen Ende des Abdomens erleichtert eine Unterscheidung dieser Milbe von *Ophionyssus natricis*.
b) Diese Ektoparasiten verursachen lokale Reizungen durch ihre Bisse und bereiten damit Eintrittspforten für pathogene Keime in die gereizte und entzündete Haut. Bei ausreichend hoher Befallsdichte können diese Milben zu einer hochgradigen Anämie durch Blutverlust führen.
c) Ein Großteil der Milben kann mit einem in für Hunde- und Katzenwelpen zugelassenen Insektizid getränkten Wattestäbchen entfernt werden. Danach sollte die Echse mit einem im gleichen Insektizid getränkten weichen Schwamm abgewischt werden. Schließlich muß das Terrarium mit sämtlichen Einrichtungsgegenständen entweder weggeworfen oder sorgfältig gereinigt werden, um alle verbliebenen Milben und ihre Eier zu vernichten.

219 a) Durch Grillen verursachtes Trauma der Kornea mit Vorfall der Iris (**unten**).
b) Limitieren Sie die Anzahl der als Beute dienenden Grillen oder sorgen Sie für ausreichende Futtermengen für die Grillen, die nicht sofort gefressen werden, damit diese nicht auf ihre Räuber als Nahrungsquelle zurückgreifen müssen. Außerdem ist es ratsam, die Bewohner eines Terrariums regelmäßig zu beobachten, so daß eventuell auftretende Probleme rechtzeitig erkannt und gelöst werden können.

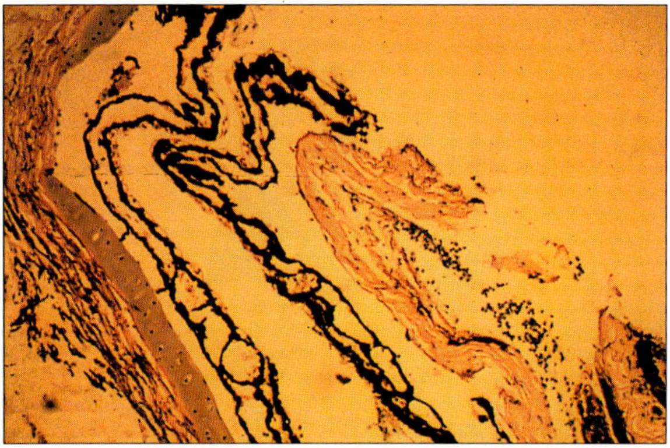

220 Diese begeißelten Organismen wurden in einer Stechmücke gefunden, die einen Zaunleguan befallen hatte. Worum handelt es sich?

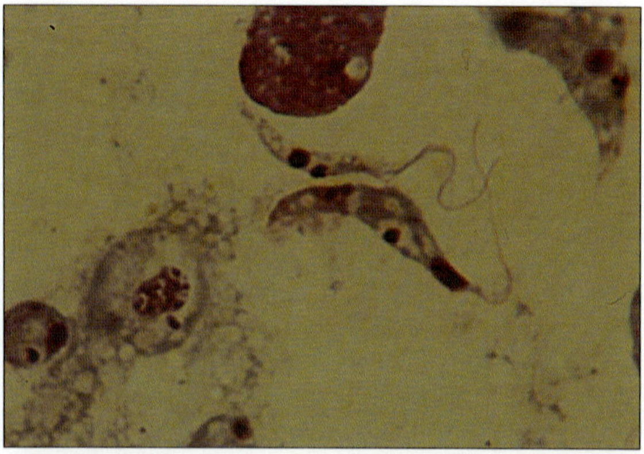

221 Die linke Hintergliedmaße dieses juvenilen Grünen Leguans ist hochgradig geschwollen. Zwei Monate vor der Untersuchung war er von einem größeren männlichen Leguan ernsthaft gebissen worden.

a) Wie lautet Ihre Diagnose?

b) Wie würden Sie diesen Leguan behandeln?

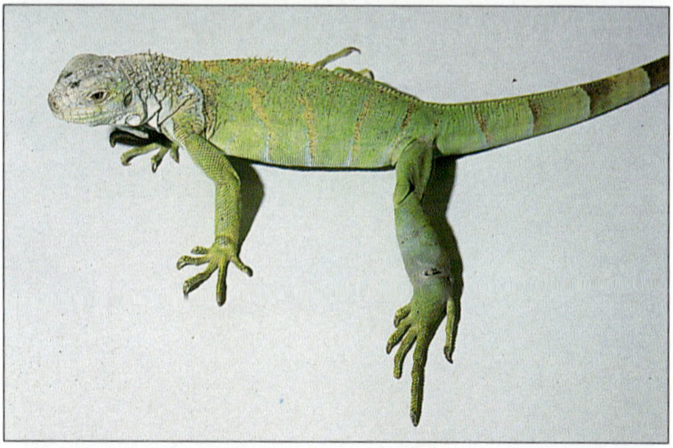

222 Wie würden Sie die in der Röntgenaufnahme der Hintergliedmaße einer Schildkröte dargestellten Frakturen von Tibia und Fibula behandeln?

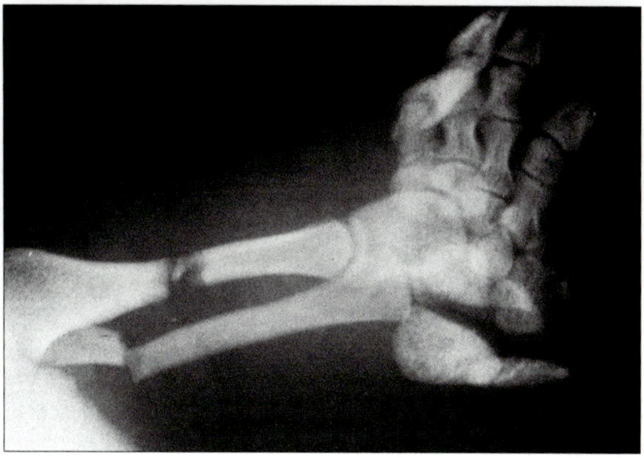

220 Trypanosomen. Diese Hämoprotozoen sind für ihre Reptilienwirte pathogen.

221 a) Chronische Abszedierung und Myositis.
b) Narkotisieren Sie den Leguan und führen Sie eine coxofemorale Amputation der gesamten betroffenen Gliedmaße durch. In diesem Fall wurde diese entschlossene, intensive Behandlungsweise gewählt, da es sich um einen chronischen Infektionsprozeß mit hochgradiger Anschwellung der betroffenen Hintergliedmaße handelte. Im **unten** dargestellten Sektionspräparat des Amputats erkennen Sie reichlich dichtes, fibrokollagenes Bindegewebe, das den Infektionsherd umgibt. Dieses dichte Gewebe verhindert weitgehend das Erreichen der minimalen Hemmkonzentration (MHK) eines Antibiotikums im Infektionsgebiet. Die Amputation wurde so weit proximal durchgeführt, um zu verhindern, daß ein durch die Belastung beim Laufen verletzungsanfälliger Stumpf zurückbleibt. Der Leguan durchlief eine schnelle und vollständige Genesung und wurde durch den Verlust der Hintergliedmaße nicht besonders beeinträchtigt.

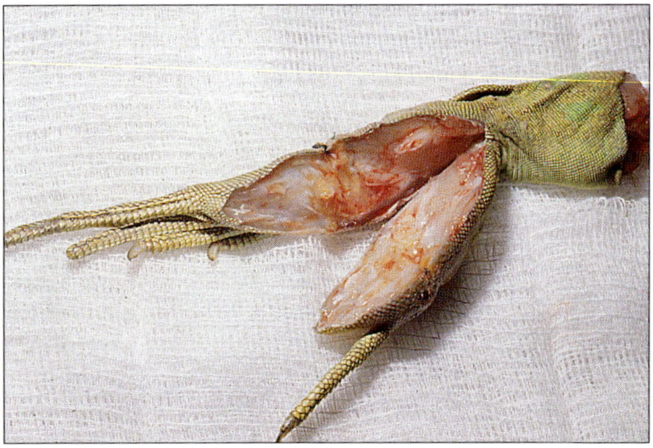

222 Da der Zugang zur Gliedmaße für das Einbringen von Marknägeln sehr eingeschränkt ist und da es nicht ratsam ist, einen Marknagel aus plantarer Richtung retrograd zu plazieren, wurde in diesem Fall eine Fixation mittels Kirchner-Ehmer-Apparat durchgeführt. Die Stabilisierung der Nägel und Verbindungsstäbe erfolgte mit einer kalthärtenden Acrylabdeckung. Die Gliedmaße wurde durch das Einbringen einer dicken Baumwollpolsterung in die »Tasche«, aus der die Gliedmaße unter dem überhängenden Carapaxpanzer heraustritt, in Streckung gehalten. Wäre die Schildkröte größer gewesen, hätte man Platten für Kinderfinger aus der Humanmedizin und Knochenschrauben zur Fixation verwenden können. Eine externe Adaptierung mit einer Schiene hätte man ebenfalls in Betracht ziehen können. Dieses Verfahren wäre im vorliegenden Fall allerdings der hier angewendeten Methode unterlegen gewesen.

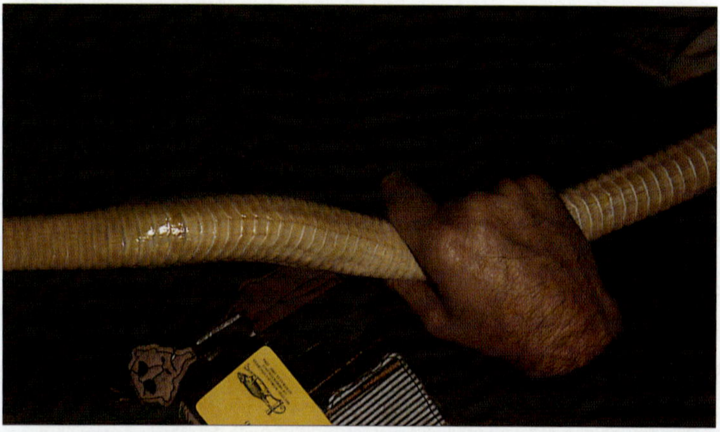

223 Bei einem Taipan, einer der tödlichsten Giftschlangen der Welt, wird eine Schwellung in der Herzgegend festgestellt. Diese Veränderung wird fortschreitend größer und scheint Schwierigkeiten beim Schlucken zu verursachen. Eine Untersuchung der Herzklappen- und Blutflußgeräusche mittels Doppler-Ultraschall läßt keine pathologischen Veränderungen erkennen.

a) Wie lautet Ihre Verdachtsdiagnose?

b) Welche Tests oder anderen Verfahren würden Sie anwenden, um Ihre Diagnose abzusichern?

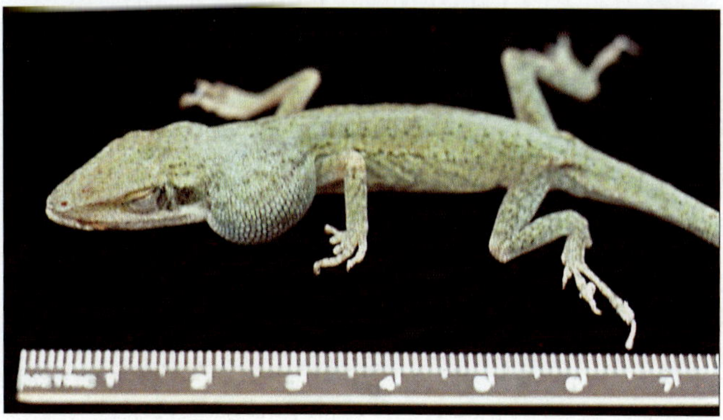

224 Bei diesem adulten männlichen Rotkehl-Anolis erkennen Sie eine deutlich hervortretende Schwellung im Bereich der linken Halsregion.

a) Wie lautet Ihre Verdachtsdiagnose?

b) Welche Tests oder Verfahren würden Sie anwenden, um Ihre Diagnose abzusichern?

c) Wie würde Ihre Behandlung in diesem Fall aussehen?

223 a) Kardiomyopathie.

b) Ein EKG wäre bei der Differenzierung von Reizleitungsstörungen hilfreich; eine Röntgenaufnahme würde Aufschluß über Herzgröße und -form sowie das Vorhandensein mineralisierter Herde geben; mit einer Ultraschalluntersuchung könnten recht schnell Erkenntnisse über Größe, Gestalt und Funktion der beiden Vorhöfe und des einzelnen Ventrikels gewonnen werden. In diesem Fall lautete die Diagnose Kardiomyopathie, ausgehend von multiplen Infektionsherden, aus denen *Pseudomonas aeruginosa* isoliert wurde. Interessant ist, daß in diesem Fall die vom Blutstrom durch das Herz und über die Herzklappen verursachten Herzgeräusche keine pathologischen Veränderungen aufwiesen. Daraus kann geschlossen werden, daß es sich nicht um eine vegetative Endokarditis handelte.

224 a) Abszedierung, Pyogranulomatose, Myzetom, Neoplasie, parasitäre Zyste, Parotitis, Hämatom usw.

b) Feinnadelbiopsie, zytologische und histopathologische Untersuchung sowie mikrobiologische Kultur mit Resistenztest. In diesem Fall handelte es sich bei der Zubildung um ein Myzetom.

c) Die Zubildung sollte unter Allgemeinanästhesie inzidiert und der Inhalt ausgeräumt werden. Die dabei entstehende Wundhöhle kann durch das Entfernen der überstehenden Haut verkleinert werden. Die Inzision wird nicht genäht, aber bis zur Abheilung 2 × täglich mit verdünnter (0,75prozentiger) Chlorhexidinlösung gespült. Zusätzlich kann ein spezifisches Antimykotikum instilliert werden.

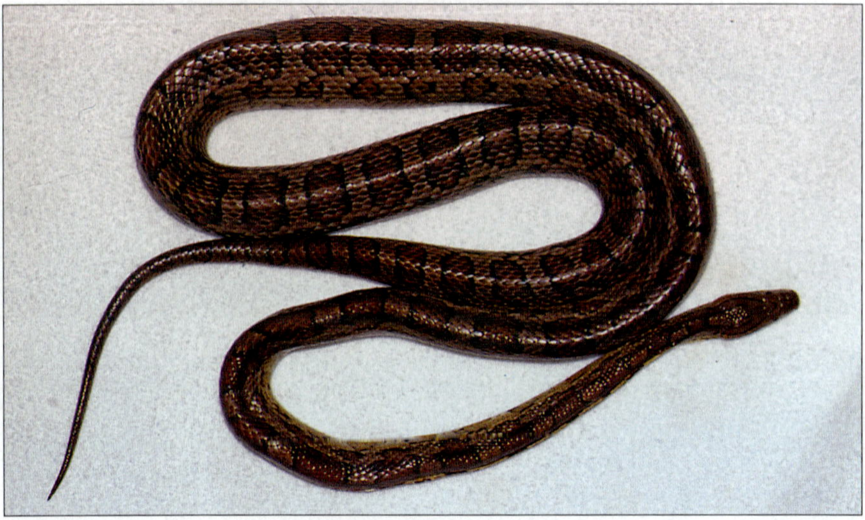

225 Diese zehnjährige weibliche Kornnatter, die sich von Labormäusen ernährte, war bis drei Wochen vor der Vorstellung zur Untersuchung unauffällig. Jetzt zeigt sie plötzlichen Gewichtsverlust, Anorexie, Kachexie und diffuse Schwellungen.

a) Wie lauten Ihre Verdachtsdiagnosen?

b) Welche Tests oder Verfahren würden Sie anwenden, um Ihre Diagnose abzusichern?

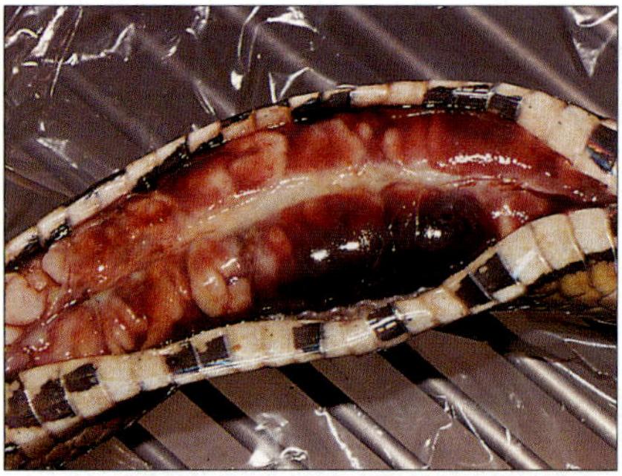

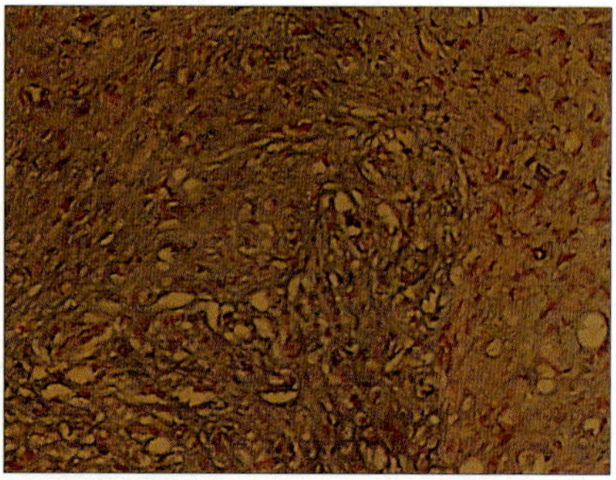

225 a) Verdachtsdiagnosen ante mortem: Chronische Enteritis, dotterbedingte Serozölomitis, Salpingitis, Kryptosporidiose des Magens, Darminvagination, Pyogranulomatose und Neoplasien in der Zölomhöhle.

b) Gewinnen Sie Blutproben für eine hämatologische und klinisch-biochemische Untersuchung; röntgen Sie die Schlange und achten Sie auf röntgenologisch nachweisbare Veränderungen; untersuchen Sie die diffusen Schwellungen mittels Ultraschall und entnehmen Sie Feinnadelbioptate aus den Zubildungen. Nachdem diese Schlange gestorben war, ergab die Sektion, daß zahlreiche viszerale Organe von einer unterschiedlich dicken Gewebsschicht, die zum Teil die betroffenen Organe infiltrierte, bedeckt waren. **Oben links** sehen Sie einen Ausschnitt der eröffneten Zölomhöhle. Histopathologische Untersuchungen zeigten, daß das abnorme Gewebe ausgesprochen vielgestaltige, multipolare, zum Teil spindelförmige Zellen enthielt, die in wirbelartigen Strudeln und Windungen angeordnet waren und die normalen Gewebsstrukturen infiltrierten, komprimierten und verlagerten (**oben rechts**). Andere Bereiche enthielten regelmäßiger angeordnete Zellschichten mit hyperchromatischen Kernen. Vereinzelt wurden zweikernige und multipolare Zellen entdeckt. Der Randbereich der Zubildung hatte an einigen Stellen eine papilläre Struktur. Eine in allen Bereichen der Zubildung immer wieder beobachtete Besonderheit war die große Zahl der unterschiedlich großen, deutlichen Spalten und runden Zwischenräume, die von dünnen, dunkel angefärbten Zellen umgeben waren. In anderen Teilen der Zubildung dominierten siegelringförmige, runde Zwischenräume. Aufgrund ihrer oft wenig differenzierten Erscheinung können manche Mesotheliome nur sehr schlecht mit Sicherheit diagnostiziert werden. Wenn lediglich HE-gefärbte Gewebeschnitte untersucht werden, besteht Verwechslungsgefahr mit Adenokarzinomen. Für die sichere Diagnose wird das Tumorgewebe bei Mesotheliomverdacht mit einem spezifischen, an ein Immunoperoxidasereagens gebundenen Antikörper inkubiert. Dieser bindet sich an sein im Tumorgewebe vorhandenes komplementäres Antigen. Die Peroxidase katalysiert Peroxide, die sich in dem Inkubationsmedium befinden, und löst eine starke, antigenspezifische Zellreaktion aus, deren Ergebnis mit Chromagenreagens verstärkt wird. Die folgende Tabelle stellt die für die genannten Neoplasien charakteristischen Testergebnisse denen des Tumors in unserem Fall gegenüber.

	Mesotheliom	Adenokarzinom	Tumor d. Schlange
Alcianblau	+	–	+
Kolloidales Eisen	+	–	+
Keratin	+	–	+
Karzinoembryonales Antigen	–	+	–

Die Untersuchungen der Neoplasie dieser Schlange auf Keratin, kolloidales Eisen und alcianblaufärbende Mukopolysaccharide (wahrscheinlich Hyaluronsäure) war also positiv und damit charakteristisch für Mesotheliome. Dies entspricht den Befunden bei malignen Mesotheliomen »höherer Tiere«. Die Untersuchung auf karzinoembryonales Antigen (CEA) war negativ.

226 a) Was erkennen Sie in der dorso-ventralen Röntgenaufnahme dieses Chuckwalla?
b) Wie würden Sie ihn behandeln?

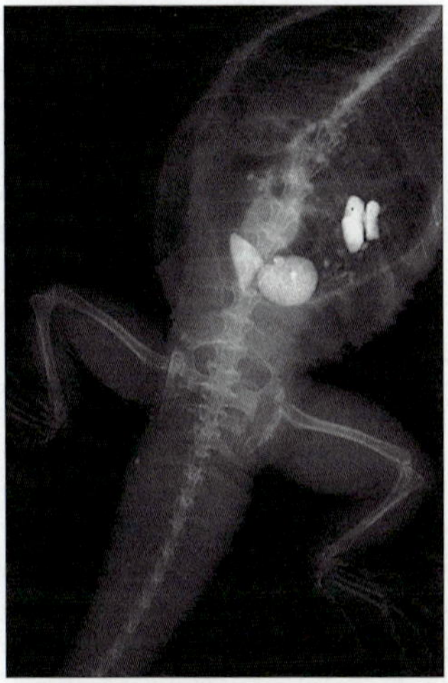

227 Einige Pythons und Boas sowie alle Grubenottern besitzen entweder labiale oder faziale Grubenorgane. Beispiele sind **rechts** und **unten** dargestellt. Welche Funktion haben diese Strukturen?

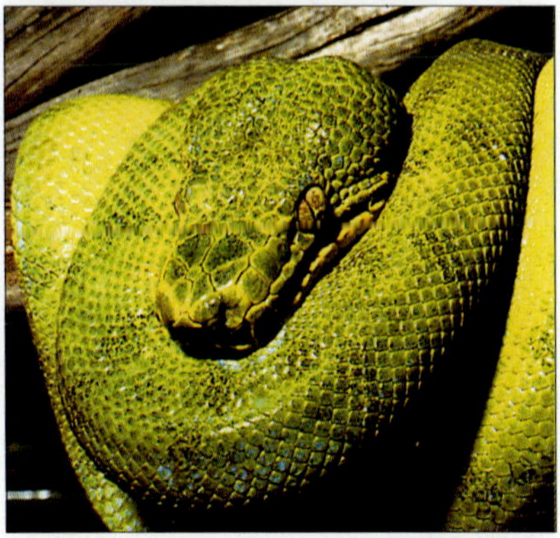

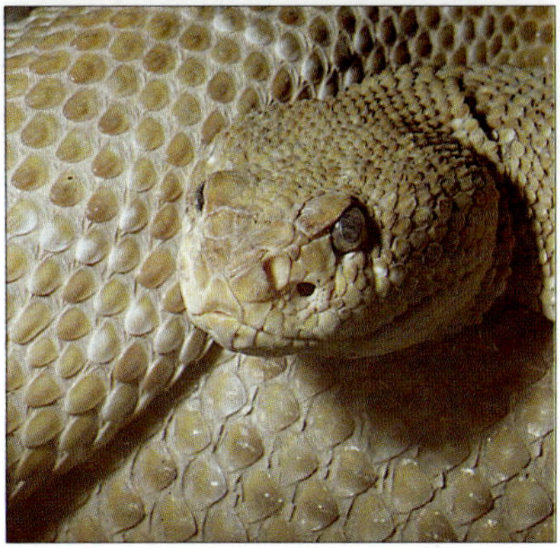

226 a) Ein hochgradig geschwollener Oberschenkel, Osteolyse des rechten Os ilium und Os ischium, sowie zahlreiche röntgendichte Fremdkörper im Magen-Darm-Trakt. Die Weichteilschwellung und die Osteolyse führen zu der Diagnose Abszedierung, Myositis und Osteomyelitis. Die Fremdkörper im Magen-Darm-Trakt sind röntgendichter als typische Gastrolithen und Enterolithen; es scheinen daher eher abgeschluckte Steine zu sein. Obwohl diese Fremdkörper beim Betrachten der Röntgenaufnahme sofort ins Auge fallen, sind sie lediglich Nebenbefunde der sehr viel bedeutenderen Knochenentzündung und der Veränderungen der Skelettmuskulatur.
b) Die hochgradige Osteomyelitis und Myositis sowie die Abszedierung erfordern eine sofortige, entschlossene Therapie, bestehend aus Inzision, Débridement und Kürettage. Außerdem müssen eine Behandlung mit bakteriziden Breitspektrumantibiotika und unterstützende pflegerische Maßnahmen eingeleitet werden.

227 Labiale und faziale Grubenorgane reagieren sensibel auf Wärmestrahlung. Diese speziellen Sinnesorgane dienen zur Erkennung warmblütiger Beutetiere und, wenn auch an zweiter Stelle, potentieller, warmblütiger Räuber. Die neuronale Übertragung und Verarbeitung von Signalen dieser Organe erfolgt in ähnlicher Weise wie die Verarbeitung visueller Reize vom Auge in den optischen Zentren des Gehirns.

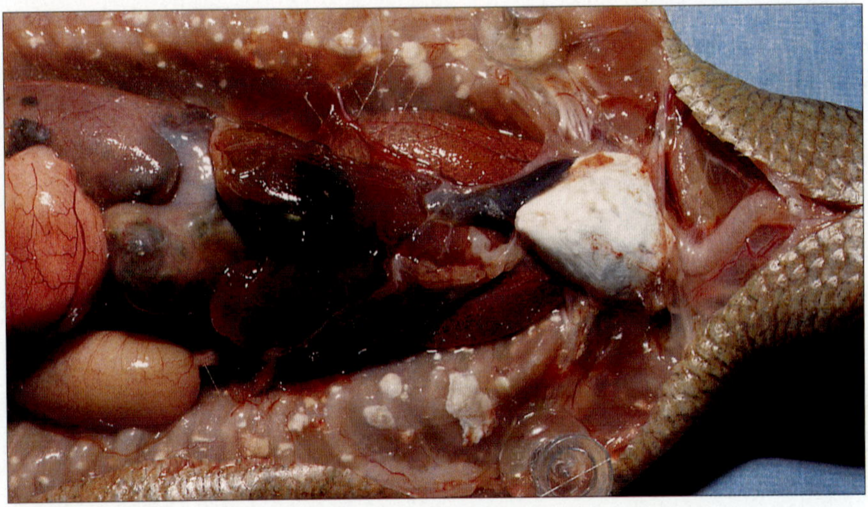

228 Ein juveniler Salomonen-Riesenskink stirbt plötzlich ohne vorausgehende Krankheitssymptome. Bei der Obduktion werden im Herzbeutel und unter der serösen Oberfläche des Brustabschnittes der Zölomhöhle weiße Ablagerungen festgestellt.

a) Wie lautet Ihre Diagnose?

b) Welche Stoffwechselprozesse liegen diesen Veränderungen zugrunde?

229 Die Iris dieses Geckos weist zahlreiche pupilläre Öffnungen auf. Diese Art von Pupille gewährt eine besonders gute Sehschärfe bei dämmrigem Licht und ist daher für die bei Nacht jagenden Echsen besonders wertvoll. Warum ist die örtliche Anwendung von Atropinsulfat oder Homatropin am Auge von Reptilien nicht zur Auslösung einer Mydriasis für eine Augenuntersuchung geeignet?

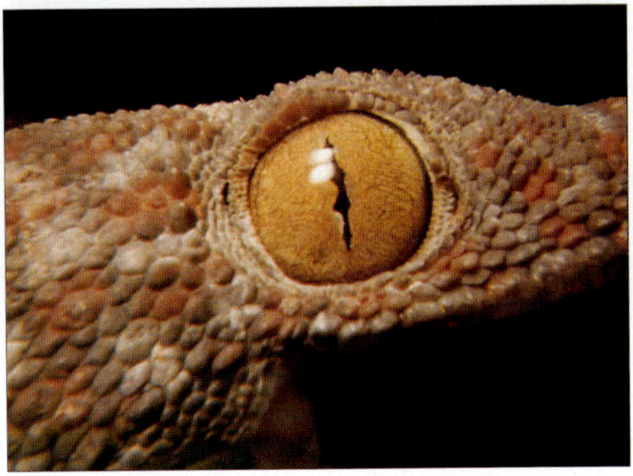

228 a) Viszeralgicht.

b) Urikämie tritt auf, wenn die Nierenschwelle der Harnsäure-Clearence überschritten wird. Als Ursachen hierfür kommen in Frage: eine an tierischem Protein zu reiche Ernährung, Nephrose, Nephritis und durch nephrotoxische Pharmaka verursachte Nierenschäden.

229 Die Irismuskulatur von Reptilien und Vögeln enthält quergestreifte Muskelfasern. Deshalb sind Parasympatholytika, wie Atropine oder Tropikamide, sowie Sympathomimetika, wie Phenylephrine, zur Induktion von Mydriasis ungeeignet. Um eine mit Mydriasis einhergehende, lokale neuromuskuläre Blockade zu erreichen, wird die Applikation von D-Tubocurarin in die Augenkammer empfohlen. Die lokale Applikation von Vecuronium ist ebenfalls wirksam, bei Schlangen und Tokeh-Geckos jedoch ungeeignet, da die Brille nicht permeabel für Pharmaka ist.

230 Welche Diagnose stellen Sie bei der Betrachtung dieser Erythrozyten einer Klapperschlange (**oben rechts**) und einer Chinesischen Dreikielschildkröte (**Mitte rechts**)?

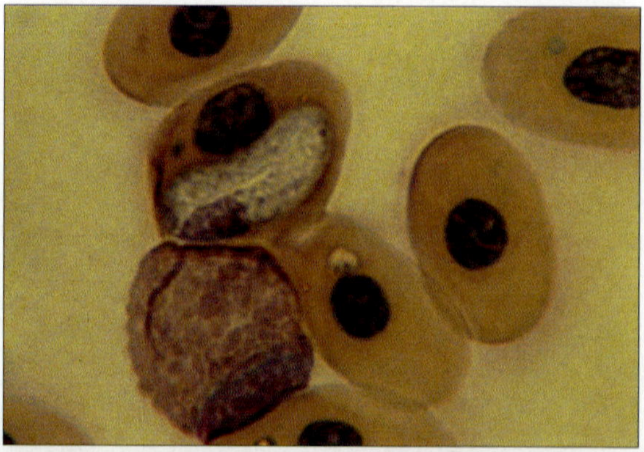

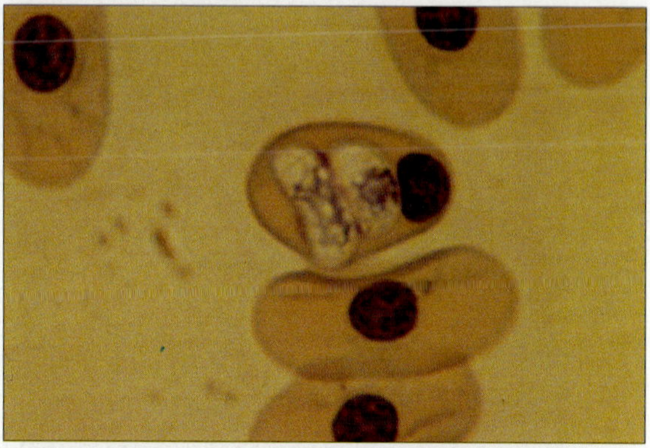

231 Der Besitzer dieser Spitzkopfnatter ist besorgt, da die Augen seiner Schlange plötzlich eine bläulich-milchige Färbung angenommen haben. Abgesehen davon macht die Schlange einen gesunden Eindruck.

a) Wie lautet Ihre Diagnose?

b) Welche Bedeutung hat dieser Zustand?

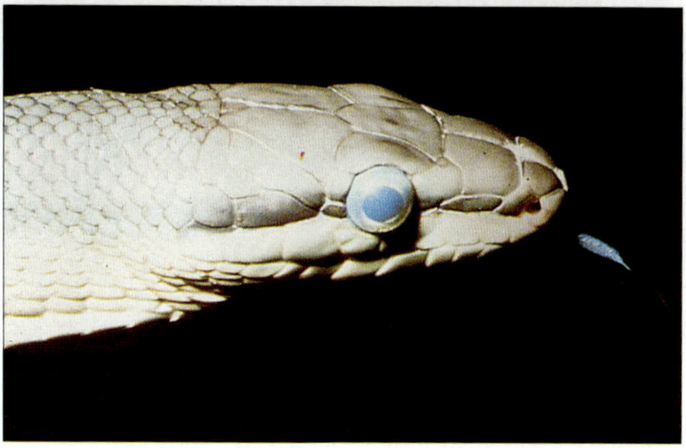

230 Infektion mit *Haemogregarina* spp. Diese intraerythrozytären Parasiten sind im allgemeinen nicht pathogen, daher sollte ihr Auftreten nicht beunruhigen.

231 a) Diese Schlange häutet sich.
b) Es handelt sich um einen ganz normalen Zustand kurz vor der Häutung. Im Bild **unten** sehen Sie die frischgehäutete Epidermis einer Schlange. Wenn der Zeitpunkt der Ecdysis gekommen ist, wird eine wasserlösliche, ölige Substanz abgegeben, die das Ablösen der alten Epidermis von der Oberfläche der neu gebildeten Haut erleichtert. Sobald die alte Epidermis sich im Bereich um das Rostrum und die Lippen gelöst hat, kriecht die Schlange aus ihrer alten Haut und stülpt dabei deren Innenseite nach außen.

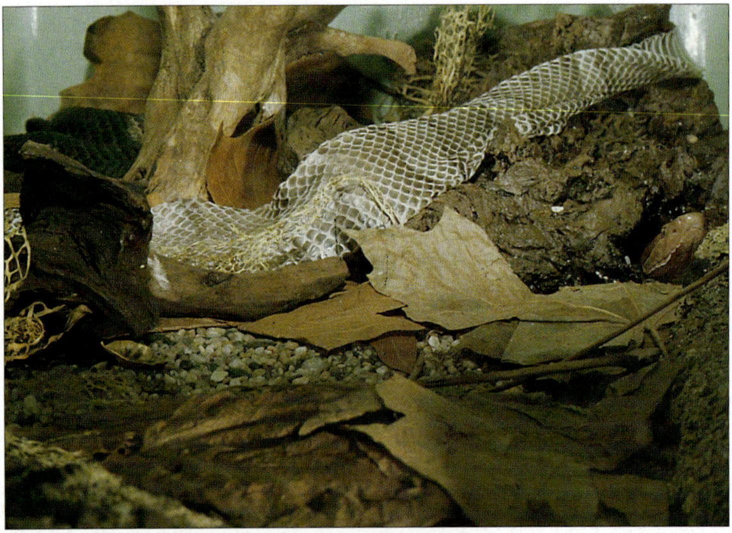

232 **Oben rechts** sehen Sie die dorso-ventrale Röntgenaufnahme einer juvenilen Zierschildkröte. In der **Mitte rechts** ist die kranio-kaudale Röntgenaufnahme der gleichen Schildkröte zu sehen.

a) Wie lautet Ihre Diagnose?
b) Wie würden Sie die Schildkröte behandeln?
c) Wie sieht die Prognose aus?

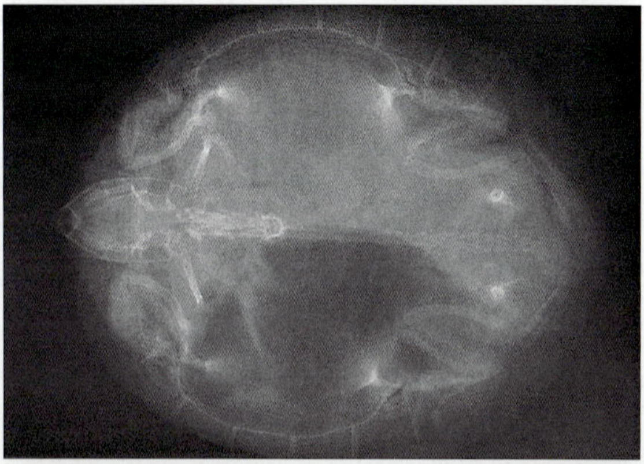

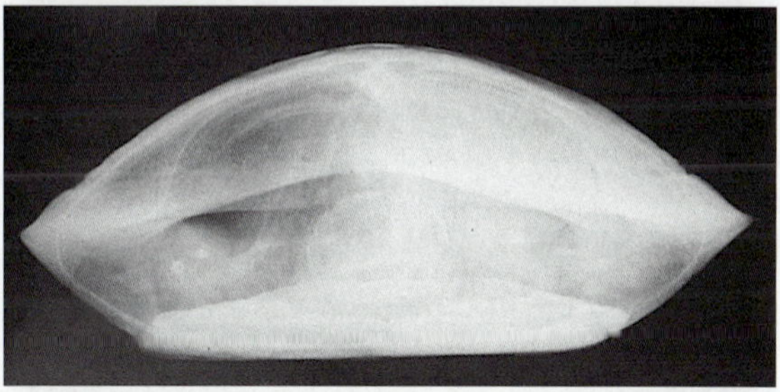

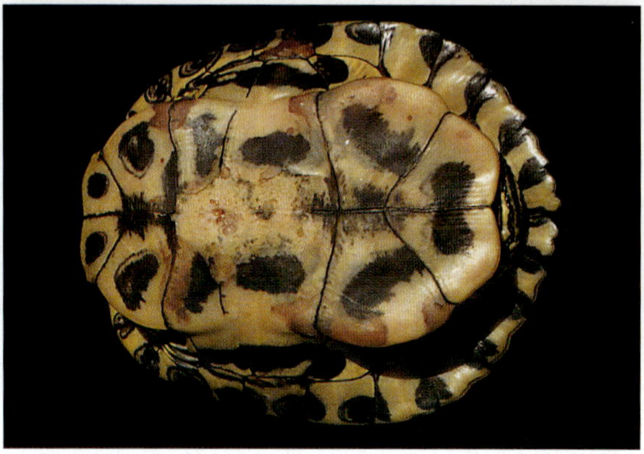

233 Auf dem Plastron dieser semiaquatischen Süßwasserschildkröte ist eine Veränderung erkennbar.

a) Worum handelt es sich?
b) Wodurch könnte dieser Zustand entstanden sein?

232 a) Unilaterale, vollständige Verdichtung der linken Lungenhälfte.*)
b) Die Behandlung umfaßt eine Verabreichung von bakteriziden Breitspektrumantibiotika und unterstützende pflegerische Maßnahmen. Die Schildkröte sollte, mit Ausnahme der kurzen Trink- und Freßperioden, entweder ganz im Trockenen gehalten werden oder Zugang zu einem Platz haben, auf den sie aus dem Wasser klettern und sich ausruhen kann.
c) Ungünstig. Obwohl man die Infektion, die für die vollständige Indurierung der linken Lungenhälfte verantwortlich ist, möglicherweise unter Kontrolle bringt, ist es zweifelhaft, ob diese Lungenhälfte je wieder ventiliert werden wird. Zudem heilen hochgradige Pneumonien oftmals unter »Einmauerung« der Infektion ab. Dabei entstehen Abszesse und Pyogranulome, die Ausgangspunkte für ein späteres Wiederaufflammen der akuten Infektion bilden.

233 a) Subepidermale Blutungen.
b) Trauma, Koagulopathie oder Infektion. In diesem Fall handelte es sich um ekchymatöse Blutungen, verursacht durch eine Thrombozytopenie.

*) Die verdichtete Lungenhälfte erscheint im Röntgenbild strahlenundurchlässig. Die kranio-kaudale Aufnahme bestätigt, daß es sich – wie im Text angegeben – um die linke Lungenhälfte handeln muß. Demnach ist die Aufnahme des dorso-ventralen Strahlengangs seitenverkehrt gedruckt. Seitens des Verlages bestand keine Möglichkeit, diesen technischen Fehler auszugleichen, da die Bildvordrucke in internationaler Gemeinschaftsproduktion gedruckt sind und zum Zeitpunkt der Übersetzung bereits vorlagen.

234 Sie sehen Teilabschnitte des Rückens zweier verschwisterter, juveniler, amelanistischer Kornnattern, deren Eltern miteinander verwandt sind. Beide Schlangen machten einen gesunden Eindruck. Im Alter von sechs Monaten entwickelten beide gleichzeitig dieses »verbeulte, klumpige« Aussehen.

a) Wie lautet Ihre Diagnose?

b) Welche Ätiologie liegt diesem Fall zugrunde?

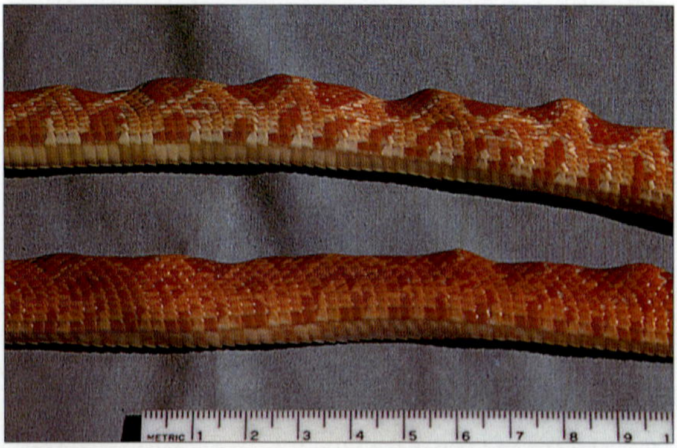

235 Welches Geschlecht hat diese Sumpfschildkröte?

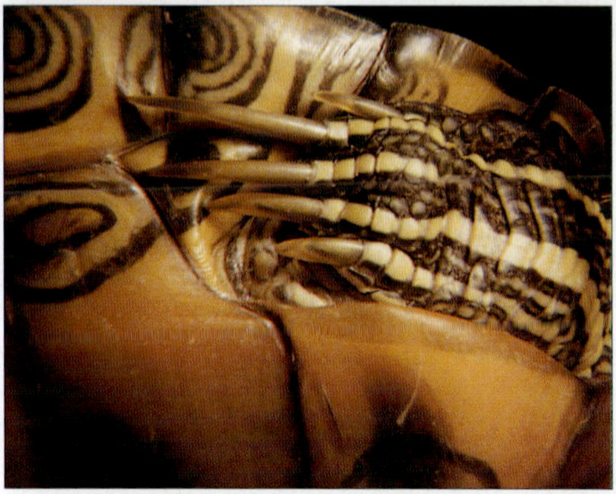

236 In dieser Röntgenaufnahme ist der dorsale Brustabschnitt der Zölomhöhle eines jungen adulten Leguans abgebildet.

a) Wie lautet Ihre Diagnose?

b) Wie ist diese Läsion vermutlich entstanden?

c) Wie sieht die Behandlung aus?

d) Wie kann das Entstehen dieser Läsion vermieden werden?

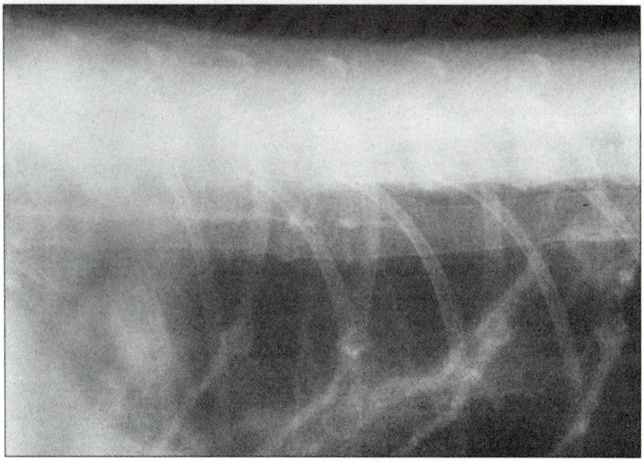

234 a) Dysplasie der Knochen.
b) Wahrscheinlich entstand diese Veränderung auf der Grundlage eines genetischen Defekts.

235 Männlich. Beachten Sie die sehr langen Krallen, die als sekundäres Geschlechtsmerkmal bei Sumpfschildkröten gelten.

236 a) Mineralisation der Aorta und intrapulmonaler Luftwege.
b) Iatrogene Hyperkalzämie aufgrund einer Vitamin-D_3-Hypervitaminose.
c) Hyperkalzämie kann erfolgreich mit einer täglichen Verabreichung von 1,5 IE/kg Kalzitonin subkutan und 15 ml/kg Ringerlösung in die Zölomhöhle behandelt werden. Die Behandlung wird bis zum Erreichen physiologischer Plasmakalziumwerte (etwa 12 mg/dl) fortgeführt. Die Vitamin-D_3-Quelle sollte aus der Nahrung entfernt werden.
d) Dieser Zustand kann dadurch vermieden werden, daß an blattfressende Echsen kein kommerzielles Hunde-, Katzen- oder Primatenfutter verfüttert wird. Das richtige Futter sollte angemessene Mengen an Kalzium und anderen Nährstoffen natürlicher Herkunft enthalten, so daß keine ergänzende Fütterung von Vitamin-Mineralstoff-Gemischen notwendig ist.

237 Beachten Sie die rote Läsion auf dem Rostrum sowie die hochgradige Apathie bei diesem Laubfrosch. Die Aufnahme entstand, kurz bevor der Frosch starb.
a) Wie lautet Ihre Diagnose?
b) Welche Erklärung(en) finden Sie für die Hautläsionen und die Apathie?

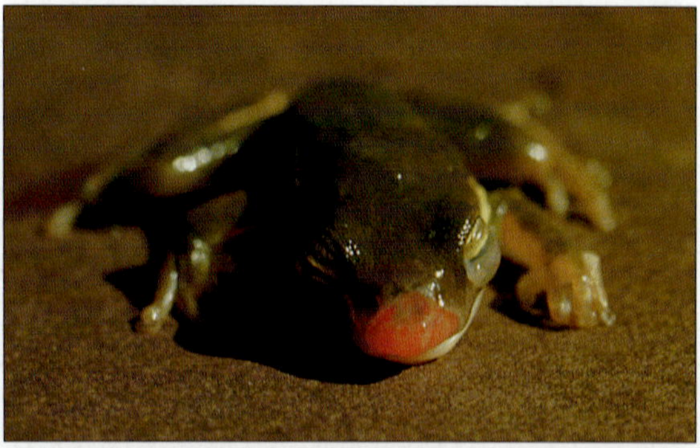

238 Dieser Afrikanische Ochsenfrosch erlitt einige tiefe Verletzungen und Hautabschürfungen an Rücken und Kopf. Wie würden Sie diesen Frosch behandeln?

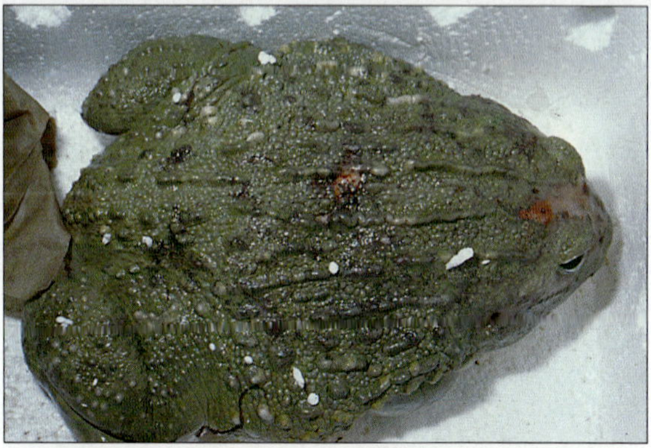

239 Diese mikroskopische Aufnahme zeigt einen Organismus (Trichromfärbung), der im Kot eines Leguans gefunden wurde.
a) Wie lautet Ihre Diagnose?
b) Handelt es sich um einen pathogenen Organismus?
c) Wenn ja, welche Behandlung würden Sie gegen diesen Organismus durchführen?
d) Welchen Ratschlag würden Sie dem Besitzer erteilen?

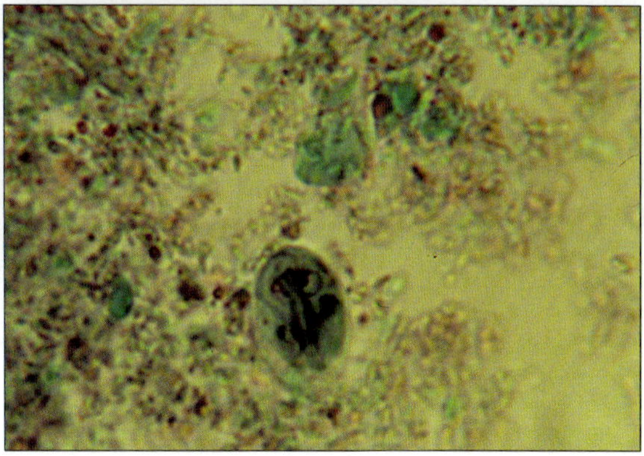

237 a) Ulzerative Dermatitis, subakute »Redleg«. Obwohl sich die Hauptläsion dieses Frosches am Rostrum (Nase) befindet, wird der umgangssprachliche Terminus »Redleg« von vielen Hobbyhaltern verwendet, um diese septikämische Erkrankung bei Amphibien zu beschreiben.
b) Die ulzerative Dermatitis wird bei Amphibien meistens von einigen gramnegativen Bakterien, vor allem *Aeromonas* spp., verursacht. Diese Mikroorganismen besitzen häufig potente Endotoxine. Solche Infektionen neigen stark zu Disseminierung bis hin zu Septikämie. Dabei werden häufig zahlreiche Organsysteme gleichzeitig befallen. Betroffene Amphibien erkranken sehr schwer und zeigen unmittelbar vor ihrem Tod unter Umständen Anzeichen eines toxischen Schocks.

238 Spülen Sie die Wunden und Abschürfungen sorgfältig mit 0,75prozentiger Chlorhexidinlösung und tragen Sie anschließend eine oder mehrere Lagen eines flüssigen Plastikwundverbandes (z. B. Opsit) auf. Gewöhnlich wird diese Behandlungsmethode bei Amphibien einer chirurgischen Wundversorgung mit Wundnaht vorgezogen, da auf eine Narkose verzichtet werden kann. Während der Abheilung der Wunden lockert sich der Verband und fällt eventuell ab. Darunter kommt eine Heilungsnarbe zum Vorschein.

239 a) *Giardia lamblia*. Beachten Sie die beiden charakteristischen augenähnlichen Kerne im vorderen Bereich.
b) Ja, vor allem für gestreßte, immunsupprimierte Patienten oder für Patienten mit anderen ernsthaften Erkrankungen.
c) Über ein bis zwei Wochen werden alle 48–72 Stunden 125–250 mg/kg Metronidazol peroral verabreicht.
d) Da Giardien auch Menschen infizieren können, ist große Vorsicht geboten, um eine Kotkontamination von Nahrungsmitteln, Kücheneinrichtung und -geräten und/oder der Trinkwasserversorgung zu vermeiden.

240 Die Kopfform dieser Rotwangen-Schmuckschildkröte erscheint verändert.
a) Wie lautet Ihre Diagnose?
b) Wie würden Sie die Schildkröte behandeln?

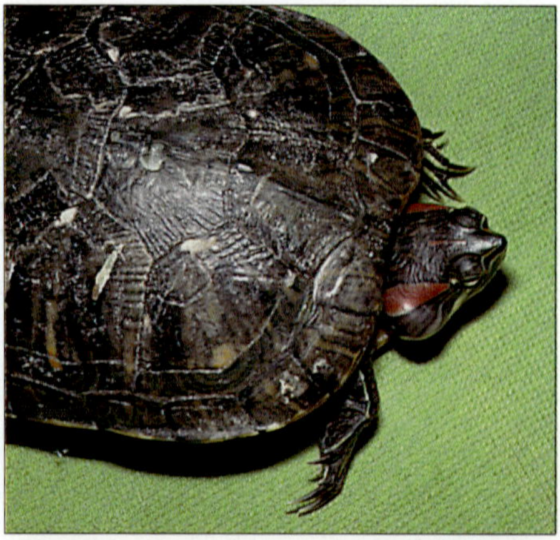

241 Diese Aufnahme entstand während der Routine-Obduktion einer Argentinischen Landschildkröte.
a) Welche makroskopischen Veränderungen erkennen Sie?
b) Könnten andere Schildkröten aus demselben Bestand gefährdet sein?

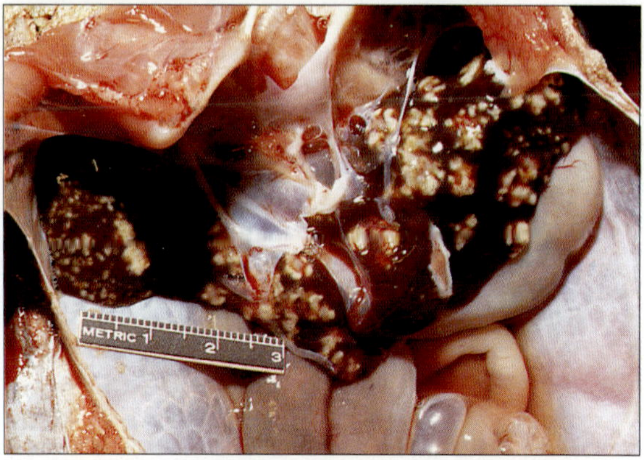

242 Identifizieren Sie diese blau angefärbte Zelle im Blutausstrich einer Strumpfbandnatter.

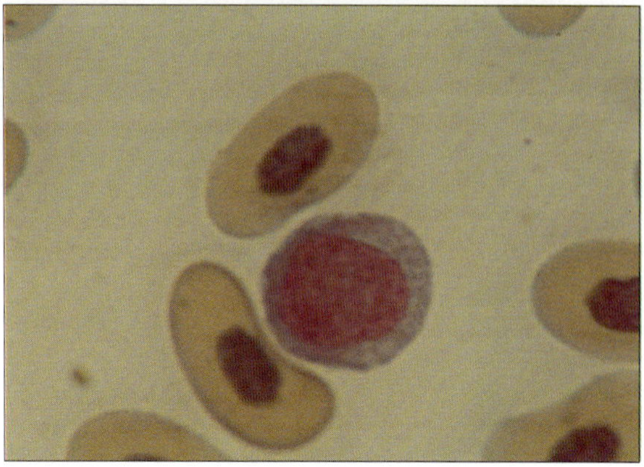

240 a) Ein Abszeß oder Pyogranulom im Bereich der rechten Parotis.
b) Da die Behandlung keine großen Schmerzen verursacht, ist eine Anästhesierung im allgemeinen nicht erforderlich. Reinigen Sie die Haut, vor allem über dem Abszeß, mit antiseptischer Seife; inzidieren Sie die Zubildung im Bereich ihrer größten Ausdehnung bis zur Abszeßbasis und entfernen Sie das die Abszeßhöhle ausfüllende nekrotische Gewebe vollständig; spülen Sie die Abszeßhöhle 2 × täglich bis zur Abheilung mit verdünnter Chlorhexidin- oder Polyvidon-Jod-Lösung. Bei hochgradigen Veränderungen können zusätzlich bakterizide Antibiotika verabreicht werden.

241 a) Multifokale Leberabszedierung (Pyogranulomatose).
b) Ja. Aus den Veränderungen wurde *Mycobacterium ulcerans* in Reinkultur isoliert.

242 Lymphozyt.

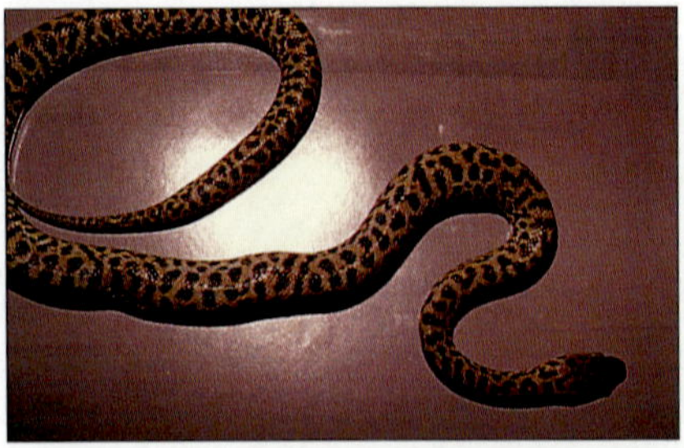

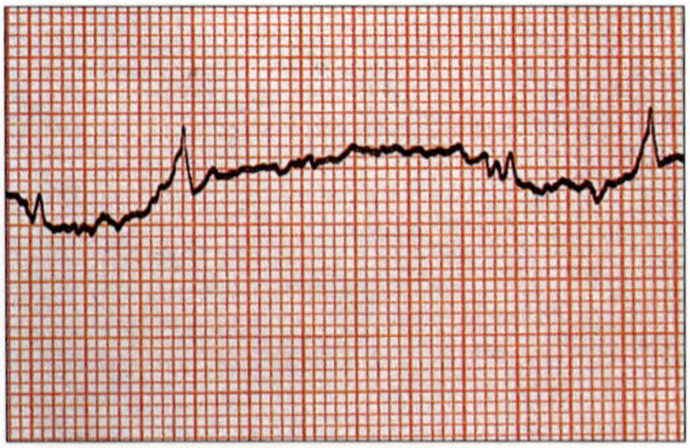

243 Ein Gefleckter Python (**oben links**) wurde zur Untersuchung vorgestellt, um eine fortschreitende Schwellung in der Herzregion abzuklären. **Oben rechts** sehen Sie einen Ausschnitt des EKGs dieser Schlange.

a) Wie lauten die Differentialdiagnosen?

b) Wie interpretieren Sie dieses EKG?

244 In der Lunge eines in Gefangenschaft gehaltenen Netzpythons wurden diese vier Parasiten gefunden.

a) Um welche Parasiten handelt es sich?

b) Wie kann wirkungsvoll gegen sie vorgegangen werden?

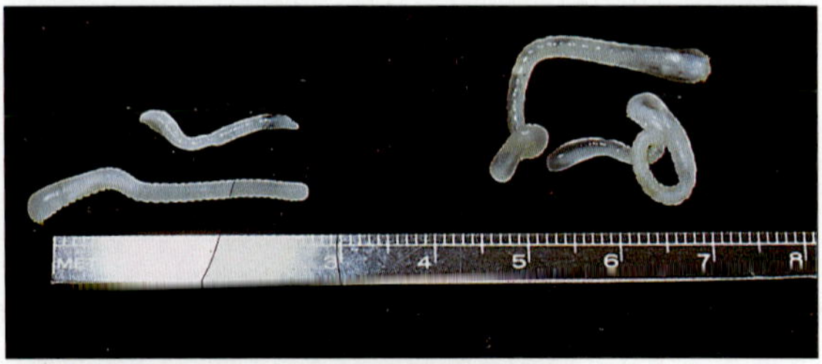

245 a) Was fällt Ihnen in der dorso-ventralen Röntgenaufnahme dieser Texas-Gopherschildkröte auf?

b) Wie würden Sie diese Schildkröte behandeln?

c) Welche Ursache hat dieser Zustand wahrscheinlich?

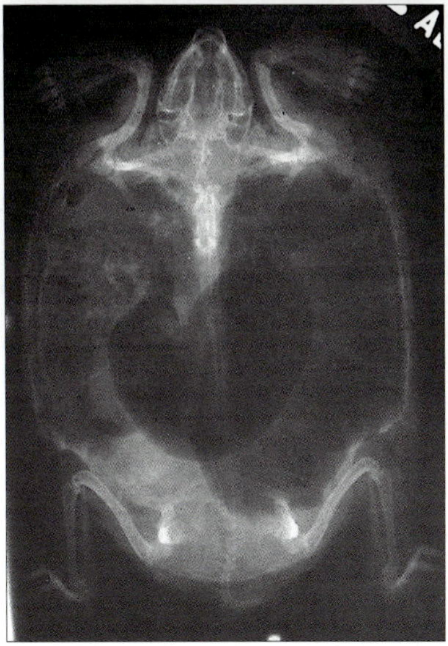

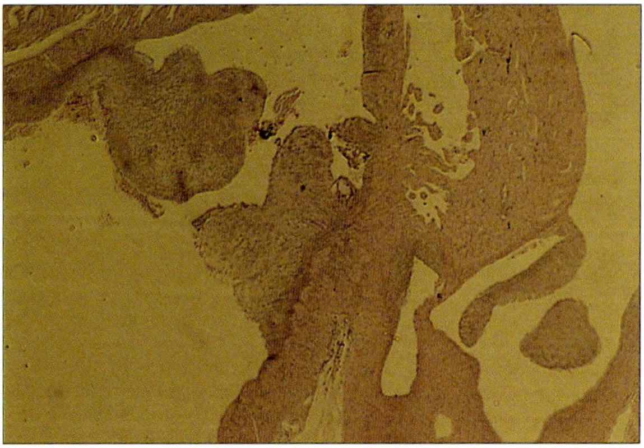

243 a) (1) Kardiomyopathie; (2) Abszeß oder großes Pyogranulom; (3) Neoplasie; (4) parasitäre Zyste usw.
b) Das EKG zeigt einen Herzblock ersten Grades und Vorhofflimmern. Der Python wurde euthanasiert. Bei der Obduktion und der histopathologischen Untersuchung wurde eine hochgradige Aortenstenose (**oben**) diagnostiziert.

244 a) Pentastomiden. Trotz ihrer wurmähnlichen Morphologie handelt es sich bei diesen Parasiten um eng mit den Arachniden verwandte Arthropoden.
b) Ivermectin (0,2 mg/kg i. m. oder peroral, 2 × im Abstand von zwei Wochen).

245 a) Magenerweiterung.
b) Führen Sie eine Magensonde über den Ösophagus ein, damit das im Magen eingeschlossene Gas entweichen kann, und instillieren Sie ein Antizymotikum (z. B. Simethicon).
c) Leicht fermentierbare Kohlehydrate in der Nahrung.

246 Bei dieser Erzspitznatter wurde eine von mehreren weichen, subkutanen Läsionen inzidiert. In jeder dieser Veränderungen befand sich ein wurmartiger Organismus, der den gesamten zystischen Hohlraum ausfüllte.
a) Worum handelt es sich?
b) Handelt es sich dabei um einen Helminthen?

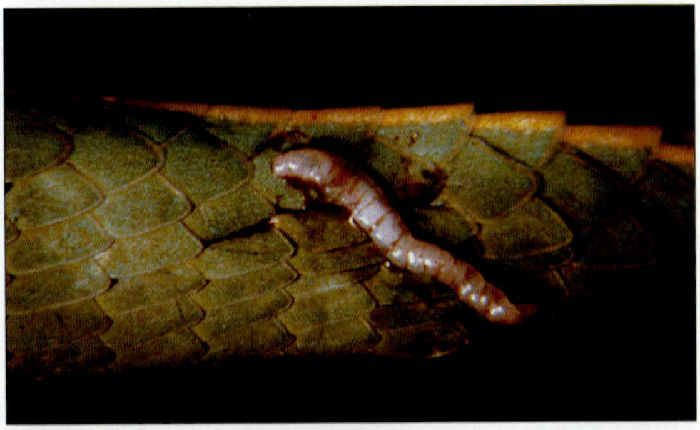

247 a) Wie würden Sie diese Röntgenaufnahme einer großen Wüsten-Gopherschildkröte interpretieren?
b) Wie würden Sie diesen Zustand behandeln?
c) Wie lautet die Prognose?

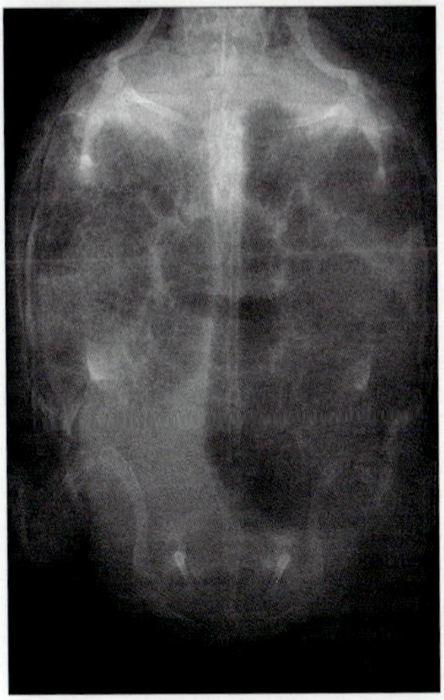

248 Hier sehen Sie die Haut und einen Teil des Panzers einer Karolina-Dosenschildkröte.
a) Worum handelt es sich bei der blassen, cremefarbenen Zubildung?
b) Welche Bedeutung hat sie?
c) Wie würden Sie ein erneutes Auftreten verhindern?

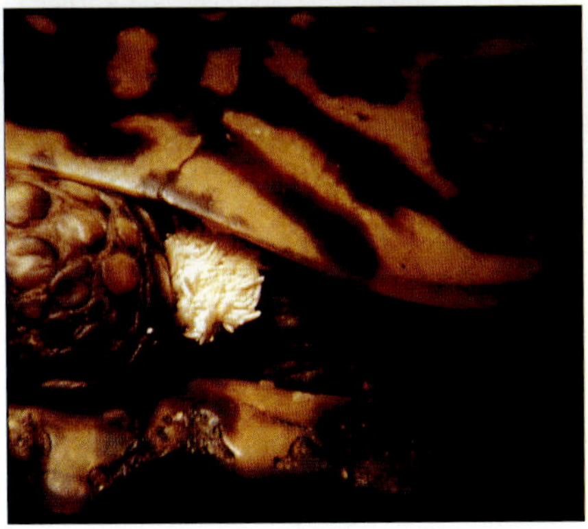

246 a) *Porocephalus* spp., ein Pentastomid.
b) Es handelt sich nicht um einen Helminthen, sondern um einen Arthropoden.

247 a) In der Röntgenaufnahme sind diffus fleckenartig aufgehellte (pneumonische) Lungenfelder zu erkennen.
b) Nach der Entnahme einer transtrachealen oder Choanentupferprobe und einer mikrobiologischen und zytologischen Untersuchung sollte die Schildkröte mit einem wirksamen bakteriziden Antibiotikum behandelt werden. Außerdem sollte sie einer Flüssigkeitsersatztherapie unterzogen werden und intensive, unterstützende Pflege erhalten.
c) Vorsichtig. Da Reptilien kein Zwerchfell besitzen, können sie nicht husten. Daher tendiert das schleimige Exsudat dazu, in der Lunge zu verbleiben und bindegewebig eingeschlossene, chronische Pyogranulome zu bilden. In der Abbildung **unten** sehen Sie eine schwach vergrößerte mikroskopische Aufnahme eines Lungenschnittes eines betroffenen Tieres. Beachten Sie die multiplen Granulome mit den eitergefüllten Zentren und das mit Leukozyten infiltrierte Lungenparenchym (HE-Färbung, 87fache Originalvergrößerung).

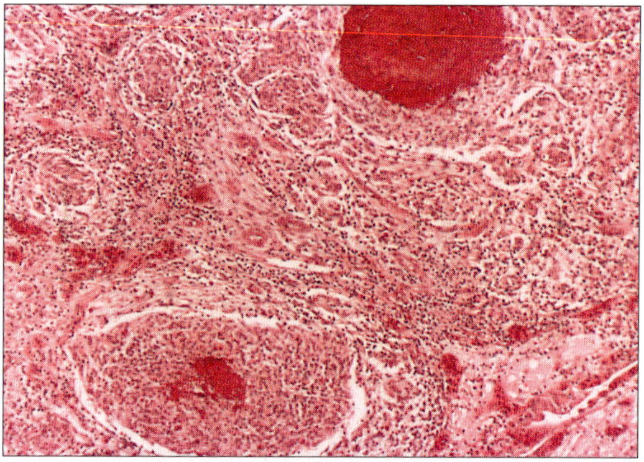

248 a) Myiasis; die Zubildung besteht aus frisch abgesetzten Fleischfliegeneiern.
b) Sollte das Schlüpfen der Larven nicht verhindert werden, würde die Schildkröte bald von fleischfressenden Maden attackiert werden.
c) Decken Sie sämtliche Terrarien so ab, daß Fliegen keine Möglichkeit haben, zu den Bewohnern zu gelangen. Außerdem sollte es in der Heimtierhaltung selbstverständlich sein, alle Tiere regelmäßig zu untersuchen, um auftretende Probleme frühzeitig erkennen und lösen zu können.

249 a) Zu welcher Diagnose würden Sie bei der Untersuchung des linken Auges dieser Asiatischen Rattenschlange kommen?
b) Welche Ursache hat dieser Zustand wahrscheinlich?

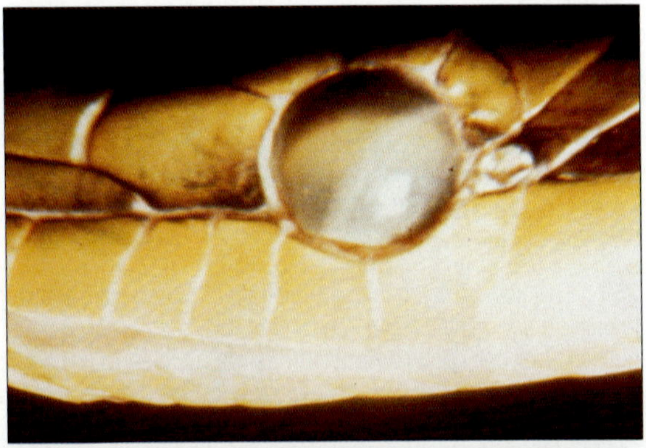

250 Aufgrund der Art und Weise der Ausscheidung von Stickstoff als Harnsäure über die Kloake werden Reptilien als uricotel bezeichnet. Welche Faktoren könnten zur Anreicherung von Uraten und damit zu gichtähnlichen Ablagerungen in der Leber sowie im Peri- und Epikard dieser herbivoren Echse geführt haben?

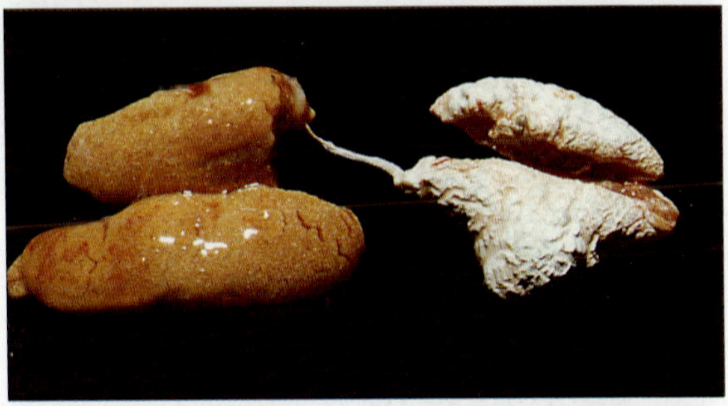

251 In dieser Röntgenaufnahme ist die Zölomhöhle eines adulten weiblichen Schwarzweißen Tejus dargestellt, der ohne vorherige Krankheitsanzeichen plötzlich starb. Was fällt Ihnen auf?

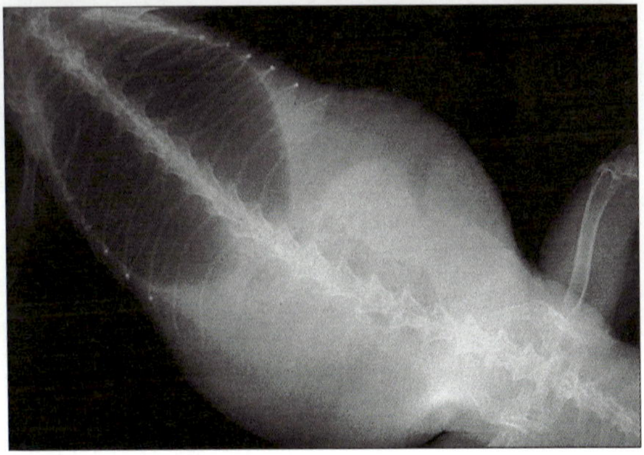

249 a) Lipidose der Kornea.
b) Cholesterinablagerungen aufgrund von Traumatisierung oder Hypercholesterinämie.

250 Urikämie infolge einer Dehydratation, einer an tierischem Protein überreichen Ernährung, einer iatrogenen aminoglykosid-induzierten Nephrose, Viszeralgicht und/oder einer zu Niereninsuffizienz führenden, massiven, diffusen Nierenerkrankung.

251 Erweiterte Zölomhöhle und eine durch Flüssigkeitsansammlung verursachte röntgendichte Zubildung in der rechten, mittleren Region der Zölomhöhle. Bei der Sektion wurde ein hämorrhagisches rechtes Ovar gefunden (**unten**). Ein Ast der rechten Ovarialarterie war spontan rupturiert. Dies führte zum Verbluten des Tejus in das periovarielle Gewebe des rechten Ovars.

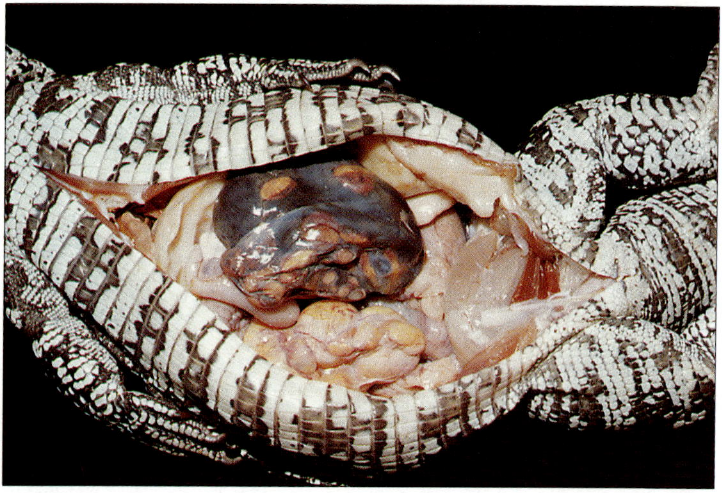

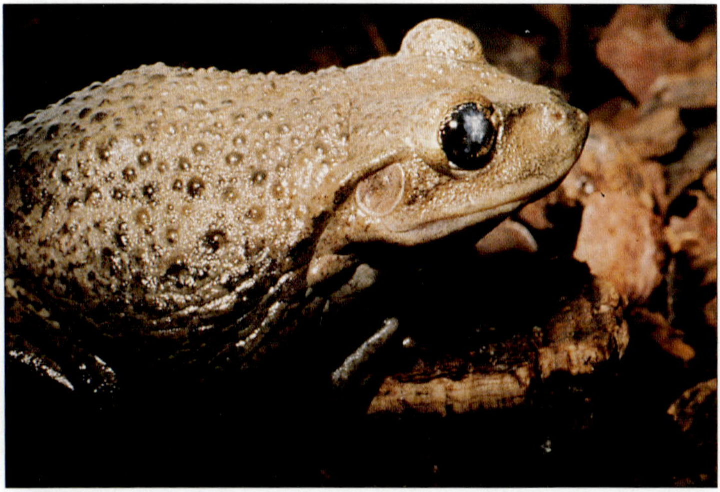

252 a) Welche Diagnose stellen Sie in Anbetracht der Veränderung am Auge dieses Frosches?
b) Welche Ätiologie liegt diesem Zustand wahrscheinlich zugrunde?
c) Wie würde Ihre Behandlung aussehen?

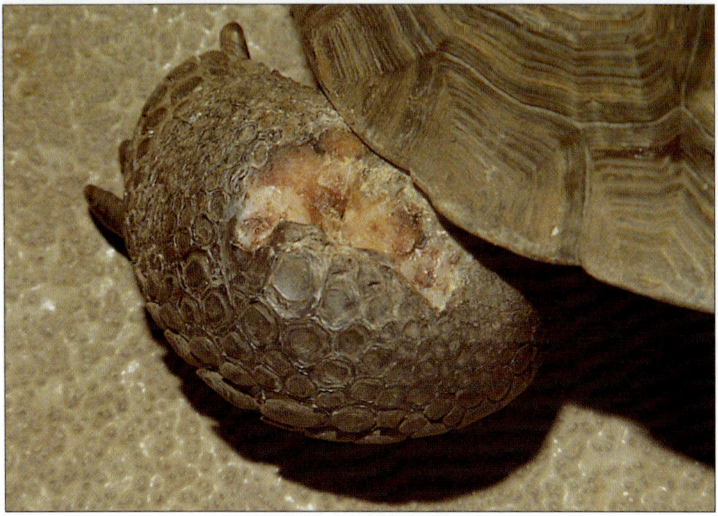

253 Diese Texas-Gopherschildkröte wurde in dem abgebildeten Zustand zur Untersuchung vorgestellt.
a) Wie lautet Ihre Verdachtsdiagnose?
b) Wie könnten Sie Ihre Diagnose absichern?
c) Welche Behandlung schlagen Sie vor?

252 a) Ablagerungen von Kalziumsalzen und Cholesterin in den Stromaschichten der Kornea.
b) Obwohl ein Trauma als Ursache dieser sehr häufig bei in Gefangenschaft gehaltenen Amphibien aus der Gruppe der Anura beobachteten Läsion nicht auszuschließen ist, wird eine ernährungsbedingte Ätiologie als wahrscheinlich angenommen.
c) Solange der Frosch in der Lage ist, seine Beute zu finden, ist eine Behandlung nicht unbedingt erforderlich. Sollte sich seine Sehfähigkeit jedoch verschlechtern, könnte eine partielle Keratektomie vorgenommen werden. Anschließend müßte bis zur Abheilung der Kornea eine lokale Medikation mit Antibiotika erfolgen.

253 a) Massive Abszedierung der rechten Vordergliedmaße.
b) Röntgen der betroffenen Vordergliedmaße; Feinnadelbiopsie mit anschließender zytologischer und/oder histopathologischer Untersuchung sowie mikrobiologischer Kultur mit Resistenztest. Beachten Sie die in der Röntgenaufnahme (**unten links**) erkennbare hochgradige Osteolyse von Humerus, Radius und Ulna. Es wurde eine chronische, pyogranulomatöse Osteomyelitis diagnostiziert. Bei der mikrobiologischen Untersuchung wurden *Klebsiella* spp., *Aeromonas hydrophila* und *Pseudomonas aeruginosa* isoliert.
c) Die gesamte Gliedmaße wurde im Schultergelenk amputiert. Die Infektion hatte sich stark ausgebreitet und war durch dichtes, fibrokollagenes Bindegewebe gut abgekapselt (**unten rechts** und **ganz unten**). Die Behandlung der Schildkröte erfolgte mit Enrofloxacin (10 mg/kg täglich, über drei Wochen); die Genesung verlief ohne Komplikationen, und die Schildkröte lernte schnell, sich auf den drei verbliebenen Gliedmaßen fortzubewegen.

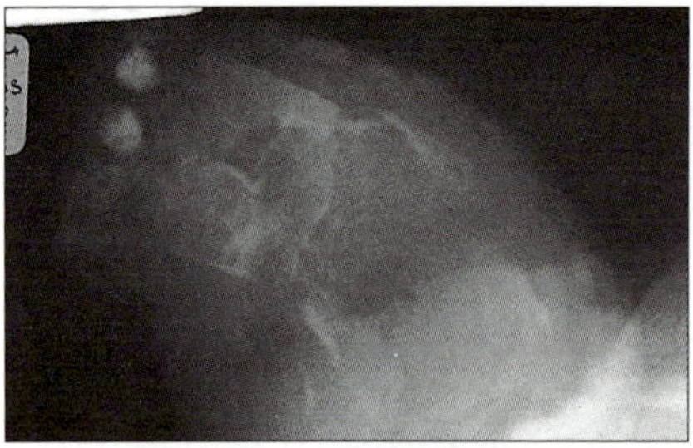

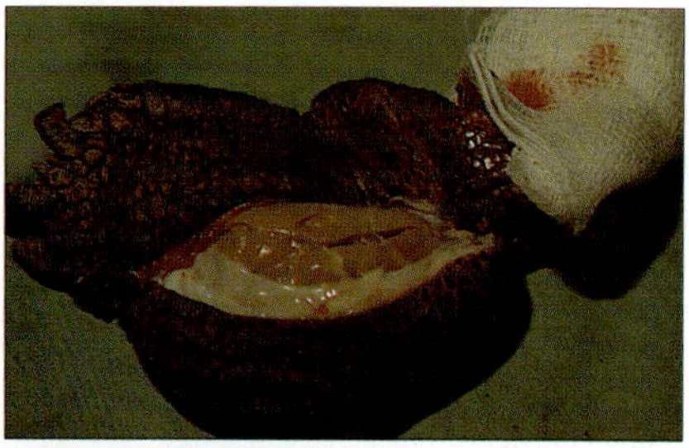

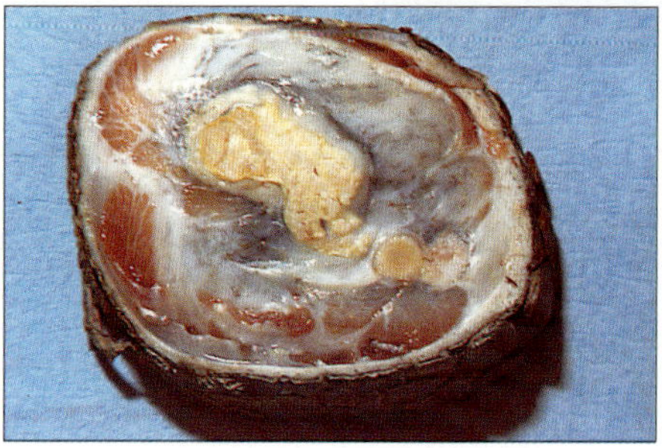

254 a) Welche ophthalmologische Veränderung erkennen Sie am Auge dieser Indigoschlange?
b) Welche Behandlung schlagen Sie vor?

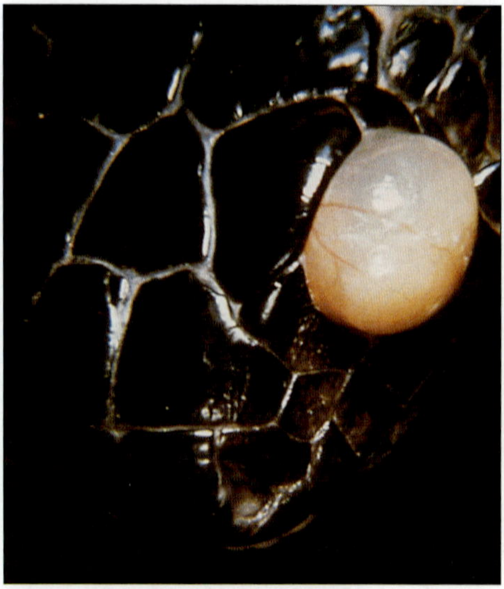

255 a) Was fällt Ihnen in dieser dorso-ventralen Röntgenaufnahme eines Kubaleguans auf?
b) Welche Tests oder Maßnahmen würden Sie als nächstes durchführen?
c) Wie würden Sie behandeln?
d) Welche Rückschlüsse lassen sich aufgrund dieser Befunde auf frühere Ernährungformen und Lebensumstände ziehen?

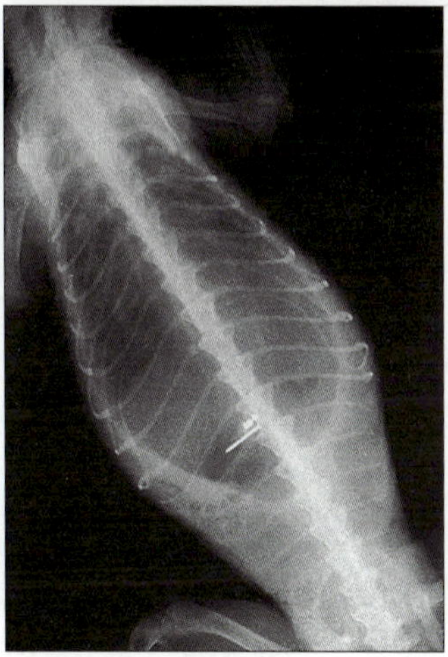

254 a) Panophthalmitis.
b) Durch Entzündungsprozesse wurde der Augapfel zerstört. Daher ist eine Enukleation des Auges die einzig richtige Behandlung. Der chirurgische Defekt wird anschließend entweder mit mobilisierter Haut oder mit einem antiseptischen, flüssigen Kunststoffverband verschlossen.

255 a) Drei strahlendichte Fremdkörper und ein metallischer Nagel.
b) Anfertigung einer lateralen Röntgenaufnahme. Die dorso-ventrale Aufnahme erweckte den Anschein, daß sich die Fremdkörper im Magen-Darm-Trakt befinden. Erst beim Betrachten der lateralen Aufnahme wird deutlich, daß sich die drei röntgendichten Kugeln (Blei!) entlang und unterhalb der Wirbelsäule befinden und der nagelähnliche Metallkörper oberhalb des Magens nahe der letzten Rippen lokalisiert ist. Seine Spitze dringt etwas in die epaxiale Muskulatur ein.
c) Chirurgische Exploration, nachdem ein ausreichend großes Operationsfeld im Bereich des Rückens, der Flanken und des Abdomens vorbereitet wurde. Drei Schrotkugeln und ein Kupfernagel wurden gefunden und aus der epaxialen und subvertebralen Muskulatur entfernt; der Nagel war von Eiter und einer fibrösen Bindegewebskapsel umgeben (**unten**). In der Magenwand wurde eine bereits verheilte Wunde an der Stelle der Perforation durch den Nagel festgestellt.
d) Die Schrotkugeln lassen vermuten, daß dieser Leguan nicht in Gefangenschaft geschlüpft ist, sondern in freier Wildbahn zur Welt kam und über längere Zeit in seiner natürlichen Umgebung gelebt hatte.

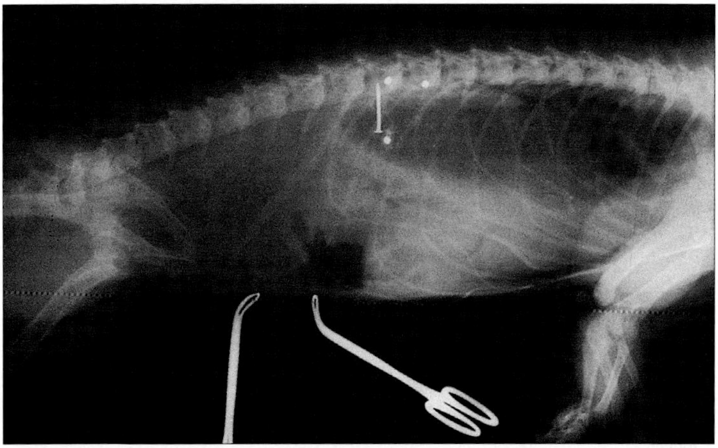

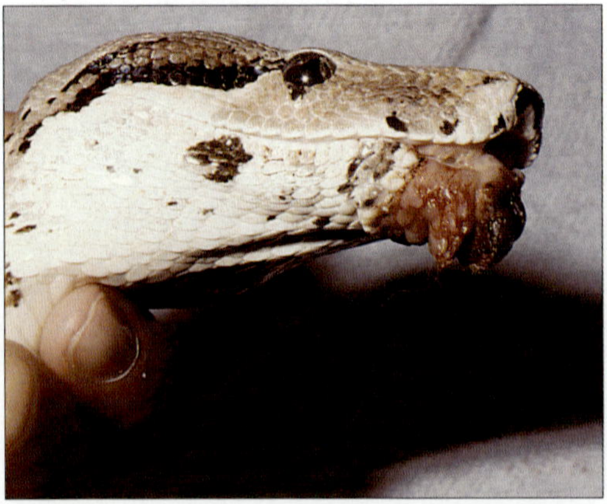

256 Eine adulte Abgottschlange wird wegen einer sich ausdehnenden Zubildung des Weichteilgewebes entlang des Unterkiefers untersucht, die zu einer deutlichen Deformierung führte.

a) Wie lautet Ihre Diagnose?
b) Wie könnten Sie Ihre Diagnose absichern?
c) Wie würden Sie diesen Zustand behandeln?
d) Wie sieht die Prognose aus?

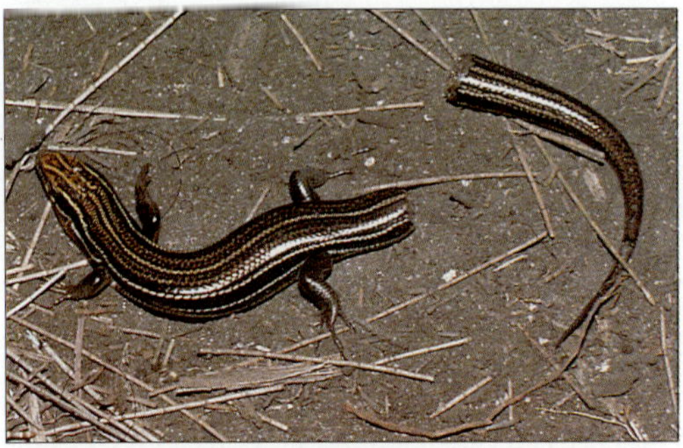

257 Ein insektivorer Skink wird Ihnen für eine Routineuntersuchung vorgestellt. Sie greifen in das Terrarium, in dem der Skink untergebracht ist, und holen ihn vorsichtig heraus. Während Sie das geliebte Haustier zum Untersuchungstisch bringen wollen, bricht urplötzlich sein Schwanz ab und fällt auf den Boden des Terrariums, wo er noch über zehn Minuten ohne Unterbrechung hin- und herzuckt. Währenddessen wandern die Augen des entsetzten Besitzers immer wieder zwischen Ihnen und dem abgeworfenen Schwanz hin und her, und sein Gesichtsausdruck wird dabei immer trauriger und mutloser.

a) Was sollten Sie jetzt, da Ihr Selbstvertrauen und Ihr Status als »Halbgott in Weiß« hochgradig erschüttert sind, tun?
b) Was sollten Sie dem mittlerweile sehr ärgerlichen Besitzer des Skinks mit dem unerwartet gestutzten Schwanz erzählen?

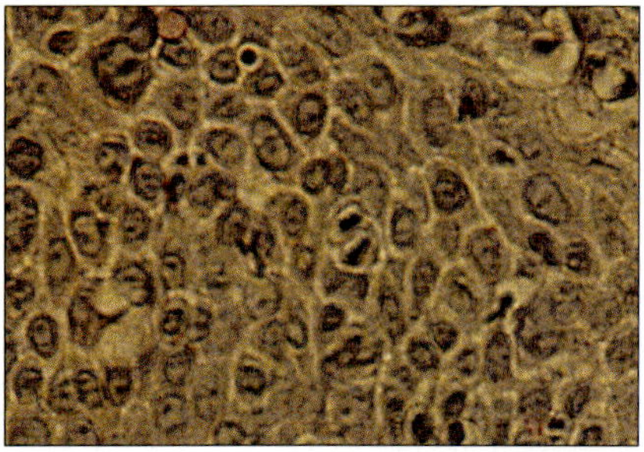

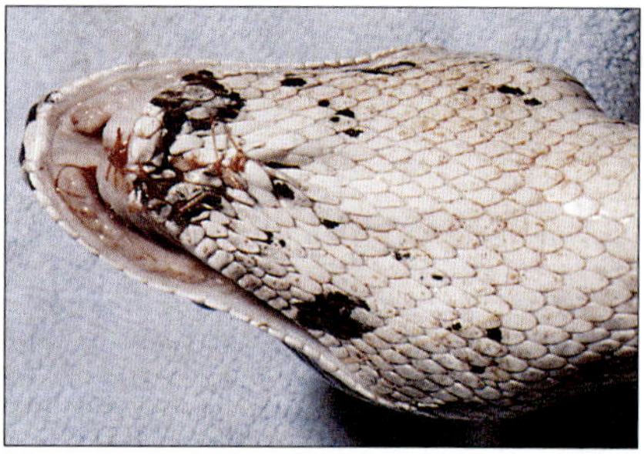

256 a) Gut differenziertes Plattenepithelkarzinom.
b) Feinnadel- oder Stanzbiopsie und histologische Untersuchung angefärbter Gewebeschnitte (**oben links**). Beachten Sie die interzellulären Brücken, die charakteristisch für Keratozyten sind und ein weiterer Hinweis darauf, daß dieser Tumor vom Plattenepithel ausgeht.
c) Totalexzision, ausreichend weit im umgebenden gesunden Gewebe (**oben rechts**). In ausgewählten Fällen kann eine Röntgenbestrahlungstherapie in Betracht gezogen werden.
d) Mäßig bis gut, abhängig von der Aggressivität des Tumors. In diesem Fall erfreute sich die Boa mehr als sechs Jahre nach der Exzision noch guter Gesundheit.

257 a) Sobald der Schwanz den Kontakt zum restlichen Körper vollständig verloren hat und damit seine Blutversorgung irreparabel unterbrochen wurde, ist eine Wiederherstellung seiner Lebensfähigkeit nicht mehr möglich. Die den Schwanz versorgenden Blutgefäße ziehen sich sofort zusammen, um starken Blutverlust und einen traumatischen Schock zu verhindern.
b) Bei vielen Echsen (aber nur sehr wenigen Schlangen) sind im kaudalen Abschnitt der Wirbelsäule »Sollbruchstellen« vorhanden, die es den Tieren ermöglichen, im Falle der Gefahr, erbeutet oder gefangengenommen zu werden, den Schwanz selbst abzuwerfen (Autotomie). Selbst ein sehr vorsichtiges Fixieren des Patienten oder allein die Befürchtung, festgehalten zu werden, bringen diese Tiere dazu, ihren Schwanz abzuwerfen. Normalerweise beginnt die Regenerierungsphase des Schwanzes nach einigen Monaten, und ein bis zwei Jahre später ist er wieder fast genauso lang und dick wie vorher, auch wenn Form und Farbe der Schuppen vielleicht nicht mehr genau dem vorherigen Aussehen entsprechen. (Gewöhnlich ruft so eine spontane Autotomie des Schwanzes beim Tierbesitzer und dem für den Schwanzverlust verantwortlichen Tierarzt gleichermaßen Entsetzen hervor. Bei ersterem, da ein ehemals perfektes Haustier nun einen schlimmen Makel aufweist, und bei letzterem, da dieser Vorfall als schockierendes Beispiel für allerlei Kuriositäten dient, die die Behandlung exotischer Tiere mit sich bringt!)

Sachregister

Die Ziffern verweisen auf die Fragen und Antworten